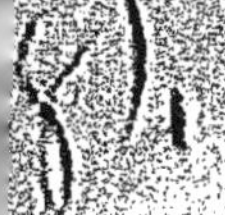

CONGRÈS
DES
MÉDECINS ALIÉNISTES ET NEUROLOGISTES DE FRANCE
ET DES PAYS DE LANGUE FRANÇAISE

XXIIe SESSION

Tunis, 1er-7 avril 1912

L'ASSISTANCE DES ALIÉNÉS AUX COLONIES

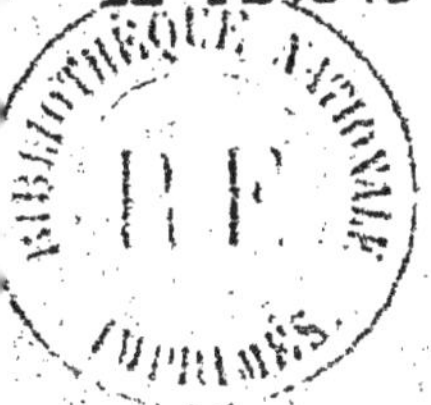

RAPPORT

PRÉSENTÉ PAR LES D[rs]

H. REBOUL
Médecin principal de 2e classe des troupes coloniales
Directeur de la santé en Annam
Rapporteur

E. RÉGIS
Professeur de psychiatrie à l'Université de Bordeaux
Correspondant national de l'Académie de médecine
Rapporteur général

MASSON et Cie, Éditeurs
LIBRAIRES DE L'ACADÉMIE DE MÉDECINE
120, boulevard Saint-Germain (6e)
PARIS
—
1912

L'ASSISTANCE DES ALIÉNÉS
AUX COLONIES

CONGRÈS

DES

MÉDECINS ALIÉNISTES ET NEUROLOGISTES DE FRANCE

ET DES PAYS DE LANGUE FRANÇAISE

XXIIe SESSION

Tunis, 1er-7 avril 1912

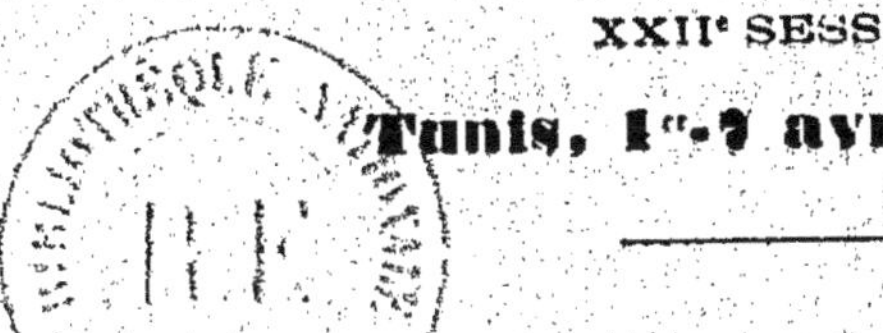

L'ASSISTANCE DES ALIÉNÉS AUX COLONIES

RAPPORT

PRÉSENTÉ PAR LES D[rs]

H. REBOUL
Médecin principal de 2e classe des troupes coloniales
Directeur de la santé en Annam
Rapporteur

E. RÉGIS
Professeur de psychiatrie à l'Université de Bordeaux
Correspondant national de l'Académie de médecine
Rapporteur général

MASSON et Cie, Éditeurs
LIBRAIRES DE L'ACADÉMIE DE MÉDECINE
120, boulevard Saint-Germain (6e)
PARIS

1912

bien voulu adresser une lettre circulaire spéciale aux Directeurs du service de santé des diverses colonies, pour les prier de répondre au questionnaire que j'avais tracé et il m'a gracieusement communiqué, au fur et à mesure de leur réception, les très précieuses réponses qu'il en recevait. Beaucoup de médecins coloniaux, dont la plupart sont mes anciens et chers élèves de Bordeaux, les docteurs Gustave Martin, Creignou, médecins-majors de 1re classe des troupes coloniales, Sauzeau de Puyberneau, Sautarel, Vital Robert, Comméléran, Cozanet, médecins-majors de 2e classe, Fauré, Fonquernie, Morin, médecins aides-majors de 1re classe, le médecin de 2e classe de la Marine, Valleteau de Moulliac, etc., etc., ont complété ces documents par des renseignements particuliers du plus haut intérêt. M. le professeur agrégé Jeanselme a spontanément mis à ma disposition ses publications sur le sujet avec quelques vues photographiques s'y rapportant. Quant à mes collègues les médecins d'asiles auxquels je me suis adressé, Alombert-Goget (de Marseille), Cossa (de Nice), Levet (de la Nièvre), Maunier (d'Aix), Meilhon (de Quimper), Mercier (de Saint-Alban), Rolland (de Morlaix) Calixte Rougé (de Limoux), ils ont tous répondu à mon appel avec une promptitude et une bonne grâce qui, sans me surprendre, m'ont profondément touché.

Notre dévoué secrétaire général, le docteur Porot, a rédigé ce qui a trait à la Tunisie et quant à mon ami Sérieux et à son collaborateur Lwoff, ils m'ont gracieusement communiqué leur récente étude sur le Maroc, à laquelle j'ai fait de larges emprunts.

Je remercie très vivement ici, au nom du Congrès, tous ceux qui m'ont aidé à remplir ma difficile mission. On me permettra d'exprimer plus particulièrement ma sincère reconnaissance à mon cousin le docteur Maurice Prouvost, médecin-major de 1re classe des troupes coloniales, secrétaire du Conseil supérieur de santé au ministère des Colonies, qui fut pour moi d'une complaisance et d'un dévouement sans bornes (1), et à l'un de mes meilleurs disciples, le docteur Cazanove, médecin-major de 2e classe des troupes coloniales, qui m'a sacrifié tout un congé de convalescence pour trier la masse des documents colligés, les classer, les ordonner méthodiquement, les résumer en un ordre logique, c'est-à-dire pour faire la partie la plus ingrate de ma tâche, complétant ce travail déjà si long par la confection des cartes coloniales, avec leurs notices, que j'ai cru devoir, pour plus de clarté, adjoindre au texte.

---

(1) Malheureusement décédé, au regret de tous, le 29 janvier 1912.

Malgré ces nombreuses collaborations, qui nous ont si puissamment secondés, nous ne nous dissimulons en rien, M. Reboul et moi, les lacunes de ce Rapport, très au-dessus de nos forces et de nos loisirs. Tel qu'il est cependant, il aura rempli son but essentiel s'il montre toute l'importance de la question de l'assistance des aliénés aux colonies, ainsi que l'urgente nécessité pour la France de remédier à l'état de choses actuel, indigne d'elle, et s'il devient en ce Congrès le point de départ d'un débat qui achève de préciser et de fixer, pour les administrations intéressées, les grandes lignes de l'œuvre à accomplir.

Nous avons divisé ce Rapport en trois parties :

La première est consacrée à l'historique et à l'exposé général de la question ;

La seconde fait connaître l'état actuel de l'assistance des aliénés dans chacune de nos principales colonies, anciennes et nouvelles ;

La troisième, enfin, sans prétendre à présenter un plan d'ensemble complet, énumère, en une large esquisse, les principales réformes à réaliser dès aujourd'hui.

E. RÉGIS.

PREMIÈRE PARTIE

EXPOSÉ GÉNÉRAL DE LA QUESTION

I. — **UN MOT D'HISTORIQUE.**
II. — **IMPORTANCE DE LA QUESTION.**
III. — **L'ASSISTANCE DES ALIÉNÉS DANS LES COLONIES ÉTRANGÈRES.**

Dans cette première partie et sous ce titre : « Exposé général de la question », nous parlerons successivement et brièvement : 1° de son historique ; 2° de son importance ; 3° de l'assistance des aliénés dans quelques colonies étrangères.

I. — UN MOT D'HISTORIQUE

L'histoire de l'assistance des aliénés aux colonies, en ce qui concerne la France, peut se résumer en quelques mots.

Anciennement, c'est-à-dire dans la première moitié du dix-neuvième siècle, la plupart de nos vieilles colonies, comme la Guadeloupe, la Martinique, avaient assuré, matériellement et légalement, l'hospitalisation et le traitement de leurs aliénés.

Mais il s'agissait là d'œuvres purement locales, représentées par des établissements publics, privés ou mixtes, presque ignorés de la Métropole, et dans le fameux Rapport de 1874, publié en 1878, des inspecteurs généraux Constans, Lunier et Dumesnil, sur le service des aliénés, il n'est fait aucune mention des colonies. Cet oubli s'est du reste continué jusqu'à ces dernières années, car la même omission se retrouve dans les travaux, pourtant si documentés, des divers rapporteurs de la réforme de la loi de 1838 à la Chambre des députés et au Sénat depuis trente ans, et dans celui, si remarquable également, du docteur Sérieux, paru en 1903.

Pendant ce temps, la France agrandissait, dans des proportions considérables, son domaine d'outre-mer. Mais aucune de ses colonies nouvelles n'a encore sérieusement organisé, sur ses véritables bases, le traitement médical et légal de l'aliénation mentale.

Les unes, de date trop récente, n'ont pas même abordé l'étude de la question. Les autres, déjà plus anciennes, comme l'Algérie, ont cherché vainement à la résoudre. Toutes en sont réduites encore à des installations locales de fortune ou, ce qui est pire, à évacuer leurs indigènes aliénés, dans des conditions le plus souvent déplorables, sur les asiles de la Métropole.

Un pareil état de choses devait forcément amener des critiques et des protestations.

Ces critiques et ces protestations ont d'abord visé l'Algérie et successivement, les docteurs P. Gérente, sénateur d'Alger, Meilhon, Rey, Maunier, Levet, médecins des asiles, Gervais et Livet, dans leurs thèses de doctorat, sans parler du corps des inspecteurs généraux du ministère de l'Intérieur, se sont élevés avec autant de force que d'autorité contre l'inexplicable prolongation d'une situation pareille.

Mais le même mal se répétant dans toutes les colonies, au fur et à mesure de leur développement, on a commencé à envisager la question dans son ensemble et, depuis quelques années, c'est le problème général de l'assistance des aliénés aux colonies qui s'est trouvé posé.

Parmi les travaux qui ont contribué à créer, à ce point de vue, le mouvement actuel, nous citerons, par ordre chronologique :

1° La communication de Jeanselme au Congrès colonial français (séance du 31 mai 1904), sur l'absence totale d'hôpitaux d'aliénés au Cambodge et dans le reste de l'Indo-Chine (1) ;

2° L'article de Régis et F. de Ribier sur la nécessité de créer des asiles dans nos principales colonies et d'organiser à bord de certains bateaux des installations convenables pour le rapatriement des aliénés (2) ;

---

(1) JEANSELME, *Compte rendu de la Section de méd. et d'hyg. coloniales*, publié par M. R. Blanchard. Paris, F.-R. de Rudeval, 1904, p. 16.

(2) E. RÉGIS et F. DE RIBIER, les Aliénés aux colonies. Leur rapatriement. (*Le Caducée*, 15 avril 1905.)

3° Le rapport de Margain au Congrès colonial français sur la situation des aliénés dans les colonies françaises (1);

4° Le paragraphe consacré à ce sujet dans la troisième, puis dans la quatrième édition du *Précis de psychiatrie* de Régis (2);

5° L'article de Jeanselme sur les conditions des aliénés dans les colonies françaises, anglaises et néerlandaises d'Extrême-Orient (3);

6° Celui de A. Marie sur la question des aliénés coloniaux (4);

7° La communication de Margain et Decante à la Société de médecine légale sur les aliénés dans les colonies françaises (5);

8° L'article de A. Marie et Lepelletier sur la question des aliénés coloniaux (6);

9° Celui de J. Salm et E. Régis sur la condition des aliénés dans les colonies néerlandaises (7);

10° La thèse de Gervais sur les aliénés indigènes d'Algérie (8);

11° L'article de A. Marie sur la question des asiles coloniaux (9);

12° Celui du même auteur sur la question de l'asile colonial à propos des indigènes égyptiens (10);

13° Celui du même auteur encore sur les asiles d'aliénés en Asie Mineure (11);

14° Celui de Margain sur l'aliénation mentale aux colonies et pays de protectorat (12);

15° La thèse de Borreil sur l'internement des aliénés sénégalais en France (13);

---

(1) L. Margain, Rapport au Congrès colonial français de 1905 sur la situation des aliénés dans les colonies françaises. (*L'Assistance familiale*, juillet-août 1905 et *Comptes rendus du Congrès*, 1905.)

(2) E. Régis, *Précis de psychiatrie*, 3e édition, 1905, 4e édition, 1909.

(3) Jeanselme, la Condition des aliénés dans les colonies françaises et néerlandaises d'Extrême-Orient. (*Presse médicale*, 9 août 1905.)

(4) A. Marie, De la question des aliénés coloniaux. (*Bull. de la Soc. de méd. mentale de Belgique*, décembre 1905.)

(5) L. Margain et Decante, les Aliénés dans les colonies françaises. (*Soc. de méd. légale*, 9 juillet 1906.)

(6) A. Marie et Lepelletier, la Question des aliénés coloniaux. (*Médecine moderne*, 1906.)

(7) J. Salm et E. Régis, la Condition des aliénés dans les colonies néerlandaises (*Journ. de méd. lég. psychiat. et d'anthrop. crim.*, 1906.)

(8) Gervais, Contribution à l'étude et au traitement des aliénés indigènes d'Algérie au point de vue médical et administratif. (*Thèse de Lyon*, 1906-1907.)

(9) A. Marie, la Question des Asiles coloniaux. (*Revue philanthropique*, 15 janvier 1907.)

(10) A. Marie, la Question de l'asile colonial à propos des indigènes égyptiens. (*La Presse médicale*, 29 juin 1907.)

(11) A. Marie, Note sur les asiles d'aliénés en Asie Mineure. (*Bull. de la Soc. franç. d'hist. de la médecine*, 1907, t. VI, p. 196.)

(12) Margain, l'Aliénation mentale aux colonies et pays de protectorat. (*Revue indigène*, mars 1908.)

(13) Borreil, Considérations sur l'internement des aliénés sénégalais en France. (*Thèse de Montpellier*, 1908.)

16° L'article de Papard sur le rapatriement des aliénés (1);

17° Le rapport de A. Marie au Congrès de Vienne sur la question des asiles coloniaux (2);

18° La thèse de Bouquet sur les aliénés en Tunisie (3);

19° La note de Reboul et Roussy sur l'expertise médico-légale psychiatrique aux colonies (4);

20° L'article de Levet sur l'assistance des aliénés algériens dans un asile métropolitain (5);

21° Les chroniques de F. Helme, suivies des lettres de Margain et de Régis (6);

22° Enfin, la conférence inédite de Sauzeau de Puyberneau, médecin des troupes coloniales, sur la protection des aliénés aux colonies (7).

Ce sont ces travaux, si rapidement accumulés et dénotant une si remarquable communauté d'opinions, qui ont créé le mouvement actuel et placé la question de l'assistance des aliénés aux colonies, si négligée jusque-là, au premier plan de l'actualité.

Il était donc naturel que le Congrès des aliénistes et neurologistes français, qui a pour mission d'aborder les grands problèmes scientifiques et sociaux de la psychiatrie et d'en préparer la solution plus ou moins prochaine, fît sienne cette question.

Les circonstances, d'ailleurs, lui en ont en quelque sorte imposé l'étude.

A la session de Dijon en effet, en août 1908, un médecin principal des troupes coloniales en retraite, le docteur Simon, apportait une intéressante communication sur la situation des aliénés dans les hôpitaux coloniaux, communication qui donnait lieu au vœu suivant présenté par l'auteur et par E. Régis et adopté à l'unanimité :

« Le Congrès demande :

« 1° Qu'il soit créé et organisé, dans le plus bref délai possible, dans toutes les colonies françaises, des établissements d'aliénés pourvus de médecins spécialisés, destinés à la population indigène

---

(1) H. Papard, Rapatriement des aliénés. (*Le Caducée*, 7 novembre 1908.)

(2) A. Marie, la Question des asiles coloniaux. (*Rapport au troisième Congrès international de l'assistance des aliénés*, Vienne, 1908.)

(3) Bouquet, les Aliénés en Tunisie. (*Thèse Lyon*, 1908.)

(4) Reboul et Roussy, Note sur les difficultés de l'expertise médico-légale psychiatrique aux colonies. (*Informateur des aliénistes et neurologistes*, 25 novembre 1909.)

(5) Levet, Assistance des aliénés algériens dans un asile métropolitain. (*Annales méd. psychol.*, janvier et avril 1909.)

(6) F. Helme, Margain, Régis, Chroniques et lettres. (*Revue moderne de méd. et chir.*, 1910-1911.)

(7) Sauzeau de Puyberneau, *la Protection des aliénés aux colonies*. (Conférence non publiée.)

et à la population européenne, militaire ou civile, comme il en existe dans les colonies des pays étrangers ;

« 2° Qu'il soit immédiatement créé et organisé, dans les meilleures conditions possible, comme cela existe à l'étranger, des modes de transport pour le rapatriement des aliénés français de nos colonies. »

A ce vœu, qui lui fut transmis, le ministère des Colonies répondit le 18 décembre 1908 que la question avait préoccupé l'administration centrale et que des solutions étaient déjà intervenues dans certaines colonies. Il ajoutait qu'il serait heureux de recueillir les projets d'amélioration qui pourraient être apportés au système actuel dans cet ordre d'idées.

C'était tracer sa voie au Congrès et l'inviter en quelque sorte à mettre la question à son ordre du jour.

C'est ce qui fut fait à la session suivante, à Nantes, où il fut décidé qu'un rapport sur *l'Assistance des aliénés aux colonies* serait présenté et discuté à Tunis, en 1911.

La session de Tunis ayant été par les circonstances retardée d'un an, les rapporteurs ont profité de ce délai pour poursuivre leur documentation, aidés en cela, comme nous l'avons dit, par le ministère des Colonies, qui a manifesté ainsi tout l'intérêt qu'il prenait au grand débat soulevé devant le Congrès.

II. — IMPORTANCE DE LA QUESTION

C'est ici le lieu de montrer brièvement toute l'importance de la question qui nous occupe.

Cette importance découle avant tout du nombre et de l'étendue de nos colonies qui, à l'heure présente, constituent, dans leur totalité, un immense empire. (Voy. fig. 1, *Carte du domaine colonial français.*)

Or une telle possession nous crée non seulement des droits, mais aussi des devoirs impérieux.

Au premier rang de ces devoirs, surtout lorsqu'il s'agit de la France, se place le devoir d'assistance médicale, c'est-à-dire l'obligation de créer et d'organiser, dans des conditions aussi convenables et aussi efficaces que possible, la lutte, préventive et thérapeutique, contre la maladie.

Certes, bien des efforts ont déjà été tentés dans ce sens et on peut dire que, dans certaines colonies tout au moins, comme l'Indo-

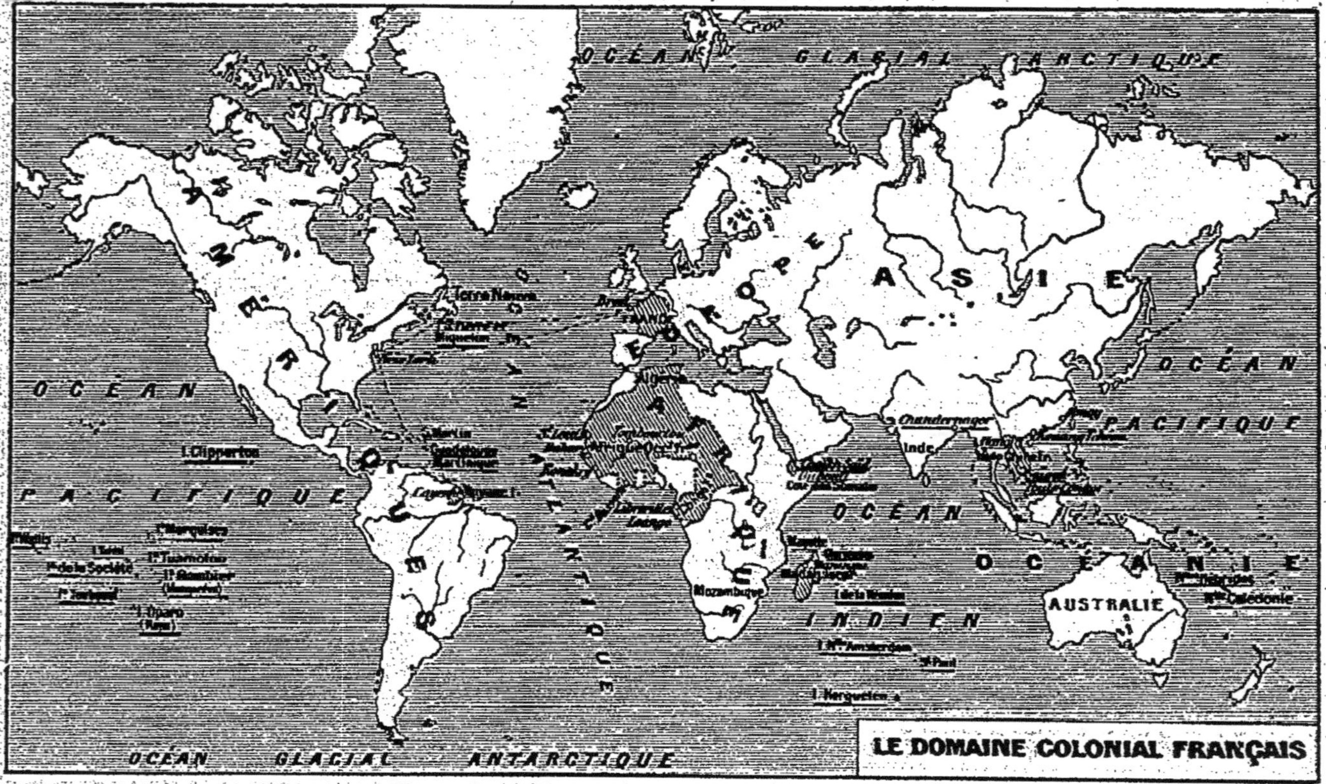
LE DOMAINE COLONIAL FRANÇAIS
OCÉAN GLACIAL ARCTIQUE
OCÉAN GLACIAL ANTARCTIQUE
AMÉRIQUE
EUROPE
ASIE
AFRIQUE
OCÉANIE
AUSTRALIE
OCÉAN PACIFIQUE
OCÉAN ATLANTIQUE
OCÉAN INDIEN
Terre Neuve
New York
I. Clipperton
Inde
Chandernagor
Mozambique
I. Kerguelen
I. St Amsterdam
St Paul
I. Marquises
I. Tuamotou
I. Tahiti
Iles de la Société
Ile de la Réunion
Nlles Hébrides
Nlle Calédonie

Fig. 1

Chine, le Sénégal, Madagascar, l'Assistance médicale est en voie sérieuse de progrès.

Mais, à peu près partout, le soin de rechercher, de surveiller et de traiter les aliénés a très insuffisamment préoccupé les esprits, si bien que, comme nous le verrons dans la suite de ce rapport, rien de sérieux n'a été fait encore à ce point de vue.

Et pourtant, l'assistance aux aliénés est, aux colonies comme ailleurs, une des parties les plus essentielles et les plus pressantes de l'Assistance médicale.

En vain oppose-t-on que la folie est rare chez les peuples neufs de nos colonies. C'est là une profonde erreur. La folie est aussi ancienne que le monde. C'est un mal humain, qui a existé de tout temps et en tous lieux, dans toutes les races et dans tous les pays et sur lequel la civilisation, par les excès, le surmenage, la complexité de vie qu'elle entraîne, n'agit que de façon toute relative et seulement pour le multiplier et le compliquer.

Si les aliénés paraissent si rares dans les pays primitifs, c'est qu'on n'en voit que ceux que révèle publiquement l'excès de leur extravagance, tandis que la plupart vivent ignorés ou dissimulés dans leurs tribus ou dans leurs cases.

La preuve en est que les cas de folie s'accusent de plus en plus au fur et à mesure qu'on pénètre davantage la vie et les mœurs des indigènes. Il a suffi à nos médecins coloniaux, en particulier à Gustave Martin et Ringenbach, d'étudier de près, au Moyen-Congo, les nègres atteints de maladie du sommeil pour découvrir chez eux une quantité considérable de délirants. Tous ceux de nos anciens élèves qui ont fait des investigations dans ce sens sont unanimes à déclarer qu'il existe partout, chez les indigènes, des épileptiques, des dégénérés, des aliénés en plus ou moins grand nombre, les uns vivant enchaînés, les autres vaguant librement, presque tous soumis aux pratiques fétichistes des sorciers.

Un interne de l'asile d'aliénés de Bordeaux, le docteur Authier, s'étant trouvé faire un séjour de trois mois à Gafsa, l'été dernier, n'eut aucune peine à découvrir, malgré sa non-connaissance de la langue arabe, plusieurs cas de maladies mentales qu'il a tout récemment signalés (1).

Dans l'un d'eux, il s'agissait d'une femme de 20 à 25 ans, qu'il vit un jour au bord d'une route, les mains attachées derrière le dos par une corde solide, les chevilles enchaînées, parlant avec

---

(1) Authier, Quelques observations de maladies mentales dans le Sud Tunisien. (*La Tunisie médicale*, 15 décembre 1911.)

un flux de paroles ininterrompues, riant, dansant. Elle était atteinte depuis deux mois d'état maniaque.

On peut donc poser en principe que la folie existe, plus ou moins fréquente, chez les indigènes de toutes nos colonies, et qu'il suffit de l'y rechercher avec quelque compétence et quelque soin, pour s'en assurer.

Comment en pourrait-il être autrement d'ailleurs, alors que dans les colonies étrangères voisines des nôtres et peuplées des mêmes races, les aliénés sont en si grand nombre qu'ils suffisent, ainsi que nous le verrons tout à l'heure, à remplir les vastes asiles qui leur sont destinés?

Il est vrai que l'asile est comme tout établissement hospitalier : il ne crée pas le malade, mais il l'attire, et c'est ce qui explique ce fait, en apparence paradoxal, mais en réalité très logique, que, dans un pays, il y a d'autant plus de malades ou d'aliénés qu'il y a d'hôpitaux ou d'asiles, et non d'autant plus d'hôpitaux ou d'asiles qu'il y a de malades ou d'aliénés.

Notre élève et ami le docteur Vital Robert, ancien interne de l'asile d'aliénés de Bordeaux, aujourd'hui médecin-major des troupes coloniales, nous écrit à la date du 2 décembre dernier, de Tananarive : « Le nombre des aliénés indigènes actuellement en traitement à l'asile (voir page 110) est de 92. Le pavillon qui vient d'être construit et qui était prévu pour cent lits, va être insuffisant dès l'inauguration, car d'après les renseignements que j'ai, on peut estimer à deux cents le nombre des aliénés dangereux ou devant être internés (les imbéciles et les idiots non compris). »

Voilà un exemple probant de ce que nous avançons. Et le fait de Tananarive existe et se reproduira infailliblement partout. Le nombre des aliénés, dans un pays, si peu civilisé soit-il, est toujours de beaucoup supérieur à ce qu'on croit. Et c'est un principe qu'il ne faut jamais oublier en pareil cas, que les asiles sont constamment construits sur des prévisions insuffisantes et deviennent rapidement trop petits.

Et puis, pour avoir une idée quelque peu juste de la fréquence des maladies mentales, dans une colonie, il faut se rappeler qu'à côté de l'élément indigène de cette colonie, il y a aussi l'élément européen et surtout l'élément militaire et pénitentiaire qui fournit toujours à ces maladies un assez fort contingent.

Quelle est la proportion comparative des cas d'aliénation mentale dans chacun de ces quatre éléments de la population de nos colonies : *européen, indigène, militaire, pénitentiaire?* Nous l'ignorons à peu près entièrement, d'abord parce qu'aucune statistique méthodique et régulière n'existe en ce qui concerne la folie chez les Européens et les indigènes, ensuite parce que les statistiques concernant la folie chez les militaires et les condamnés sont encore loin de la perfection.

1° **Européens.** — Nous savons seulement, pour ce qui est des Européens, que, indépendamment même de toute prédisposition vésanique, ils sont exposés, aux colonies, à toutes sortes de causes occasionnelles de psychoses.

On trouve donc chez eux, non seulement les états psychopathiques communs : déséquilibration et dégénérescence, états maniaques et mélancoliques, délires systématisés, délires toxiques et névropathiques, paralysie générale, etc. ; mais encore tous les états psychopathiques particuliers ou plus particuliers aux colonies et qui résultent soit de l'act'on du climat, du soleil, soit d'intoxications locales (hachisch, opium), soit des maladies endémiques ou épidémiques qui y règnent : la neurasthénie, la psychasthénie, la nostalgie tropicales, connues sous tant de dénominations diverses, comme celle de soudanite, les psychoses du paludisme, de l'insolation, de la maladie du sommeil, du choléra, de la peste, de la lèpre, de la dengue, du béribéri, etc., etc. Combien de victimes font ces maladies essentiellement psychogènes? Nous l'ignorons, car c'est tout récemment seulement que nous avons pu isoler et décrire les troubles délirants de l'insolation et du paludisme, encore non acceptés de tous d'ailleurs, et il y a bien peu de temps que l'on croyait la maladie du sommeil spéciale au nègre, et au nègre de certaines régions, alors qu'on n'en est déjà plus à compter, aujourd'hui, le nombre d'Européens, atteints de trypanosomiase, qui présentèrent des accidents cérébraux.

Une particularité intéressante, en ce qui concerne l'aptitude des Européens aux maladies coloniales et par suite aux troubles psychiques qu'elles peuvent entraîner, c'est que cette aptitude varie nécessairement suivant le degré d'acclimatement, suivant le lieu, le genre de vie, l'hygiène, etc., etc. Elle est donc à son maximum chez les Européens nouveaux venus, et exposés, dans des endroits malsains, aux fatigues, à la chaleur, à la mauvaise nourriture aux ennuis, aux privations ; à son minimum chez les Européens déjà enracinés dans une colonie, à plus forte raison chez ceux qui y ont fait souche et qui vivent dans l'aisance et le confort des grandes localités plus assainies.

Coup sur coup, nous avons reçu à Bordeaux, l'année dernière, deux Européens venant de la Côte d'Ivoire, l'un civil, l'autre militaire, tous deux atteints de confusion mentale amnésique profonde avec polynévrite.

Une autre particularité intéressante, c'est que la plupart des états pathologiques susceptibles de donner naissance, dans les colonies, à des manifestations délirantes, sont représentés par des intoxications ou des infections : d'où cette conséquence que lesdites manifestations délirantes, identiques de forme aux types cliniques observés en pareil cas (confusions mentales et délires hallucinatoires), sont essentiellement curables, à la condition d'être traitées convenablement et à temps.

2° **Indigènes.** — Les maladies mentales des indigènes de nos colonies ont été encore trop peu étudiées par suite des raisons indiquées plus haut, auxquelles il faut joindre la difficulté de communiquer avec eux par la parole, pour qu'il soit possible de donner un aperçu non seulement de leur fréquence, mais aussi de leurs formes principales.

En analysant et en rapprochant les diverses observations recueillies et publiées à ce point de vue, on arrive cependant à cette conclusion que la psychopathie, chez les indigènes, se présente sous ses types les plus simples, tels que dégénérescence à tous les degrés, états maniaques, états mélancoliques, délires systématisés rudimentaires, et que, presque toujours, cette psychopathie porte l'empreinte des idées religieuses et superstitieuses de la tribu et s'accompagne de réactions extérieures intenses, allant parfois jusqu'à ces grandes mimiques choréomaniaques, hurlantes, gesticulantes et dansantes, qui caractérisèrent certaines épidémies de nos folies du moyen âge.

Il faut ajouter — en regrettant amèrement que ce soit là un des premiers effets du contact des Européens avec les indigènes, c'est-à-dire de la colonisation civilisatrice — que l'alcoolisme se répand chez ces derniers avec une rapidité très grande et qu'il s'y montre d'autant plus nocif que les spiritueux que nous importons aux colonies ne sont pas autre chose pour la plupart que de grossiers poisons. Il y a là, et nous y reviendrons plus loin, une atteinte fâcheuse à notre honneur et un gros danger pour l'avenir de nos colonies.

Il est vrai que, par une sorte d'échange de mauvais procédés, nos colonies nous transmettent à leur tour leurs intoxications locales, comme la fumerie d'opium. Mais elles n'ont pas la même charge d'âmes vis-à-vis de nous et d'ailleurs, elles ne nous importent pas leur vice toxique : c'est nous qui allons, sur place, le leur emprunter.

3° **Militaires.** — Nous possédons des documents un peu plus précis sur les maladies mentales dans les troupes coloniales.

Nous savons déjà par certains travaux spéciaux, comme la thèse de notre élève Cavasse (1), que les dégénérés sont très nombreux dans l'armée coloniale. Nous pouvons aller plus loin et fournir quelques chiffres intéressants.

La statistique officielle des troupes coloniales, en ce qui concerne les maladies du système nerveux et les différentes formes d'aliénation mentale, donne les résultats suivants :

Année 1903. — Sur un effectif de 26 261 militaires *européens*, on note 59 cas d'épilepsie, 50 cas d'aliénation mentale ; 20 rapatriements pour neurasthénie, 24 pour aliénation mentale ; sur 22 réformes, 6 ont été prononcées pour épilepsie, 5 pour aliénation mentale, 7 pour idiotie.

Sur un effectif de 28 448 militaires *indigènes*, 23 cas d'épilepsie, 18 d'aliénation mentale, idiotie, etc. ; les réformes ont été au nombre de 18, pour aliénation mentale et 5 pour épilepsie.

Année 1904. *Européens.* — Effectif : 22 820. Épilepsie, 36 cas ; aliénation mentale, 31 cas. Réformes, 13, dont 2 pour paralysie, 2 pour hystérie, 2 pour épilepsie, 1 pour neurasthénie, 4 pour aliénation mentale, 1 sans diagnostic. Il y a eu en outre 48 rapatriements pour neurasthénie et 16 pour aliénation mentale.

Indigènes. — Effectif : 30 407. Nombre de cas : Épilepsie, 17 ; aliénation mentale, 9. Sur les 21 réformes prononcées, 6 le furent pour épilepsie, 4 pour aliénation mentale, 3 pour idiotie.

Année 1905. *Européens.* — Effectif : 21 528. Nombre de cas : Épilepsie, 34 ; aliénation, 47. Réformes : 1 pour hystérie, 6 pour épilepsie, 2 pour aliénation mentale. Rapatriements : 1 pour ramollissement cérébral, 7 pour épilepsie, 35 pour neurasthénie, 6 pour idiotie.

Indigènes. — Effectif : 32 067. Nombre de cas : Épilepsie, 25 ; aliénation mentale, 20. Réformes : 10 pour épilepsie, 8 pour aliénation mentale, 8 pour idiotie, 2 pour paralysie générale.

Année 1906. *Européens.* — Effectif : 21 494. Nombre de cas : Épilepsie, 32 ; aliénation mentale, 41. Réformes : 8 pour épilepsie, 7 pour autres maladies (?). Rapatriements : 7 hystérie, 9 Épilepsie, 27 aliénation mentale, 7 pour paralysie.

Indigènes. — Effectif : 31 069. Nombre de cas : Épilepsie, 24, aliénation mentale, 20. Réformes : 5 pour épilepsie, 6 pour aliénation mentale.

---

(1) Cavasse, les Dégénérés dans l'armée coloniale. (*Thèse de Bordeaux*, 1903.)

ANNÉE 1907. *Européens.* — Effectif : 15 746. Nombre de cas : Épilepsie, 13 ; aliénation mentale, 22. Réformes : 2 pour causes non indiquées. Rapatriements : 5 pour paralysie, 4 pour hystérie, 2 pour épilepsie, 24 pour neurasthénie, 17 pour aliénation mentale, 2 pour idiotie.

Indigènes. — Effectif : 27 967. Nombre de cas : épilepsie, 6 ; aliénation mentale, 13. Réformes : 1 pour hystérie, 2 pour épilepsie, 4 pour aliénation mentale, 1 pour idiotie.

Ces statistiques sont évidemment très imparfaites, car non seulement elles ne visent que les militaires dont l'état psychopathique a été suffisant pour se traduire par des faits plus ou moins graves ou nécessitant même la réforme, mais encore elles sont basées sur des données cliniques trop peu précises. Le terme générique d'aliénation mentale ne dit rien des formes observées, et, d'autre part, les rubriques : « autres maladies du système nerveux », « neurasthénie », doivent abriter pas mal de cas de troubles mentaux.

Même en nous en tenant aux données de ces statistiques, telles qu'elles sont établies, nous y trouvons des indications intéressantes.

Dégageons-en d'abord les moyennes suivantes :

	EUROPÉENS	INDIGÈNES
1903		
Épilepsie	2,24 0/00	0,80 0/00
Aliénation mentale	1,90 —	0,63 —
1904		
Épilepsie	1,57 0/00	0,55 —
Aliénation mentale	1,35 —	0,29 —
1905		
Épilepsie	1,57 0/00	0,77 —
Aliénation mentale	2,17 —	0,62 —
1906		
Épilepsie	1,48 0/00	0,77 —
Aliénation mentale	1,90 —	0,64 —
1907		
Épilepsie	0,82 0/00	0,21 —
Aliénation mentale	1,39 —	0,40 —

Ce qui donne comme moyennes générales, pour les cinq années :

Épilepsie : Européens	1,64 0/00
— Indigènes	0,63 —
Aliénation mentale : Européens	1,76 —
— Indigènes	0,53 —

Il résulte de ces chiffres un premier fait important : c'est que, dans les mêmes conditions de milieu, d'examen et de classement, l'aliénation mentale se montre trois fois plus fréquente dans l'élément européen que dans l'élément indigène des troupes coloniales : 0,53 pour 1,76 0/00.

Un second fait découlant de ces statistiques, c'est que l'aliénation mentale est plus fréquente dans l'élément européen de l'armée coloniale que dans celui de l'armée métropolitaine. Si l'on s'en rapporte aux chiffres donnés par Granjux, on voit en effet que l'aliénation mentale proprement dite, dégagée comme ici des cas d'épilepsie, d'hystérie, de neurasthénie, est de 0,7 0/00 dans les bataillons d'Afrique ; de 1,40 0/00 dans les prisons, pénitenciers, ateliers de travaux publics ; de 2,5 0/00 dans les régiments étrangers ; de 2,8 0/00 dans les compagnies de discipline ; et de 0,5 0/00 dans le reste de l'armée. D'autre part, Hesnard a trouvé pour la marine (de 1899 à 1904 inclus) la moyenne de 0,88 0/00, dont 0,76 0/00 pour les marins et 1,00 0/00 pour les ouvriers des arsenaux.

Or, la même moyenne, dans les troupes coloniales (dans l'élément européen s'entend) est de 1,76, c'est-à-dire supérieure non seulement à la moyenne dans l'armée métropolitaine en général, mais aussi à la moyenne dans les bataillons d'Afrique et dans les prisons, pénitenciers et ateliers de travaux publics. Elle n'est inférieure qu'à celles des régiments étrangers et des compagnies de discipline.

La cause principale de cette particularité tient à ce fait bien connu que la fréquence des maladies mentales, dans les divers corps de troupes, est surtout proportionnelle au nombre des prédisposés et aussi, par une relation aujourd'hui bien établie, au nombre des engagés volontaires qu'ils contiennent. L'armée coloniale n'échappe pas à cette loi générale.

Il faut ajouter que les prédispositions psychopathiques, chez les soldats coloniaux, sont notablement aggravées et mises en action par une infinité de causes déterminantes, en particulier par l'action du climat, des maladies exotiques (au premier rang desquelles se place le paludisme), des conflits armés, et, il faut bien le dire aussi, de l'alcoolisme. Depuis que l'un de nous est devenu l'expert psychiatre du conseil de guerre de la 18e région de corps d'armée, il a été frappé de rencontrer, à diverses reprises, parmi les inculpés, de vieux soldats coloniaux présentant une mentalité tout à fait à part, faite d'asthénie psychique extrêmement marquée, avec dysmnésie, aboulie, inertie, indifférence passive, et liée à une usure prématurée et profonde de l'organisme, sous l'influence réitérée de paludisme et de dysenterie passés à l'état chronique. Il y a même là un état spécial qu'il faut bien connaître dans l'exercice de cette psychiatrie médico-légale doublement difficile qu'est la psychiatrie médico-légale militaire.

Un autre fait des plus intéressants, mis en évidence par les statistiques ci-dessus, c'est que, dans le contingent européen, l'épilepsie est représentée par une moyenne moindre que celle de l'aliénation mentale : 1,64 0/00 au lieu de 1,76, tandis que dans le contingent indigène, c'est le contraire qui se produit, les moyennes étant pour l'épilepsie 0,63 et pour l'aliénation mentale, 0,53 0/00. Cela cadre bien avec ce que l'on sait de la prédominance, chez les peuples frustes, des dégénérescences névropathiques et psychopathiques, sur les psychoses proprement dites.

Nous voyons enfin que dans les cinq années allant de 1903 à 1907 inclus, il y a eu 259 rapatriements de soldats européens des troupes coloniales, atteints d'aliénation mentale ou de maladies approchantes, désignées sous les rubriques de neurasthénie, hystérie, épilepsie, etc. En 1908, le chiffre des rapatriements a été de 47.

4° **Criminels.** — Il est inutile de dire que la population pénitentiaire de nos colonies, bien qu'elle y arrive déjà sélectionnée et épurée en quelque sorte au point de vue psychiatrique par l'élimination antécédente de tous les criminels reconnus irresponsables, n'en contient pas moins encore un nombre relativement considérable de déséquilibrés, de dégénérés, de prédisposés, de névropathes, aptes à verser dans la folie.

La statistique des îles du Salut nous montre que dans le cours de l'année 1910, 16 transportés ou relégués ont été envoyés en observation à l'hôpital pour troubles mentaux.

D'autre part, il existait au 1er janvier 1910, à l'asile d'aliénés criminels de la Guyane (nous verrons plus loin ce qu'est cet asile), 12 aliénés. 9 y sont entrés et 8 en sont sortis en 1910 ; 13 s'y trouvaient, par conséquent, au 1er janvier 1911. A noter cette particularité que sur les 9 entrées de 1910, figurent 3 paralytiques généraux.

Les renseignements qui nous sont venus de la Nouvelle-Calédonie sont plus significatifs et plus probants encore.

« La proportion des aliénés, dit le docteur Pichon, des troupes coloniales, un de nos anciens élèves en psychiatrie de Bordeaux, est considérable dans ce milieu pénal et cela se conçoit lorsqu'on songe aux tares ataviques qui pèsent sur de tels individus. Sur un

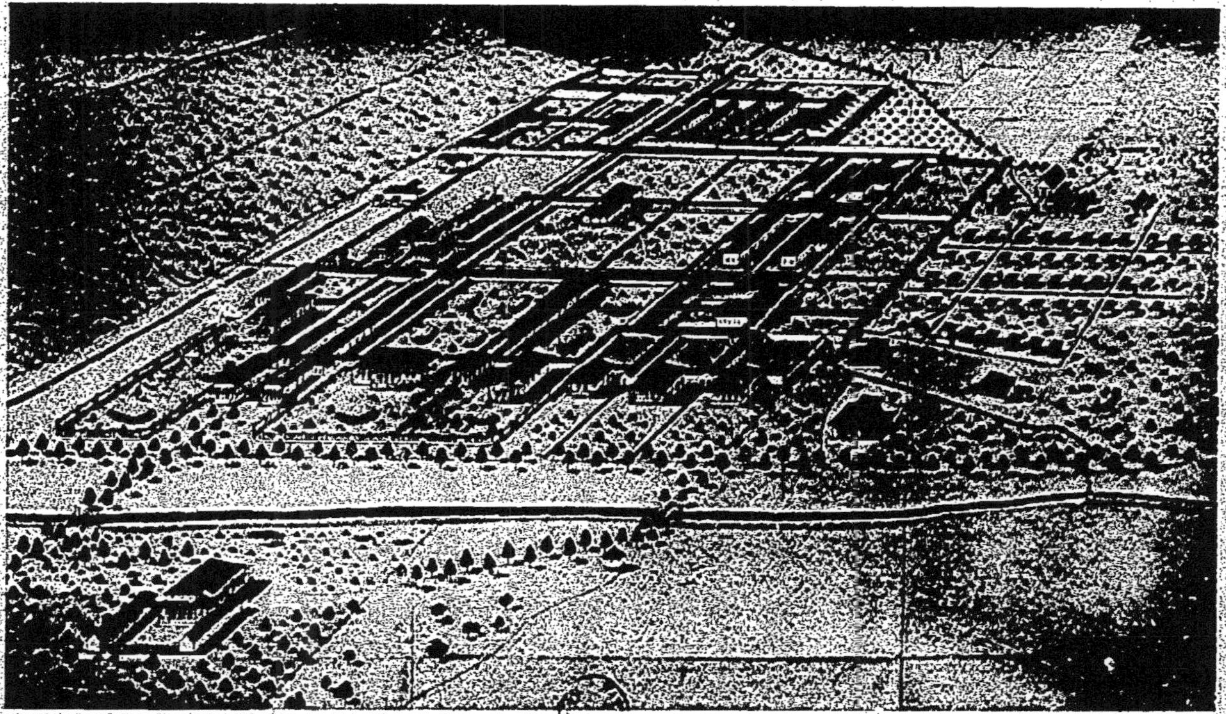

Fig. 2. — PLAN GÉNÉRAL DE L'ASILE D'ALIÉNÉS DE BUITENZORG

(DUE A L'OBLIGEANCE DU Dr JEANSELME)

fectif total de 4 000 transportés, on compte en moyenne à l'asile 5 malades, soit près de 2 pour 100. Mais cette proportion pourrait être doublée si l'on voulait interner tous ceux qui sont indéniablement irresponsables. »

La statistique des entrées à l'asile, pour les quatre dernières années, donne les résultats suivants : en 1907, 39 entrées, dont 6 condamnés, 18 libérés, 5 relégués ; en 1908, 30 entrées, dont 11 condamnés, 13 libérés, 6 relégués ; en 1909, 38 entrées, dont 14 condamnés, 17 libérés, 7 relégués ; en 1910, 19 entrées, dont 3 condamnés, 8 libérés, 7 relégués. Au total, pour les quatre années : 126 entrées, dont 44 condamnés, 57 libérés et 25 relégués.

Nous n'insistons pas davantage sur l'aliénation mentale dans la population pénale de nos colonies, ayant voulu simplement rappeler ici son existence et sa fréquence. Nous y reviendrons plus en détail par la suite, aux chapitres relatifs à la Guyane et à la Nouvelle-Calédonie.

III. — L'ASSISTANCE DES ALIÉNÉS DANS LES COLONIES ÉTRANGÈRES

Il n'est rien qui soit de nature à établir l'importance de l'Assistance des aliénés aux colonies comme de montrer ce qui a été fait à cet égard par les pays étrangers.

Tous les auteurs qui se sont occupés de la question, en particulier Jeanselme, Margain, A. Marie, Bouquet, ont insisté sur l'organisation psychiatrique, de jour en jour plus perfectionnée, des colonies anglaises et hollandaises, en regard de celle des colonies françaises, restée à l'état absolument rudimentaire. L'un de nous a maintes fois également fait ressortir cette différence, si peu honorable pour nous. En même temps, il mettait à profit un voyage à Londres, en 1906, pour obtenir du sous-secrétariat de l'Office colonial de précieux documents sur l'organisation des asiles d'aliénés dans les colonies royales anglaises, en particulier les plus récents rapports médicaux des gouvernements de Ceylan, Gold Coast, Sierra-Leone, Straits-Settlements, etc., etc., ainsi qu'un volume donnant les dernières indications médicales sur 38 colonies anglaises, depuis le Bahamas et le Basutoland jusqu'au Turks Islands et le Weï-Haï-Weï, et ayant pour titre : *Selections from colonial medical reports.*

La lecture de l'ensemble de ces documents, complétée par celle des articles récemment parus dans le *Mental Science*, sous le nom du docteur Eric Sinclair, inspecteur général des aliénés des Nouvelles-Galles du Sud et du docteur Beattie Smith, ancien superintendant médical de l'asile d'aliénés de Melbourne, sur l'assistance des aliénés en Australie, et sous celui du docteur Duncan Greenless, sur l'administration des aliénés dans la colonie du Cap, est tout à fait instructive et édifiante au point de vue qui nous occupe. Nous ne saurions trop la recommander à ceux qui pourraient conserver encore quelque doute sur l'importance de la question de l'assistance des aliénés aux colonies, sur l'admirable façon dont d'autres pays comme la Hollande et surtout l'Angleterre ont compris et réalisé cette assistance dans leurs possessions lointaines, enfin sur le devoir qui incombe à la France de poursuivre d'urgence cette œuvre nécessaire qu'elle a jusqu'ici à peine ébauchée.

Nous nous bornerons, pour ne point trop nous étendre, à quelques brèves indications, relatives surtout à ce qui existe dans certaines colonies étrangères rapprochées des nôtres : dans l'Insulinde néerlandaise, voisine de notre France d'Asie ; dans une colonie anglaise limitrophe de notre A. O. F., Sierra-Leone ; dans celles de Straits-Settlements, de Ceylan ; enfin en Égypte, au Cap et en Australie.

INDES NÉERLANDAISES (1). — L'assistance des aliénés dans les Indes Néerlandaises date déjà d'une cinquantaine d'années. Elle n'a cessé, depuis, de se développer et de se perfectionner.

C'est en 1865 que le roi prit un arrêté ordonnant la construction de deux établissements d'aliénés à Java. Actuellement, il en existe trois, pour une population qui est de 28 millions d'habitants pour l'île de Java et d'à peu près autant pour les îles de la Sonde.

Les trois asiles sont gouvernementaux et mixtes, c'est-à-dire qu'ils reçoivent, dans des bâtiments séparés, des Européens et des indigènes. Il n'existe pas encore, dans l'Insulinde, d'asile privé.

L'asile de Soerabia, constitué par une partie transformée de l'hôpital militaire, a été ouvert en 1876. Il représente aujourd'hui l'asile succursale et doit disparaître quand l'asile de Lawang sera entièrement achevé.

L'asile de Buitenzorg (*fig.* 2), ouvert en 1881, peut contenir environ 300 aliénés. Il est situé à 265 mètres au-dessus du niveau de la mer, à une distance de 60 kilomètres de Batavia, la capitale de Java. Ces deux villes sont unies par un chemin de fer, faisant partie du

(1) D'après J. SALM (*loc. cit.*).

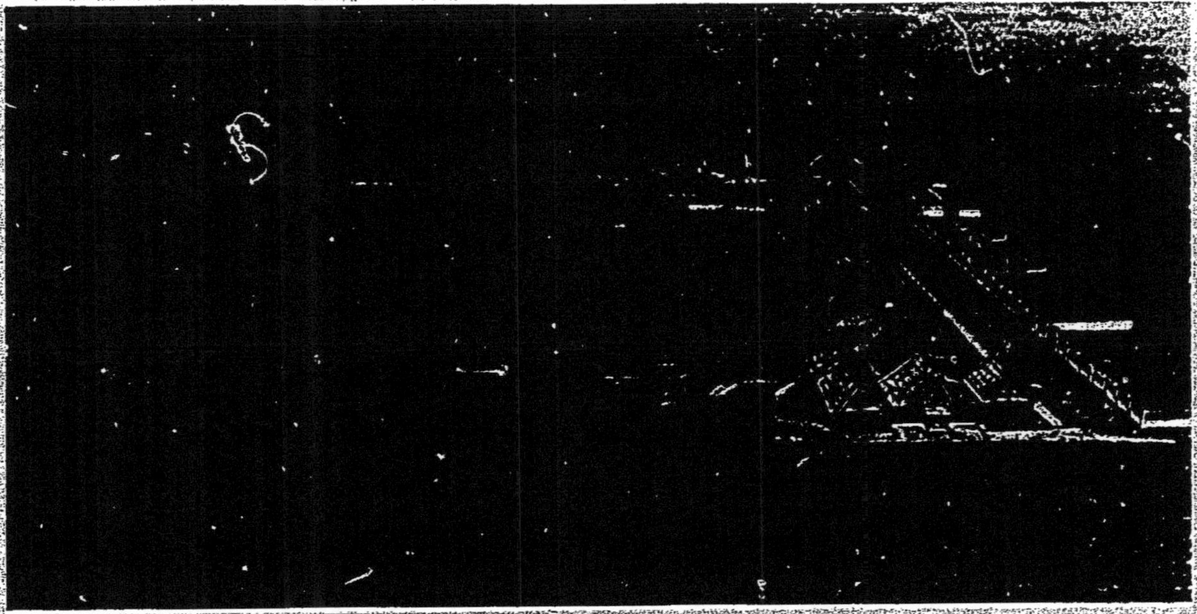

Fig. 3. — COLONIE AGRICOLE DE L'ASILE DE BUITENZORG.

(DUE A L'OBLIGEANCE DU Dr JEANSELME)

rand réseau. Le climat y est très agréable et pas très chaud à ause des pluies qui tombent presque tous les après-midi, de deux quatre heures. A l'asile est annexée une colonie agricole (*fig.* 3), vec grand terrain comprenant en majeure partie des champs de iz, cultivés par les aliénés indigènes, en vue de leur propre alimentation.

L'asile est construit en briques. La colonie comprend huit pavilons séparés (*fig.* 4), ayant leur sol en ciment, leurs parois en bambous, leur toit en tuiles, sans plafond sous les toits, les fenêtres grillées, ce qui permet de les laisser ouvertes toute la nuit.

L'asile de Lawang a été ouvert en 1902. Il est situé à 460 mètres de hauteur sur le penchant des montagnes du Fengger. On a choisi cet emplacement, un petit village, à cause du climat qui est excellent et à cause du terrain. A cet asile est aussi annexée une colonie agricole.

Les trois asiles comprennent quatre classes de malades. Les trois premières sont destinées aux Européens, la quatrième aux indigènes. On paye dans la première classe 6 florins, dans la seconde 4 florins, dans la troisième 2 florins et dans la quatrième 1 florin par jour. Les indigents sont rangés dans la troisième classe, s'il s'agit d'Européens, et dans la quatrième s'il s'agit d'indigènes. Les malades de la quatrième classe et les indigents de la troisième sont habillés par l'établissement.

Avant d'être envoyés dans les asiles, les malades sont observés dans les services d'isolement des hôpitaux : hôpitaux militaires (au nombre de 31 dans les Indes Néerlandaises) pour les Européens, hôpitaux civils pour les indigènes.

Dans la plupart des hôpitaux, il y a toujours quelques sujets en observation de maladie mentale et des aliénés déjà reconnus attendant une place libre dans un des asiles.

Quant aux aliénés indigènes, les places des trois asiles à eux destinées ne suffisent presque jamais et on en trouve dans toutes sortes d'établissements provisoires, même dans les prisons, où ils sont placés en cas de nécessité urgente et absolue.

Les asiles existants sont donc déjà encombrés et il va falloir à brève échéance les multiplier ou les agrandir.

Le personnel médical des asiles de l'Insulinde Néerlandaise comprend : 1° à Buitenzorg, un médecin en chef et deux médecins adjoints ; 2° à Lawang, un médecin en chef et un médecin adjoint ; 3° à Soerabia, un médecin chef, sans médecin adjoint.

Les médecins adjoints sont recrutés par un concours sur titres. Ordinairement, ce sont les médecins militaires ou civils résidant dans les colonies qui sont nommés. Par exception, une demande est faite en Hollande. Dans ce cas, le ministre des colonies se charge de choisir un médecin. Les médecins adjoints sont fonctionnaires du gouvernement colonial et soumis à tous les règlements concernant ces fonctionnaires.

Les médecins chefs sont nommés par le gouvernement général et pris dans le cadre des médecins adjoints à l'ancienneté. Ils ne sont pas à poste fixe et peuvent aller d'un asile public dans l'autre, mais comme l'asile de Buitenzorg est le plus important, le plus ancien des médecins est chef de cet établissement.

A chaque asile est attaché un docteur javanais. Les docteurs javanais sont des indigènes bien instruits, qui parlent le hollandais et qui reçoivent une éducation à l'école de santé de Batavia, éducation qui dure cinq ans. Ils sont fonctionnaires de l'État, sont choisis parmi les docteurs javanais et restent attachés à l'asile pendant deux ou trois ans. Ils ont pour fonctions d'aider les médecins adjoints.

Le traitement du personnel médical est ainsi fixé : directeur médecin, 12 000 à 14 000 florins par an ; premier médecin adjoint 6 000 à 9 600 florins. A ce traitement s'ajoute la jouissance d'une demeure, une retraite après vingt ans et un congé d'un an après dix ans de service, comme tous les fonctionnaires du gouvernement colonial.

Les médecins des asiles ne peuvent faire de clientèle au dehors de l'établissement, sauf pour les cas spéciaux.

Le personnel infirmier comprend à Buitenzorg : un chef des gardes-malades masculins, une cheftaine des gardes-malades féminines, 21 gardes-malades européens ou européennes, 42 gardes-malades indigènes.

L'assistance des aliénés, dans les Indes Néerlandaises, est régie par une législation spéciale, constituée par le règlement de l'assistance des aliénés de 1897 (ordonnance du gouverneur général), par plusieurs arrêtés du gouverneur général, par des arrêtés et des circulaires du directeur de l'enseignement, de la religion et de l'industrie.

Le règlement de l'assistance des aliénés comprend sept titres : 1° Établissements d'aliénés. — 2° Surveillance. — 3° Placements faits dans les établissements d'aliénés : *a*) des Européens ; *b*) des indigènes. — 4° Congé et sortie des asiles d'aliénés : *a*) des Européens ; *b*) des indigènes. — 5° Direction des biens des internés dans les établissements d'aliénés et nomination des administrateurs provisoires. — 6° Punitions. — 7° Dispositions générales.

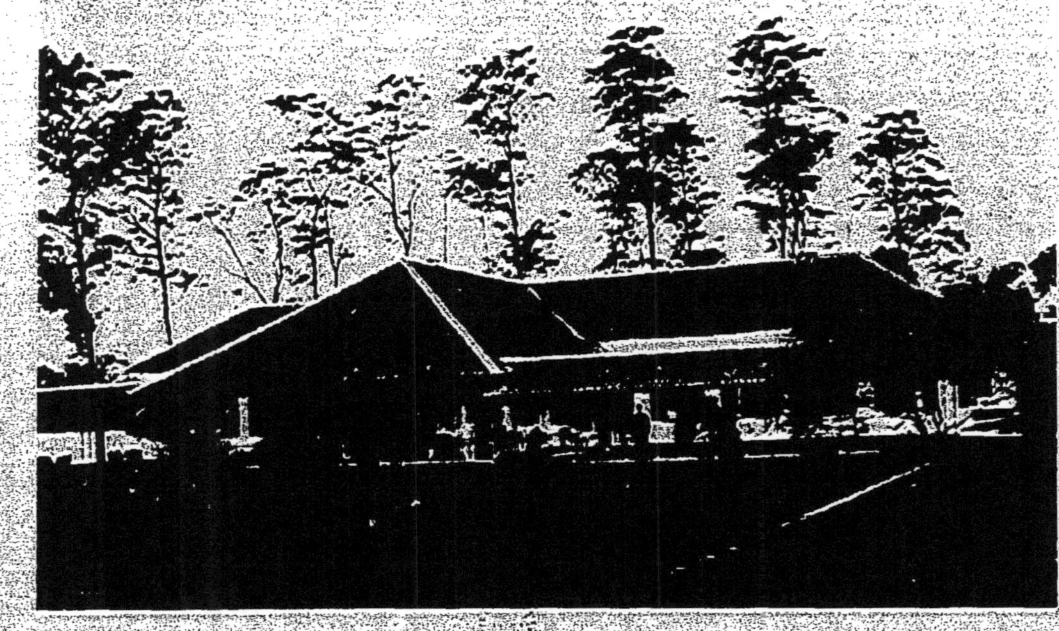

Fig. 4. — ASILE DE BUITENZORG : QUARTIERS DES ALIÉNÉS DE LA TROISIÈME CLASSE (EUROPÉENS)

(DUE A L'OBLIGEANCE DU Dr JEANSELME)

Les dispositions législatives concernant l'internement des aliénés, leur placement et leur situation dans l'asile, sont, à peu de chose près, celles de la Hollande et celles qui existent également en France.

Terminons en disant que les militaires sont, en cas de maladie mentale, réformés définitivement ou temporairement par une Commission de réforme. Ils sont internés quand ils sont dangereux pour la sécurité publique. S'il s'agit de militaires européens, engagés en Europe, ils ne sont réformés que temporairement. Ils entrent aussi dans les asiles, mais ils n'y entrent que provisoirement, en attendant le moment où leur état psychique permet de les renvoyer dans leur patrie.

Colonies anglaises. — Comme l'a dit A. Marie (1), « l'effort le plus admirable qui ait été fait au point de vue de l'assistance des aliénés aux colonies est, sans conteste, celui de l'Angleterre, qui n'a pas créé moins de 74 asiles d'aliénés coloniaux, sans compter ceux qu'elle développe dans ses pays de protectorat, comme l'Égypte ».

Le tableau suivant, que nous empruntons à cet auteur, donne une idée de la situation actuellement réalisée par les Anglais dans leurs colonies des cinq parties du monde, relativement à cette assistance.

Afrique (Sud)	6 asiles.
Amérique (Sud)	9 —
Canada	11 —
Asie (Indes)	21 —
Europe (Malte)	1 —
Océanie (Australie)	26 —
Total	74 asiles.

Un simple mot sur quelques-uns de ces asiles :

Sierra-Leone. — Sierra-Leone, petite colonie anglaise de l'Afrique occidentale, située entre la Guinée française et l'état indépendant de Libéria sous la protection des États-Unis d'Amérique, bien que ne comptant qu'une population de 75 655 habitants, dont 41 856 hommes et 34 799 femmes (recensement de 1901), possède à Kissy un asile d'aliénés. Le rapport médical pour l'année 1902 indique les chiffres suivants comme mouvement de la population :

(1) A. Marie, De la nécessité d'organiser l'assistance et le traitement des aliénés dans les colonies françaises. (*Archives de thérapeutique, d'hygiène et d'assistance coloniales* 1er octobre 1907, p. 181.)

Aliénés existants au 1er janvier 1902 : 109 (71 hommes, 38 femmes). Aliénés admis dans l'année : 26 (22 hommes, 4 femmes), dont guéri : 1 (1 homme) ; améliorés : 9 (7 hommes, 2 femmes) ; non amélioré : 1 (1 homme) ; morts : 9 (6 hommes, 3 femmes). Aliénés restants au 31 décembre 1902 : 115 (78 hommes, 37 femmes).

Le rapport de 1902 indique que le nombre des aliénés traités à l'asile s'est accru, nécessitant des locaux nouveaux. Il ajoute que lorsque le plan original, composé d'une série de grands pavillons entourés de vérandas et reliés par des galeries ouvertes, aura été réalisé en entier, Sierra-Leone possédera un asile d'aliénés tout à fait en harmonie avec les idées modernes sur la construction des établissements de ce genre. L'achèvement de l'asile était prévu pour 1904.

Straits-Settlements. — La population totale est de 595 782 habitants. La colonie possède à Singapour un asile d'aliénés. Le mouvement des malades en l'année 1904 y fut le suivant : Restants au 1er janvier 1904 : 231. Entrants : 254. Total : 485, dont 402 hommes et 83 femmes.

Le docteur W.-G. Ellis, superintendant médical de l'asile, se plaint de certaines défectuosités de l'aménagement et de l'insuffisance du personnel. En 1904, la construction d'un nouvel asile doté de tous les perfectionnements modernes fut décidée.

Les deux tiers des malades sont des Chinois. Les Européens sont rares. La manie aiguë et la mélancolie représentent les formes les plus fréquemment observées.

A peu près 80 pour 100 des aliénés sont employés à divers travaux.

Ceylan. — La population est de 3 812 931 habitants, sans les militaires et les marins.

Il existe pour toute l'île un seul asile, situé à Colombo. Cet asile est divisé en quartier d'observation et asile proprement dit.

Il existe aussi à Galle une maison d'observation pour maladies mentales qui a reçu en 1904 41 malades. 21 furent reconnus aliénés, sur lesquels 19 transférés à l'asile d'aliénés de Colombo et 2 repris par leurs amis.

Depuis déjà plusieurs années l'asile de Colombo a été reconnu insuffisant et divers projets sont à l'étude pour remédier à cet état de choses.

Le total des aliénés traités en 1904 fut de 666, avec une moyenne quotidienne de 516, en augmentation de 27 sur les années précédentes. Le docteur J.-B. Spence, superintendant médical, insiste sur l'insuffisance des locaux qui, vu l'impossibilité de refuser les aliénés arrivants, eu égard à la nature de leur affection, entraîne un encombrement parfois extrême. C'est ainsi qu'en 1904, 403 personnes, y compris les surveillants et les coolies reposant dans les dortoirs, logeaient dans des salles estimées devoir en contenir 225 et que 223 femmes se trouvaient de leur côté dans des salles prévues pour 153.

Les formes de folie de beaucoup les plus fréquentes sont encore la manie et la mélancolie, représentées dans la statistique, la première par 304, la seconde par 308 cas, sur un chiffre global de 666 malades traités en 1904.

En résumé, l'asile d'aliénés de Colombo, malgré son importance, est considéré à juste titre comme ne pouvant suffire aux besoins de la colonie. Il serait important de savoir si, depuis 1904, la situation n'a pas changé à ce point de vue dans l'île de Ceylan.

Egypte. — L'assistance des aliénés en Égypte est bien connue par les remarquables rapports annuels publiés par le docteur Warnock et par les nombreux articles de A. Marie sur le sujet.

Il nous suffira ici de la résumer brièvement. Cette assistance est actuellement réalisée, par le vieil asile d'Abbassia, au Caire, qui contenait 600 places, dont 400 pour les indigènes et 200 pour les pensionnaires de race blanche cantonnés dans des chambres d'isolement à part, de construction plus récente.

Le service médical est dirigé par le docteur Warnock, aidé d'adjoints aliénistes du corps médical anglais, tirés du personnel des asiles d'Australie et de quatre médecins assistants indigènes, sortant de l'école de médecine du Caire ou de Beyrouth.

En 1911, le personnel médical se composait en outre du docteur Warnock, de six médecins assistants, tous de l'École de médecine du Caire.

L'asile d'Abbassia reçoit annuellement de 600 à 700 malades. Il est, depuis assez longtemps déjà, tout à fait insuffisant et n'a pu remplir jusqu'ici son office que grâce à un encombrement croissant et à la restitution aux familles d'aliénés chroniques, incurables ou tranquilles, que les douars ou les villages recueillent et assistent de façons très diverses et en tout cas rudimentaires.

Aussi vient-on de l'agrandir. Nous trouvons en effet dans les comptes rendus du docteur Warnock qu'au 1er janvier 1909, il contenait 1 017 malades, au 1er janvier 1910, 1 150, au 1er janvier 1911, 1 304.

De plus, il a fallu songer tout de suite à édifier un second asile. Cet asile, sis à Khanka, à la lisière du désert arabe, a été mis immédiatement en construction. Suivant les prévisions, il devait, en décembre 1911, contenir déjà 240 malades. Lorsqu'il sera entièrement terminé, il comprendra 1 000 places, ce qui, avec celles de l'asile d'Abbassia, portera à 2 350 le nombre de places dont pourra disposer l'Égypte en faveur de ses aliénés, sans compter les 75 présumés aliénés existants à l'asile de la prison de Tourah.

Comme cela existe ou tend à exister de plus en plus, en Angleterre et dans ses colonies, des locaux de réception et d'observation pour les individus présumés aliénés sont aménagés dans la plupart des grands hôpitaux de l'Égypte. Le docteur Warnock donne à cet égard, dans son rapport de 1910, une statistique intéressante.

Durant cette année 1910, il a été admis dans ces locaux : 777 suspects d'aliénation (*suspected lunatics*), dont 597 hommes et 180 femmes. Sur ce nombre, 283 seulement (205 hommes et 78 femmes) furent certifiés aliénés et envoyés à l'asile ; 491 (390 hommes et 101 femmes) furent élargis sans certification.

Le docteur Warnock commente ainsi ces résultats : « Il est probable que la majorité des individus ainsi élargis sans certification, presque tous sans doute aliénés, eussent été envoyés à l'asile si celui-ci avait eu suffisamment de places pour les recevoir. Si à ce chiffre de 491 nous ajoutons le chiffre des entrées à l'asile en 1910, soit 772, il s'ensuit que le nombre total des cas de folie signalés à l'office gouvernemental en 1910 fut environ de 1 263. »

Australie. — Ainsi que nous l'avons vu plus haut, l'Australie, Etat fédéral qui depuis 1902 s'administre librement sous la suzeraineté de l'Angleterre, possède 26 asiles d'aliénés, appelés à dessein « Hôpitaux d'aliénés » ou, comme en Nouvelle-Zélande, « Hôpitaux mentaux », pour une population d'environ 4 millions et demi d'habitants, avec 2 millions d'Européens. Ils contiennent de 14 à 15 000 aliénés.

Nombre de maisons privées autorisées existent aussi en Australie. L'assistance psychiatrique, dans ce pays, est arrivée à un rare degré de perfection, ainsi qu'on peut s'en assurer par les récentes publications de l'inspecteur général Sinclair (1), du docteur

---

(1) Dr Eric SINCLAIR, Discours présidentiel à la section de neurologie et psychiatrie du Congrès médical australien tenu à Melbourne en octobre 1908. (*The Journal of Mental Science*, april 1909.)

Beattie Smith (1) et du docteur W. Ernest Jones (2) à ce sujet.

Nous avons déjà noté plus haut la tendance de l'Angleterre à faire précéder l'internement et l'envoi de ses aliénés dans les asiles d'un examen préalable dans un lieu approprié. Cette tendance est surtout marquée dans les colonies anglaises, où l'œuvre d'assistance, par cela même qu'elle est plus nouvelle, peut d'emblée se placer en avant du progrès.

C'est l'Australie qui semble actuellement tenir la tête du mouvement à ce point de vue. Il y a là toute une organisation en voie d'exécution, comprenant la gamme entière des établissements que comporte une assistance bien entendue des aliénés, notamment la *Maison de réception* et l'*Hôpital mental*.

La *Maison de réception* (reception house ou receiving house) isolée ou rattachée, comme en Écosse, en Amérique, en Allemagne, en France même (Paris, Bordeaux, Toulouse), aux hôpitaux généraux des grands centres, est le lieu où se fait à la fois l'observation des cas douteux, le triage et le classement des aliénés à interner et le traitement, sur place, des délires aigus symptomatiques et transitoires, particulièrement des délires alcooliques passagers, auxquels il est inutile d'appliquer la tare du passage dans un asile d'aliénés (des quartiers de réception de ce genre sont également annexés aux prisons pour l'observation des criminels suspects d'aliénation)

W. Ernest Jones, dans son article spécial à ce sujet, montre par un exemple la grande utilité de ce genre d'établissements. La Maison de réception de Melbourne, qui a coûté £ 14 000 (350 000 francs), a reçu dans la première année de son existence (24 septembre 1907 au 23 septembre 1908) 339 malades. Sur ce nombre, 184 seulement ont été transférés à l'asile d'aliénés d'État ; les autres sont sortis, dont 128 guéris, dans les deux mois maximum que comporte le séjour dans la Maison de réception (3).

L'*Hôpital mental*, identique comme conception, à celui que le magnifique legs du docteur Maudsley permet actuellement de construire à Londres, est essentiellement destiné au traitement précoce

---

(1) Dr Battie Smith, l'Hospitalisation des aliénés en Victoria et renseignements spéciaux sur les maisons autorisées et les cas voisins de la folie. (*The journal of Mental Science*, July 1909, p. 482.)

(2) W. Ernest Jones, inspecteur général des aliénés pour l'État de Victoria, Les Maisons de réception (receiving-houses). (*The journal of Mental Science*, July 1909, p. 489.)

(3) Au dernier Congrès médical australien (18-23 septembre 1911), la question du « traitement sans certification des malades mentaux dans les hôpitaux généraux et spéciaux » a été de nouveau longuement abordée. La discussion a montré le vigoureux effort fait dans ce pays en vue du traitement des psychopathies à leur premier stade. (*The American Journal of insanity*, janv. 1912, p. 511.)

des cas curables de folie, dans les métropoles. Au fond, comme remarque l'inspecteur général Sinclair, c'est là un véritable ét blissement d'aliénés, ne différant des asiles ordinaires que par s situation, la catégorie des cas, aigus et curables, auxquels il s'adres et la composition de son personnel hospitalier. « Que l'hôpit mental, ajoute-t-il, soit autonome ou bâti sur le terrain d'un asil central, mais distinct de l'édifice général et avec un personn spécial, comme en Nouvelle-Galles du Sud, il rendra grand ser vice pour le traitement précoce de la folie et pour l'augmentatio du chiffre des guérisons. »

« Mais, malgré ces avantages, l'hôpital mental ainsi compris n pourra éviter aux malades le stigmate de la certification et, pa suite, les amener eux-mêmes, autant qu'il conviendrait, au traitement précoce. » Le docteur Sinclair penche pour le système des services mentaux dans les grands hôpitaux généraux, qui permettent de traiter les cas appropriés sans certification et sans envoi à l'asile. Entre temps, signale-t-il, on a construit à Sydney, sur le terrain adjacent à la *Reception house*, un petit quartier dans lequel on traite des malades hommes sans certificat et dans des conditions se rapprochant autant que possible de celles de l'hôpital ordinaire. Le personnel médical se compose de médecins honoraires, choisis à dessein parmi les praticiens de la ville et d'infirmières de jour et d'infirmières de nuit.

« On a ainsi, conclut Sinclair, spécialement pourvu, en Australie, à toutes les catégories de cas : à la catégorie des troubles aigus, légers, transitoires et à ceux voisins de la folie, par les *maisons de réception* et établissements sans certification ; à la catégorie des formes aiguës et guérissables de folies nécessitant la contrainte, par l'*hôpital mental;* à la catégorie des formes chroniques et incurables, soit primitives, soit après traitement dans l'hôpital pour aigus, par les *asiles ordinaires d'aliénés.* » Et il termine en disant : « Ces expérimentations, si l'on peut les appeler ainsi, témoignent en tout cas de l'intérêt constant avec lequel est poursuivie la solution du problème de l'assistance et du traitement des aliénés, dont le nombre va toujours croissant dans la société, et elles aideront sans doute à atteindre un résultat définitif, dans un proche avenir. »

Parmi toutes les situations récemment visées par les règlements australiens sur les aliénés, nous citerons celles concernant les maisons autorisées, les maisons avec un seul malade, les aliénés criminels et les aliénés des prisons, les ivrognes d'habitude, le personnel médical et les pathologistes des asiles, les inspections, le personnel infirmier, l'assistance des aliénés inoffensifs dans leur famille, les aliénés d'outre-mer, la contrainte mécanique, etc., etc. Résumons simplement ce qui a trait à ces deux dernières espèces.

a) *Aliénés d'outre-mer.* — « Dans le but de prévoir l'importation d'aliénés ou de dégénérés susceptibles de le devenir peu après leur arrivée, la Confédération des Etats australiens a introduit une clause spéciale dans sa loi d'immigration. Aux termes de cette clause, le débarquement des aliénés est prohibé et on peut les déporter (1). En outre, dans quelques-uns des États, il existe des paragraphes spécialement annexés aux règlements d'aliénation, qui permettent d'exclure ces malades et de rendre les Compagnies de navigation responsables de leur entretien dans un asile ou des frais de leur retour au port d'embarquement. Il n'est pas douteux que ces mesures législatives aient été efficaces, en diminuant notablement le nombre des aliénés ainsi expédiés comme indésirables, par des amis et des proches intéressés à se débarrasser d'eux et il ne serait pas sage de se relâcher de la rigueur des règlements à ce point de vue. »

b) *Contrainte mécanique.* — En ce qui concerne la contrainte mécanique, voici textuellement ce que dit l'inspecteur général Sinclair : « Dans la loi d'aliénation de Victoria, se trouve un paragraphe spécial pour restreindre l'emploi de la contrainte mécanique. Dans aucun des autres États australiens on n'a jugé ce paragraphe nécessaire et il serait préférable qu'il ne figurât nulle part dans la loi. Il est des circonstances exceptionnelles où un malade a besoin d'être maintenu, soit pour éviter qu'il se fasse du mal, soit à cause de sa violence extrême ou de son agitation et où l'intervention du personnel produirait plus d'irritation que les moyens mécaniques. Le nombre actuel de ces circonstances est certainement très rare, mais il est néanmoins dans l'intérêt du malade qu'une forme de contrainte mécanique remplace parfois celle des gardes. Dans tous les Etats, une inspection efficace a été prévue à cet égard et l'inspecteur général doit examiner, au cours de ses visites, tous les cas où une contrainte a été exercée. Il y a par conséquent très peu de chance pour que celle-ci soit employée indûment, qu'elle soit ou non prohibée par la loi. »

Colonie du Cap. — Le docteur Duncan Greenless, qui fut pendant dix-sept ans médecin dans un asile colonial, nous renseigne exac-

---

(1) Voir à ce sujet Hamel et Lallemant, les Aliénés émigrants refoulés d'Amérique au port du Havre. (*Congrès de Bruxelles-Liège*, 1910.)

tement sur les progrès accomplis depuis vingt ans par la colonie du Cap en ce qui concerne l'assistance des aliénés (1).

En 1872, la colonie possédait un seul asile d'aliénés à Robben Island, île déserte à huit lieues de la terre ferme, où se trouvaient aussi des installations pour les lépreux, les indigents et les criminels. Il n'existait aucune loi sur les aliénés.

En 1875, intervint une première législation, instituant vis-à-vis de l'aliéné à interner et à traiter une procédure analogue à celle concernant le criminel.

Plus tard, en 1891, une nouvelle loi fut promulguée, encore défectueuse, bien que de beaucoup meilleure.

Enfin, en 1897, un amendement modifiait cette loi, de telle sorte que, de l'avis du docteur Duncan Greenless, elle est, sur la plupart des points, supérieure à toutes les législations analogues.

Le mérite de ce perfectionnement progressif dans le régime légal et thérapeutique des aliénés à la colonie du Cap est surtout dû à l'initiative compétente et aux efforts persévérants du docteur W.-J. Dodds, conseiller du gouvernement et inspecteur des asiles depuis 1889. « Sous sa direction, dit Duncan Greenless, la colonie a plus fait pour les aliénés, dans ce court espace de temps, que l'Angleterre elle-même dans la dernière génération. L'Angleterre, avec ses habitudes conservatrices, avance lentement, comme ses colonies du reste ; mais elle devrait prendre garde de ne pas se laisser dépasser, dans la course à la civilisation, par ses propres enfants des colonies. Elle peut déjà prendre exemple pour ce qui est de la législation des aliénés et l'administration des asiles, sur son plus jeune domaine d'outre-mer. »

On peut se rendre compte, par ces seules lignes, des progrès importants et rapides faits par la colonie du Cap dans le domaine de l'assistance psychiatrique. Tout y est organisé ou en voie d'organisation, même l'assistance éducative des enfants anormaux, faibles d'esprit et idiots, à laquelle sont consacrés les articles 76 et 77 de la loi des aliénés et plusieurs institutions spéciales. Un grand progrès a été également réalisé en ce qui concerne le personnel infirmier. Auparavant, le recrutement était difficile et on était heureux de pouvoir de temps en temps importer des gardes. Aujourd'hui la colonie se suffit à ce point de vue et elle a créé, sur les instances du docteur Dodds et de l'auteur, une école de gardes mentales dont le niveau professionnel est tout à fait supérieur.

---

(1) Dr T. Duncan Greenless, l'Assistance des aliénés dans la colonie du Cap. (*The Journal of Mental Science*, avril 1910, p. 261.)

Parlant de l'avenir de l'assistance aux aliénés sous l'Union des États de l'Afrique du Sud, Duncan Greenless dit que l'administration centrale aura sous son contrôle 8 asiles et 2 hôpitaux recevant des aliénés, de 3 000 à 4 000 malades internés, un personnel d'environ 400 individus et une dépense pour l'entretien de 200 000 £ et probablement de 100 000 £ pour acquisitions et réparations. « C'est là, ajoute-t-il, une lourde charge pour un pays dont la population est au-dessous d'un million d'habitants blancs (population totale 2 millions et demi), car les noirs comptent rarement dans cette charge. »

Il termine par cette importante déclaration : « La conservation d'un inspecteur d'asiles, dont la tâche n'est pas entravée par d'autres obligations, est absolument nécessaire. Ce fonctionnaire devrait avoir l'oreille de son chef politique et être le conseiller du gouvernement uni dans toutes les questions concernant les asiles de sa juridiction. Il devrait pouvoir autoriser les dépenses de toute somme demandée pour exécuter ses ordres, sous peine de n'être qu'un simple volant entre le gouvernement et les divers asiles. »

Si nous sommes entrés dans quelques détails sur l'assistance des aliénés dans les colonies étrangères, si nous avons montré que cette assistance est organisée à peu près dans toutes ces colonies, jusque dans les plus lointaines et les moins peuplées, et que, dans certaines même, elle atteint déjà un degré de perfection que les pays les plus civilisés d'Europe pourraient à bon droit leur envier, c'est pour montrer de façon péremptoire aux yeux de tous, même des plus prévenus, que la question existe bien réellement, qu'elle a une importance de premier ordre, et que sa solution s'impose de façon urgente aux nations possédant des colonies qui, par une indifférence inexplicable l'ont, jusqu'ici, trop négligée.

En voyant, dans les chapitres qui vont suivre, l'état de l'assistance des aliénés dans chacune de nos possessions coloniales, il sera facile de se convaincre que la France, qui devrait être sur ce point, comme en toutes les œuvres humanitaires, à la tête des autres nations, est, hélas ! bien loin en arrière et n'a encore rien fait ou presque, pour l'assistance des aliénés en ses colonies.

DEUXIÈME PARTIE

ÉTAT ACTUEL DE L'ASSISTANCE DES ALIÉNÉS DANS LES COLONIES FRANÇAISES

Cette seconde partie de notre rapport est consacrée, comme nous l'avons dit, à l'exposé de l'état actuel de l'assistance des aliénés dans nos colonies.

Pour mettre un peu d'ordre dans cet exposé, nous envisagerons la question par colonies ou par groupe de colonies, en autant de chapitres distincts, réservant pour la fin les considérations d'ensemble résultant de ces tableauxsuccessifs.

Dans chaque chapitre accompagné, lorsque cela nous paraîtra nécessaire, d'une carte avec notice géographique, et sans nous astreindre à un plan absolument rigide, nous passerons en revue les divers points suivants de l'assistance des aliénés : historique ; législation ; établissements locaux ; rapatriements et transports ; les aliénés de la colonie dans les asiles métropolitains ; considérations générales, statistiques.

Nous commencerons par ce qui a trait à l'Afrique du Nord.

CHAPITRE PREMIER

AFRIQUE DU NORD

Algérie. — Tunisie. — Maroc.

L'étude de l'assistance des aliénés dans l'Afrique du Nord doit viser successivement : 1° l'Algérie ; 2° la Tunisie ; 3° le Maroc.

ALGÉRIE

L'assistance des aliénés en Algérie a été complètement étudiée par les auteurs cités plus haut, en particulier par le sénateur Gérente, les docteurs Meilhon, A. Marie, Margain, Mauny, Gervais, Levet, Livet, et par l'inspecteur général Ogier. C'est à leurs travaux que nous emprunterons, textuellement, le plus souvent, ce qui va suivre.

Historique. — Avant 1830, sous la domination du dey, il existait à Alger une manière de manicome, une maison mauresque pour recevoir les fous. En 1834, il y avait dans ce petit établissement sept aliénés, dont quatre Arabes. Deux étaient liés à des anneaux fixés dans le mur ; les autres se promenaient en liberté.

Les femmes aliénées étaient séquestrées dans une maison voisine ; aucune n'était attachée.

Dans les premiers temps de la conquête, il ne semble pas que la situation des aliénés ait été l'objet d'une préoccupation très vive. Ils vaguaient au dehors ou étaient placés dans les hôpitaux civils.

En 1845, pour la première fois, la question se pose de leur placement dans des établissements spéciaux, et elle est résolue à titre transitoire par un traité passé entre la ville d'Alger et l'asile de Marseille.

En 1848, ce traité fut étendu aux trois provinces, et depuis, ce système a continué à fonctionner. Les départements algériens exportent encore à l'heure actuelle leurs aliénés dans les asiles la Métropole.

Dans la première période (1844 à 1865) il convient de rappel deux tentatives dues à l'initiative privée en vue de la créatio d'établissements spéciaux pour les aliénés : la première est cel du colonel Magalon (1847) qui voulait aménager un asile à la Calle la seconde (1854) est celle du frère Sylvain qui demandait à crée au moyen de dons charitables un établissement privé aux environ d'Alger.

On peut ajouter que le maréchal Pélissier, alors gouverneu général, prit lui-même l'initiative d'un mouvement en faveur d'u asile. Le docteur Constans, inspecteur général des asiles, charg de la question, conclut dans son rapport « qu'il était urgent de crée un asile de traitement pour les aliénés de la colonie dans la colonie ».

Aucune de ces tentatives n'aboutit. Il ne semble même pas qu'elles aient été l'objet d'un examen sérieux de la part de l'administration.

En 1865, la question est de nouveau soulevée, et très nettement cette fois, par le docteur Collardot, médecin adjoint de l'hôpital d'Alger.

Dans un mémoire sur « l'opportunité de créer un établissement spécial en Algérie », ce praticien exposait les raisons qui militaient en faveur de cette création dans des termes qui n'ont rien perdu de leur valeur.

Il montrait d'un côté les dangers pour les malades d'un traitement en France, de l'autre, il faisait ressortir que le nombre d'aliénés des trois provinces était maintenant suffisant pour justifier la création d'un asile. Il en tirait des conséquences économiques et des conséquences médicales, tenant à un traitement plus rapide et plus approprié.

La publication du docteur Collardot tira pour un moment l'administration de sa torpeur. Le préfet d'Alger soumit ce mémoire au conseil général et en appuya vivement les conclusions. Le conseil général vota un ordre du jour déclarant l'utilité de la création d'un asile d'aliénés. Mais là se borna son effort et l'affaire ne fut pas même instruite.

En 1868, un autre médecin, le docteur Jobert, établit une nouvelle étude, à la suite de laquelle le préfet introduisit de nouveau la question devant le conseil général, auquel même il fournit un projet ferme consistant dans l'établissement d'un asile à Douéra. Des négociations furent engagées avec l'autorité militaire au sujet de l'acquisition de certains terrains et baraquements lui appartenant, mais ces négociations n'aboutirent pas et le projet échoua.

En 1873, quand la question fut portée par A. Voisin à la Société médico-psychologique, l'inspecteur général Constans confirma et compléta les renseignements fournis par A. Voisin et déclara que les tristes événements de 1870 étaient la cause de l'interruption des projets.

La question revenait en 1875, et, cette fois, c'est le conseil général de Constantine qui décide la création d'un asile pour les malades de ce département. Un projet est établi et soumis au conseil des inspecteurs généraux qui le déclarent inacceptable.

En 1877, l'intervention du gouvernement se manifeste pour la première fois. Il invite le département de Constantine à poursuivre son projet non plus en vue d'un asile pour les aliénés du département seulement, mais bien d'un asile destiné aux aliénés de toute la colonie.

De même, en 1875, sur l'initiative de M. Ferrand, le conseil général d'Alger avait commencé l'étude d'un asile à installer dans ce département avec le concours du gouvernement général et des départements d'Alger et de Constantine.

Mais, en 1877, le conseil général d'Alger décidait l'installation d'un asile sur le terrain acquis à Bouzaréa.

L'initiative simultanée prise par les départements d'Alger et de Constantine faisait tomber tout espoir d'action commune entre les départements.

Le département de Constantine réduisit son projet à la construction d'un quartier d'hospice dont les plans furent de nouveau déclarés inacceptables et finalement abandonna toute idée d'établissement pour les aliénés.

Le département d'Alger n'en persista pas moins dans la poursuite de son projet d'asile à Bouzaréa et, en 1878, mettait en adjudication les travaux de construction d'un asile départemental.

Les plans de cet asile étaient aussitôt établis sans être soumis à un examen préalable permettant de savoir s'ils répondaient aux nécessités d'un établissement de ce genre, comme cela se passe dans la Métropole.

Aussi, le ministère de l'Intérieur intervint et ordonna de surseoir à tout commencement de travaux jusqu'à ce que les plans et devis aient été soumis à l'inspection générale et adoptés par elle.

Le conseil général passa outre, la loi de 1838, qui soumet les asiles au contrôle et à la surveillance de l'administration supérieure, n'étant pas encore rendue applicable à l'Algérie.

Cette lacune fut aussitôt comblée et le ministère de l'Intérie fit connaître qu'au cas où l'asile une fois construit ne serait p établi dans les conditions voulues, il interdirait le placement d aliénés dans cet établissement.

Le conseil général ne tint pas encore compte de cette interventio et adjugea les travaux en octobre 1878.

Cependant, une détente se produisit ; les plans furent soumi à l'inspection générale qui les trouva très défectueux et demand de nombreuses modifications destinées à remédier dans la mesur du possible au vice originel de conception.

En 1881, le docteur Lunier, inspecteur général, fit ressortir, la suite d'une enquête, qu'on n'avait tenu aucun compte des obser vations faites et qu'il serait difficile dès lors de remédier aux faute commises.

En 1883, on nomma pour l'asile en construction un directeur-médecin, le docteur Gérente, chargé d'être une sorte de conseiller technique et de guider l'architecte dans la réalisation des modifications demandées au plan primitif. Les travaux continuèrent, mais bientôt la question se compliqua de rivalités politiques et locales, si bien que, en 1887, le poste du docteur Gérente fut supprimé pour raisons budgétaires, et que le futur asile d'aliénés, après avoir coûté un million, fut affecté par le conseil général à l'École normale d'instituteurs.

La question ne devait pas en rester là. Une lettre du président du Conseil des ministres au gouverneur général en 1888 la réveilla de nouveau et le docteur Gérente fut chargé d'une « enquête sur la situation morale et matérielle des aliénés algériens ». — « Ce rapport, dit M. Gérente, alla rejoindre, suivant la tradition, dans les cartons administratifs, les rapports précédents de 1883, 1884, 1886, etc. Il y dort encore. »

En 1897, un nouveau projet surgit consistant à affecter à un quartier d'aliénés l'hôpital militaire de Ténès que le département de la guerre voulait céder à l'administration civile. Ce projet n'eut pas de suite.

L'année 1898 amène le renouvellement du traité avec l'asile d'Aix qui, depuis 1852, recevait les aliénés du département d'Alger, au lieu et place de celui de Marseille. Le docteur Rey, directeur-médecin de l'asile d'Aix, prend l'initiative de résilier le traité passé avec Alger, pensant que cette mesure, en hâtant la construction d'un asile en Algérie, améliorerait dans cette colonie le sort des aliénés, et, par dépêche en date du 20 juillet 1899, il avisa le préfet d'Alger que l'asile étant encombré, ne pouvait recevoir plus de deux cents malades, et, provisoirement, le préfet faisait transporter le surplus à l'asile de Pierrefeu (Var).

Entre temps, le gouvernement général soumettait aux conseils généraux la question de la création d'un asile à édifier avec le concours des trois départements.

Le conseil général d'Oran indiqua que l'état de ses finances ne lui permettait pas de participer aux dépenses de la construction d'un asile, mais qu'il était disposé à traiter avec cet asile pour l'entretien des aliénés du département, à condition que le prix de la journée ne fût pas sensiblement supérieur à celui consenti par l'asile d'Albi.

Le rapporteur du conseil général de Constantine fit ressortir d'abord la situation lamentable des aliénés du département. Ensuite il émit des objections contre la création d'un asile dans le département d'Alger : difficultés et dangers de transport..., éloignement de la famille..., absence de contrôle et de surveillance du département. Il termina en se demandant s'il était équitable que la ville d'Alger bénéficiât de toutes les constructions nouvelles. « Elle est déjà le siège du gouvernement ; c'est là que sont centralisés tous les grands services administratifs, militaires et judiciaires qui contribuent tant à son développement commercial et à sa prospérité économique. » Et un des collègues du rapporteur faisait une déclaration très favorablement accueillie par l'assemblée départementale et rapportée ainsi au procès-verbal : « Votre commission n'a pas eu l'intention d'engager le principe de la création d'un asile. Elle a surtout voulu protester contre l'absorption de nos finances par Alger ; elle a voulu manifester son désir de décentralisation d'Alger, des départements d'Oran et de Constantine, comme Alger a été décentralisé de Paris. »

Un tel état d'esprit n'était pas de nature à faciliter une action commune entre les départements, et peut-être doit-on trouver là l'explication de l'échec des tentatives faites par le gouvernement général, en vue de la création d'un asile interdépartemental.

Depuis cette époque, chaque année apporte des statistiques nouvelles où l'on trouve une progression croissante du nombre des aliénés ; à chaque session du conseil général, une voix s'élève pour plaider leur cause, mais les décisions sont ajournées régulièrement. Les délégations financières sont consultées en 1908, et la même année ramène au conseil général un rapport du docteur Gérente ; ce rapport se renouvelle en 1909 et l'auteur y apporte, en plus de son appréciation personnelle, celle des médecins de l'asile d'Aix : les docteurs Meilhon, Level, Gervais. Tous ces rapports sont unanimes pour condamner l'état de choses actuel. Malgré tout cela, traité est renouvelé avec l'asile d'Aix, le 6 avril 1910.

L'histoire que nous venons de résumer est intéressante et instructive autant que triste. Elle montre que depuis un demi-siècle toutes les tentatives en vue de créer une assistance convenable et humaine des aliénés en Algérie ont successivement échoué devant des difficultés qui n'étaient autres, pour la plupart, que des conflits d'intérêt. Résultat : le provisoire de 1845 dure encore en 191 et, aujourd'hui comme alors, les trois départements de l'Algérie exportent leurs malheureux aliénés dans les asiles de la Métropole.

Législation. — Nous avons vu plus haut comment et à quelle occasion fut rendue applicable à l'Algérie la loi de 1838 sur les aliénés.

Le conseil général d'Alger, en effet, avait dénié au ministre de l'Intérieur tout droit d'intervention dans le contrôle et la surveillance d'un asile d'aliénés en création. Et cette attitude était justifiée par la non-existence de la loi de 1838 en Algérie.

La lacune fut aussitôt comblée et par décret du 5 octobre 1878, cette loi était promulguée en Algérie.

La législation sur les aliénés de notre grande et déjà vieille colonie africaine est donc exactement celle de la France. Mais cette législation reste à peu près lettre morte en l'absence de toute assistance locale des aliénés.

Etablissements locaux. — Nous savons que l'Algérie ne possède pas d'asiles d'aliénés.

Il y existe cependant un établissement privé, la villa Saint-Eugène, fondé par le docteur Rouby dans les environs d'Alger, à la Vallée des Consuls.

Cet établissement privé offre ceci de particulier que, par suite d'un traité avec l'administration militaire, il reçoit quelques soldats ou marins au prix d'entretien de 2 fr. 75 par jour.

Dans une note toute récente, dont nous le remercions, le docteur Rouby nous informe que par suite d'une clause ajoutée contre son gré à son traité avec le ministre de la Guerre, ce ne sont pas tous les soldats qui lui sont confiés, mais seulement ceux nés en Algérie, ce qui en réduit beaucoup le nombre. On sait d'autre part qu'un arrêté du ministre fait réformer tous les malades après trois mois de séjour dans les asiles et ces malades, alors devenus civils, sont conduits à l'asile d'Aix, ou ailleurs, leur pension étant désormais payée par les départements où ils sont nés.

De 1901 à 1912, la maison de santé de Saint-Eugène a traité vingt-sept militaires nés en Algérie, appartenant pour la plupart aux tirailleurs algériens. Presque tous, aussi bien les Arabes que les autres, étaient des alcooliques hallucinés.

A diverses reprises, depuis 1893, le docteur Rouby a proposé au conseil général d'Alger l'entretien dans son établissement, qu'il s'engageait à agrandir, des aliénés du département à ce même prix de 2 fr. 75, basé sur le taux de l'hôpital militaire et moindre que celui de l'hôpital civil.

A cette proposition, il fut répondu que le département payant à l'asile d'Aix 1 fr. 35 par jour, on ne pouvait lui attribuer 2 fr. 75.

Plus tard, le docteur Rouby demanda que les aliénés fussent placés en observation et en traitement pendant une année au plus, dans son établissement, pour essayer de guérir les curables, éviter les voyages incessants des alcooliques et des circulaires, de façon à n'envoyer à Aix que les incurables.

Cette nouvelle proposition fut rejetée pour le même motif. (Lettre du docteur Rouby.)

En l'absence d'asiles spéciaux, il était intéressant de savoir où étaient placés les aliénés de la colonie, en attendant leur transport en France.

D'après les quelques renseignements que nous possédons, cette collocation provisoire se fait dans les hôpitaux ordinaires.

Les locaux de ces hôpitaux réservés aux aliénés sont, dit Livet, « tout à fait impropres à cet usage » et nous le croyons sans peine, à en juger par les quelques lignes qu'il consacre à ceux d'Alger.

« A Alger, à l'hôpital civil de Mustapha, le quartier des aliénés consiste en deux corps de bâtiments, l'un pour les hommes, l'autre pour les femmes, avec chacun sa cour séparée. Les cellules des fous reçoivent un peu de jour par une fenêtre située à la partie supérieure de la muraille ; elles sont complètement isolées les unes des autres et s'ouvrent toutes sur un long couloir. Dans la même cour se réunissent des aliénés de nature cependant très différente ; agités et mélancoliques, épileptiques et gâteux, Européens et indigènes sont là, dans une promiscuité qui a pu donner lieu à des scènes regrettables. »

Il est très probable que, dans de telles conditions, ces aliénés ne peuvent être l'objet d'un traitement complet.

Et cependant, le nombre de ces malades est relativement considérable, ainsi que le montrent les deux tableaux suivants :

HÔPITAL CIVIL DE MUSTAPHA (SERVICE PINEL)

Nombre total des aliénés de passage (1900-1904).

NATIONALITÉS	HOMMES	FEMMES	TOTAL
Français, Allemands, Suisses, Belges	141	132	272
Espagnols, Italiens	41	58	99
Maltais	7	1	88
Israélites	21	16	37
Musulmans	105	21	126
TOTAUX	315	228	545

Nombre des aliénés admis dans les hôpitaux d'Algérie (1901-1910).

ANNÉES	ALGER			ORAN			CONSTANTINE			TOTAUX
	Hommes	Femmes	Total	Hommes	Femmes	Total	Hommes	Femmes	Total	
1901	114	75	189	52	28	80	22	6	28	297
1902	102	65	167	32	39	71	23	7	30	268
1903	97	80	177	62	33	95	19	7	26	298
1904	114	66	180	48	25	73	37	8	45	298
1905	138	70	208	48	38	86	26	13	39	333
1906	131	79	210	49	38	87	28	19	47	344
1907	90	51	141	53	28	81	32	8	40	262
1908	134	91	225	59	32	91	28	7	35	351
1909	115	88	203	54	40	94	18	11	29	326
1910	100	82	182	49	56	105	18	10	28	315
Total général	1 135	747	1 882	506	357	863	251	96	347	3 092

Transports. — Au séjour plus ou moins prolongé que font les aliénés d'Algérie dans les services d'attente, si insuffisamment organisés, des hôpitaux généraux, succède leur transport en France.

Ce transport, d'après tous les auteurs qui en ont parlé, s'opère dans des conditions franchement mauvaises.

« C'est dans une soute, dit Livet, près de la machine du bateau, qu'on enferme les aliénés ; les infirmiers ne peuvent, d'ailleurs, les surveiller constamment, indisposés eux-mêmes par la longueur et la fatigue du voyage, et c'est dans ce local éminemment impropre à cet usage que, durant trente heures, les malheureux fous sont ballottés, épuisés par le mal de mer, accroupis près de leurs déjections. On s'imagine quel supplice doit être pour eux un tel voyage. »

L'effet de cette traversée paraît être différent suivant les sujets. Les uns se montrent plus excités. « Les aliénés arabes dirigés sur l'asile d'Aix, disait déjà l'inspecteur général Constans, y arrivent dans un état d'exaltation incroyable. Ce sont des malades extrêmement violents et dangereux, qu'on est obligé de garder dans les plus mauvaises cellules, comme des *bêtes féroces*. Ils ne guérissent presque jamais et leur mortalité annuelle va jusqu'à 49 pour 100, tandis que celle des Européens est de 13 à 14 pour 100. »

D'autres, au contraire, remarque Meilhon, sont beaucoup plus calmes qu'à leur départ, ce qu'il attribue à l'influence déprimante de la traversée, à la fatigue du voyage, au mal de mer, aux vomissements et à la spoliation nerveuse qui en résulte.

Calmes ou excités, c'est d'habitude dans un triste état que débarquent les malades. « A leur arrivée à Aix, dit Gervais, nous avons été souvent frappé de l'état de dénûment extrême dans lequel ces indigènes entrent dans nos services. Ils sont tous ou presque tous couverts de vêtements sordides, liés, parfois garrottés comme des bêtes malfaisantes, pleins de poux, surtout de *pediculi pubis*. Les femmes sont souvent pieds nus, en hiver comme en été ; on les pousse devant soi, quelquefois sous la conduite des gardiens et toujours dans un état de promiscuité douteuse, hommes et femmes voyageant de conserve. »

Les journaux, parfois, se sont émus de cet état de choses, comme en témoigne cet article du *Journal de Marseille* : « Trois aliénés, un homme, une femme et un garçon d'une dizaine d'années, sont arrivés hier soir d'Alger, par le *Maréchal-Bugeaud*, de la Compagnie Transatlantique. La femme était dans un état de dénûment qui faisait peine à voir, sans bas, sans souliers, couverte seulement de quelques haillons informes, sans ressemblance avec un vêtement quelconque. La malheureuse tremblait de tous ses membres, pleurait, sanglotait même de froid. Il y a manque absolu d'humanité à faire voyager un être humain dans ces conditions. » (Thèse Livet.)

A la suite de plusieurs plaintes de ce genre et de la thèse de Gervais, en 1907, le ministre lui-même fut avisé, et le conseil général d'Alger, en octobre 1907, fut tenu de s'occuper de créer un vestiaire pour les aliénés du département : « Par une lettre dont vous trouverez ci-joint copie, disait le rapport du préfet, M. le gouverneur général m'a donné connaissance d'une dépêche qui lui a été adressée par M. le président du Conseil des ministres, au sujet des aliénés transférés dans les asiles de la métropole ; ces évacués arrivaient à Marseille, le plus souvent, dans un état de quasi-nudité. »

Depuis, sur la proposition du directeur de l'hôpital, on a décidé que tous les aliénés auraient un vêtement semblable à celui des malades.

Des faits encore plus pénibles se seraient produits. Laissons de nouveau ici la parole au docteur Gervais :

« Des infirmiers cupides de l'hôpital d'Alger, nous dit-on, et nous le constatons avec peine, n'hésitent pas à soustraire à des malheureuses leur chevelure, qu'ils coupent sans pitié quand elle est belle et touffue. » Ces gardiens et ces gardiennes sont-ils toujours sans reproches? Une indiscrétion m'a permis de savoir qu'il n'y a pas longtemps, la Préfecture, sur une plainte de la famille, dut faire incarcérer, puis relaxer sans bruit, une gardienne, une mégère, qui, en cours de route, avait subtilisé à des malades confiés à sa garde, des bijoux de prix ! Et puis il faut voir à l'arrivée des paquebots de la Compagnie Transatlantique à Marseille ce qui se passe...

« Ah ! tout finit par transpirer ; on n'en parle pas, mais tout finit par se savoir... Ces gardiens n'ignorent pas qu'en France le tabac d'Algérie est beaucoup goûté ; et puis il coûte moins cher ; on peut, grâce à son colportage, s'attirer des petits profits, surtout lorsqu'on a réussi à le soustraire à ses droits fiscaux... Ce n'est pas, en vérité, une accusation que je veux porter là, mais il est venu à mes oreilles que, lors du débarquement et aussi par la promesse d'un traitement plus doux sur terre, en cours de route, quand le paquebot approche des côtes, on camisole d'une main sûre et ferme l'aliéné, après avoir, au préalable, bourré sa camisole de paquets de l'herbe chère à Nicot. Le bateau accoste bientôt et alors on pousse devant soi rapidement l'aliéné à terre : « Prenez garde. Il est dangereux ! « Laissez passer vite !... Ah ! qu'il nous tarde bien d'être à Aix ! »

Le transport des aliénés d'Oran et de Constantine ne paraît pas s'opérer dans de trop mauvaises conditions.

De l'asile de Limoux, qui a reçu des aliénés d'Oran de 1903 à 1909, nous avons reçu les renseignements suivants : « Les aliénés étaient amenés par voie de mer sur le bateau de la Medjerda, d'Oran à Port-Vendres, en chemin de fer de Port-Vendres à Limoux. Le trajet durait environ trente heures.

Deux ou trois infirmiers de l'hospice civil d'Oran les accompagnaient selon leur nombre ; une infirmière était jointe quand il y avait des femmes.

Les malades arrivaient généralement en assez mauvais état, insuffisamment vêtus, etc.

Pour l'asile de Saint-Alban (aliénés d'Oran) le docteur Mercier nous dit : « Les malades arrivent par petits transferts de deux ou trois après cinquante-quatre heures de voyage, dont trente-quatre de traversée, accompagnés d'un personnel spécial, dont une femme, lorsqu'il y a lieu. Ils sont parfois fatigués à leur entrée à Saint-Alban, mais les aliénés lucides ne se plaignent pas des conditions du transport en bateau. »

Pour l'asile de Saint-Pons (aliénés de Constantine), le docteur Cossa nous écrit : « Les malades s'embarquent à Constantine ou à Bône sur les postaux ordinaires et débarquent à Marseille. Ils sont accompagnés de deux gardiens. Ils arrivent parfois très affaiblis et assez mal vêtus, mais le transfert n'aggrave pas leur état parce qu'ils ne viennent qu'après un assez long séjour d'observation à l'hôpital d'origine. »

Les aliénés algériens dans les asiles de la Métropole. — Nous avons vu comment les aliénés d'Algérie étaient transportés dans les asiles de la Métropole. Examinons maintenant comment ils y sont traités et quel est le résultat de ce traitement.

D'après Livet, les pièces administratives et médicales qui accompagnent ces malades sont plutôt sobres de renseignements. Elles se composent : 1° d'une feuille d'évacuation contenant l'état nominatif des sujets transférés, avec indication sommaire du genre de maladie ; 2° d'un certificat d'admission.

Il semble que, depuis quelque temps, les conditions dans lesquelles les aliénés algériens sont amenés à l'asile d'Aix soient devenues un peu meilleures. « Les malades, nous écrit le docteur Mauny à la date du 8 janvier 1912, nous arrivent en moins mauvais état qu'autrefois ; les morts pendant la traversée sont très rares (une malade est décédée néanmoins à son arrivée en gare d'Aix). L'hôpital de Mustapha nous envoie les aliénés avec un certificat médical, les observations prises à l'hôpital pendant les quelques jours de leur séjour et un arrêté du préfet de date récente. Les renseignements sur l'hérédité et les renseignements personnels sur le compte du malade sont assez complets. »

Les docteurs Mercier et Cossa ne se plaignent pas non plus à ce point de vue.

« Les pièces qui accompagnent les aliénés, dit le premier, sont : 1° un arrêté du préfet d'Oran ; 2° deux certificats médicaux, l'un demandant la mise en observation du malade à l'hôpital d'Oran, l'autre émanant du médecin de cet hôpital et demandant le transfert du malade à Saint-Alban. Le dernier certificat, de date toujours très récente, comme l'arrêté préfectoral (cinq à sept jours, en général), est établi sur un formulaire imprimé bien conçu ; 3° une enquête administrative *complète, très bien faite.* Les dossiers des Oranais sont incomparablement plus complets et mieux faits que ceux des aliénés de France. »

Quant au docteur Cossa, il nous indique également que les pièces accompagnant les aliénés de Constantine à l'asile Saint-Pons sont un arrêté d'internement pris par le préfet de Constantine, un certificat médical et une enquête sur les antécédents du malade, généralement bien circonstanciée.

Voilà donc l'aliéné algérien dans un asile français. Va-t-il y trouver la protection légale à laquelle il a droit, ainsi que le calme, l'apaisement, les soins de toute sorte que réclame son état, en vue de sa guérison ou tout au moins de son bien-être physique et moral? Écoutons ce que disent, là-dessus, les bien informés.

« Le système actuellement suivi en Algérie à l'égard des aliénés est absolument immoral. L'individu atteint d'aliénation subit, en réalité, une sorte de pénalité, car on ne peut appeler autrement l'exil auquel on le condamne et qui met entre lui et les siens une séparation telle que le contact familial est pour ainsi dire à jamais supprimé.

« En imposant à chaque département l'obligation d'avoir un asile d'aliénés, la loi de 1838 a répondu à une inspiration généreuse. Elle a voulu, d'une part, que désormais les aliénés fussent traités ou gardés dans des établissements appropriés à cet objet ; d'autre part elle a entendu que les conditions de climat, d'alimentation ne soient pas brusquement modifiées et que les conditions de la vie morale, c'est-à-dire les affections, les relations de famille ne puissent tout d'un coup être supprimées.

« Or, la situation en Algérie est, sur ce point, absolument inverse de ce que le législateur a voulu. Elle présente d'autres inconvénients encore. L'article 29 de la loi du 30 juin 1838 dispose que : « Toute personne placée dans un établissement d'aliénés, tout parent ou ami pourront à quelque époque que ce soit se pourvoir devant le tribunal du lieu de la situation de l'établissement, qui, après les vérifications nécessaires, ordonnera, s'il y a lieu, la sortie immédiate. » Comment peut s'exercer le droit que confèrent ces dispositions tutélaires? Pour réclamer la sortie d'un aliéné, il faut avoir sinon des certitudes, du moins des indices, des présomptions que son état s'est amélioré. Comment les tuteurs, parents ou amis de l'aliéné qui sont restés en Algérie pourront-ils avoir ces indications puisqu'ils n'auront pas de contact possible, sauf les cas, hors de la discussion actuelle, de malades appartenant à des familles aisées ayant le moyen de faire le voyage d'Algérie en France? D'un autre côté, en supposant la famille nantie d'indications suffisantes, quelles difficultés à prévoir lorsque, par exemple, des parents domiciliés à Tlemcen devront se pourvoir devant le tribunal d'Albi pour obtenir la sortie d'un aliéné.

« Enfin, dans quelles conditions pourront s'opérer les placements volontaires prévus par la loi de 1838 (articles 8 à 17). La situation présente a pour résultat en fait de supprimer absolument l'application de toute cette partie de la loi, et cela est particulièrement grave non seulement en ce qui concerne les familles, mais en ce qui touche l'intérêt des malades eux-mêmes. » (Rapport de M. Ogier.)

L'effet du séjour à l'asile d'Aix sur l'indigène lui-même n'est pas moins déplorable.

« Dès l'arrivée, dit Meilhon, une première vexation lui est réservée, la plus pénible de toutes, contre laquelle il ne manque jamais de se révolter : il sera contraint de dépouiller son costume national pour endosser la livrée réglementaire à l'européenne. Ce n'est pas tout et d'autres mécomptes attendent notre malade au seuil de l'établissement ; c'est ainsi qu'il attendra plusieurs jours avant de s'habituer à la nourriture qu'on lui présente ; ici plus de couscous, plus de café, mais immédiatement et sans transition la soupe et l'invariable ragoût. Pas un vestige de sa religion, pas une apparence de mosquée ; autour de lui des figures, un langage qu'il ne connaît pas ; pas un gardien arabe pour interprète ; s'il a quelques idées à exprimer, à qui les confier? A qui s'adresser s'il a quelques réclamations à faire? De visites de parents, d'amis, de coreligionnaires, il ne saurait en être question à des milliers de lieues de sa tribu. Dès lors agissent sur lui toutes les influences débilitantes, contre lesquelles, son organisme, affaibli déjà par la maladie mentale, sera bientôt incapable de réagir ; et pour ne parler que du climat, il est certain qu'il fait parmi nos Arabes de nombreuses victimes. »

« Pour l'indigène musulman, écrit aussi Levet, c'est un changement de vie complet, et la transition est aussi brusque qu'elle le serait pour une Française pénétrant du jour au lendemain dans un de ces harems de nomades du désert, avec l'obligation d'y vivre désormais à l'arabe.

« C'est-à-dire qu'à la privation de liberté, celle-ci obligatoire, se joignent des changements complets dans le régime, dans le coucher, dans l'habillement, avec l'impossibilité absolue de se faire comprendre. »

Cette impossibilité, pour les malheureux indigènes, de communiquer avec l'entourage européen, très pénible pour eux, empêche également le personnel médical — et ce fait à lui seul suffirait à condamner un pareil système d'assistance — d'interroger les malades, de les examiner, d'établir un diagnostic éclairé, par suite, de les traiter efficacement. Seul un médecin connaissant non seulement la langue arabe, mais aussi la mentalité normale de l'Arabe, ses coutumes, ses mœurs, est réellement apte à bien comprendre sa mentalité pathologique et à agir thérapeutiquement sur el[le].

C'est ce qu'exprimait autrefois déjà le docteur Dauby, médeci[n] directeur de l'asile d'Aix, lorsqu'il disait : « Comment traiter c[es] malades en dehors de tout renseignement, en dehors de toute visi[te] possible de la famille, des parents, des amis, des compatriotes, étan[t] données leurs idées, leurs traditions, leurs habitudes? Aussi la gu[é]rison devient impossible. Il en sera toujours ainsi, quel que soi[t] le médecin, pour les aliénés algériens dans les asiles de France. »

On peut, il est vrai, et c'est ce qui se pratique d'ordinaire, nou[s] écrivent les docteurs Mercier et Cossa, interroger les Arabes [à] l'aide d'autres aliénés indigènes lucides, mais ce système d'examen par interprète n'est jamais qu'un pis aller en psychiatrie.

Il est question, dans la citation ci-dessus, de la guérison des aliénés indigènes. C'est là un point qui mérite d'être examiné de près.

D'après Livet, la guérison des aliénés arabes, à l'asile d'Aix, est de beaucoup inférieure à la moyenne ordinaire, dans la proportion de 5 0/0 à 30 0/0 environ.

Encore ce chiffre laisse-t-il sceptiques certains esprits, si l'on en juge par cette citation du *Bulletin du Comité d'études d'Algérie*, de 1897, rapportée par Livet : « Nous ne demandons pas mieux que de croire même à ce faible taux ; mais il nous est permis de formuler à ce sujet des réserves formelles. Beaucoup de nos confrères sont comme nous : ils sont encore à compter les aliénés algériens qui sont revenus guéris des asiles de la Métropole. »

Assurément, quelques aliénés algériens sortent guéris tous les ans des asiles métropolitains. Mais outre que leur nombre n'est pas très élevé, on comprend sans peine à quelles difficultés et à quels retards se heurtent le rapatriement et le retour à sa place familiale et sociale de l'indigène revenu à la raison sur un sol étranger.

Ce pourcentage si faible dans les guérisons des aliénés arabes à l'asile d'Aix est principalement dû : 1° à ce qu'on n'envoie en France que les malades qui n'ont pas rapidement guéri dans les locaux d'attente des hôpitaux de l'Algérie ; 2° au retard dans le début du traitement ; 3° au changement de milieu, de coutumes ; 4° à l'éloignement de la famille et de toute consolation morale ; 5° à l'impossibilité de se faire comprendre ; 6° à l'absence forcée de tout traitement méthodique ; 7° à l'action du climat français et à l'énorme mortalité des Arabes à l'asile d'Aix surtout par tuberculose.

Car tandis que la proportion des guérisons de ces aliénés est seulement de 5 0/0 au lieu de 30 0/0, en revanche, la proportion des décès, déjà fixée autrefois par l'inspecteur général Constans à

49 0/0, atteint, d'après la statistique très précise de Meilhon, 53,52 0/0 au lieu de 13 0/0, chiffre habituel des décès des aliénés européens dans ces asiles.

La statistique officielle de la préfecture de Constantine accuse elle-même comme chiffre de décès des indigènes musulmans de ce département dans les asiles de France, de 1890 à 1905, celui de 98 sur 225 admissions de malades, soit 43,5 0/0.

Ce taux énorme de mortalité est dû en grande partie à la tuberculose qui, d'après Gervais, s'élèverait, sans exagération, chez les aliénés arabes de l'asile d'Aix, à 50 0/0. En 1906, sur 14 indigènes décédés dans l'année, 7 sont morts de tuberculose.

Le docteur Mercier nous fait remarquer avec raison, dans les indications qu'il nous a fournies sur les aliénés d'Oran à Saint-Alban, que la proportion des décès varie considérablement dans ces statistiques, suivant qu'on la calcule sur le chiffre des admis ou sur celui des malades traités dans l'année. Sur ce dernier, chez les aliénés d'Oran, la proportion des décès varie de 8 à 13 0/0 par an.

Cela est vrai, mais il s'agit là de la mortalité globale des aliénés d'Oran, sans distinction de races. Si on fait cette distinction, la différence s'accuse en faveur des indigènes. Ainsi, la mortalité des aliénés du département d'Alger à l'asile d'Aix, en 1910, a été, sur l'ensemble de la population traitée, de 12,8 0/0. Mais cette proportion a été de 17,8 pour les indigènes et de 10 seulement pour les Européens.

Quelques statistiques. — L'Algérie compte actuellement une population d'environ 5 000 000 d'habitants, dont, 2 000 000 pour le département d'Alger, 1 107 000 pour le département d'Oran et 2 000 000 pour le département de Constantine.

Quelle est la proportion des aliénés pour cette population? Il est difficile de le préciser. Livet, qui a tenté cette évaluation, fixe de 4 000 à 6 000 le nombre des aliénés à hospitaliser actuellement, pour toute l'Algérie. Ce chiffre, fait-il remarquer, s'accorde sensiblement avec le résultat des statistiques de Trolard, qui indiquait, en outre, les pourcentages suivants, selon les races :

Français........................	1, 5 0/0
Israélites........................	1, 7 —
Musulmans........................	0,07 —
Étrangers........................	0,02 —

Le nombre des aliénés entretenus par la colonie dans les asiles de la Métropole est, bien entendu, et pour des raisons faciles à comprendre, très au-dessous du nombre des aliénés internables. Il en représente nécessairement le strict minimum.

Néanmoins, il est relativement assez élevé et, chose importante, il va toujours en progressant.

En 1874, il y avait, au compte de l'Algérie, 260 aliénés exportés dans les asiles de la Métropole. En 1880, ce nombre montait à 361. En 1883, il était de 500.

De 1884 à 1904, nous avons le tableau suivant :

ANNÉES	ALGER	ORAN	CONSTANTINE	TOTAUX
1884........	291	138	159	588
1885........	306	141	163	610
1886........	348	144	186	678
1887........	353	164	201	718
1888........	372	165	213	750
1889........	354	218	206	778
1890........	339	176	226	731
1891........	318	176	221	715
1892........	312	180	228	720
1893........	353	194	220	767
1894........	»	»	»	»
1895........	409	206	181	800
1903........	522	206	220	948

En 1909, on atteint le chiffre de 1 228, dont 586 pour le département d'Alger, 370 pour le département d'Oran et 272 pour celui de Constantine.

Voici maintenant, pour terminer, quelques indications plus spécialement relatives aux aliénés de chacun des trois départements de l'Algérie.

1° Aliénés du département d'Alger. — Les aliénés indigents du département d'Alger sont traités à l'asile de Montperrin, à Aix.

Cet asile est le seul établissement avec lequel le département d'Alger ait passé un traité (renouvelé, nous l'avons vu, en 1910) pour l'entretien de ses aliénés, mais à la date du 29 juin 1909 il existait encore 70 aliénés de ce département à l'asile de Pierrefeu (Var), évacués en grand nombre pendant les années 1902 à 1904, plus 17 autres répartis sur 12 asiles divers.

Les aliénés militaires dont l'internement est demandé par l'autorité militaire sont également dirigés sur l'asile d'Aix. Les placements d'anciens militaires réformés pour aliénation mentale sont rares, un ou deux par an.

Le prix de journée payé par le département d'Alger à l'asile est de 1 fr. 35.

Le prix moyen du transfert d'un aliéné d'Alger à Aix, du port d'embarquement à l'asile de Montperrin, est de 100 francs environ.

En ce qui concerne les formes d'états psychopathiques chez les aliénés algériens, voici d'abord la statistique de 1900 à 1910, de l'hôpital de Mustapha, qui reçoit, nous l'avons vu, tous ces aliénés, en observation.

RACES	INFIRMITÉS PSYCHIQUES								PSYCHOSES									
									GÉNÉRALISÉES								SYSTÉMATIS.	
	Idiotie		Epileps.		Démence		Paralys. génér.		Manie		Mélanc.		Confus. mentale		Alcool. Kiff.		Délires	
	H.	F.	H.	F.	H.	F.	H.	F.	H.	F.	H.	F.	H.	F.	H.	F.	H.	F.
Européens du Nord.	6	7	5	5	13	27	23	4	55	76	19	37	9	5	[illegible]	23	78	75
Européens du Midi.	»	5	2	3	5	12	9	2	11	34	11	12	1	1	34	3	20	48
Maltais............	»	»	4	1	1	1	2	»	7	1	4	»	»	2	2	»	1	3
Israélites..........	7	2	1	1	4	8	5	3	9	9	4	4	2	3	6	1	8	6
Musulmans.........	12	1	18	1	20	4	5	3	52	17	10	4	7	2	27	2	37	9
TOTAUX.......	25	15	30	11	43	52	44	12	124	107	48	55	19	13	165	29	144	141

Ce tableau est intéressant en ce qu'il indique la nature et la proportion des formes d'aliénation mentale chez les malades algériens, non seulement pris en bloc, mais catégorisés par races. Nous y voyons notamment l'extrême fréquence chez l'Arabe des délires kiffiques, sur laquelle tous les auteurs ont insisté. Nous y voyons aussi, et cela n'est pas sans nous surprendre, que la paralysie générale existe chez les musulmans, dans une faible proportion, il est vrai (8 sur 231, soit 3,46 0/0, au lieu de 27 sur 558 Européens du Nord, soit 5 0/0), mais avec cette particularité curieuse que chez les musulmans, comme du reste chez les israélites de la statistique, la paralysie générale est presque aussi fréquente chez la femme que chez l'homme.

Ces faits sont, on le sait, en contradiction avec ce qui a été dit par les divers auteurs, depuis Meilhon, sur la rareté de la paralysie générale chez les Arabes à l'asile d'Aix. Aujourd'hui encore, dans sa lettre, le docteur Mauny nous confirme que jamais, depuis trente ans, il n'a observé un seul cas de paralysie générale chez les

Arabes, tandis qu'il l'a rencontrée fréquemment, au contraire, chez les Algériens d'origine française ou espagnole, maltaise, etc. Il ajoute qu'il y a quelques années un Allemand, le docteur E. Rüdin de Munich, étant venu passer quinze jours à l'asile d'Aix, à la recherche de la paralysie générale chez les Arabes, qu'il passa tous en revue, crut en avoir découvert un, après réaction de Wassermann et examen prolongé. Le malade, toujours vivant, a, depuis quelque temps, des attaques d'épilepsie.

Voici maintenant la statistique, également par races, des formes psychopathiques chez les aliénés algériens traités à l'asile d'Aix durant l'année 1910 :

RACES	INFIRMITÉS PSYCHIQUES								PSYCHOSES										TOTAUX
									GÉNÉRALISÉES								SYSTÉMATISÉES		
	Idiotie		Épileps.		Démence		Paralys. génér.		Manie		Mélanc.		Confus. mentale		Alcool. Kif.		Délires		
	H.	F.	H.	F.	H.	F.	H.	F.	H.	F.	H.	F.	H.	F.	H.	F.	H.	F.	
Européens du Nord.	»	»	1	»	»	1	1	1	»	»	»	»	»	»	3	»	»	»	7
Européens du Midi.	4	2	12	8	10	32	30	18	30	28	10	18	5	8	20	1	7	6	249
Maltais...........	»	»	1	»	»	»	»	»	1	»	»	1	»	»	»	»	»	»	3
Israélites..........	2	1	3	4	2	5	»	»	4	3	3	4	4	»	»	»	»	»	35
Musulmans........	20	»	10	4	15	3	»	»	15	18	30	7	5	»	12kif.	»	»	»	139
TOTAUX.........	26	3	27	16	27	41	31	19	50	49	43	30	14	8	35	1	7	6	433

2° ALIÉNÉS DU DÉPARTEMENT D'ORAN. — Les aliénés indigents du département d'Oran sont traités dans les asiles de Limoux (Aude) et de Saint-Alban (Lozère). L'asile de Limoux n'en reçoit plus actuellement et ils sont tous dirigés sur l'asile de Saint-Alban, qui coûte moins cher. Le prix de journée payé par le département d'Oran est en effet de 1 fr. 20 à l'asile de Limoux et de 1 fr. 10 à l'asile de Saint-Alban.

Le prix moyen auquel revient le transfert d'un aliéné du port d'embarquement à l'asile hospitalisateur varie, suivant le nombre de malades transportés à la fois, entre 130 et 170 francs.

Le nombre des aliénés oranais traités dans les asiles métropolitains à la date du 1er janvier 1912 est de 119 pour Limoux et de 110 pour Saint-Alban.

En ce qui concerne les formes mentales, pour l'asile de Limoux, voici le tableau que le docteur Calixte Rougé vient de nous adresser, basé, à notre demande, sur le type de celui de l'hôpital d'Alger et de l'asile d'Aix, c'est-à-dire avec la distinction des formes par nationalités des malades.

Asile de Limoux

RACES	INFIRMITÉS PSYCHIQUES								PSYCHOSES									
									GÉNÉRALISÉES								SYSTÉMATISÉES	
	Idiotie		Épilepsie		Démence		Paral. générale		Manie		Folie morale		Mélancolie		Alcoolisme		Délires	
	H.	F.	H.	F.	H.	F.	H.	F.	H.	F.	H.	F.	H.	F.	H.	F.	H.	F.
Européens du Nord.	2	2	3	4	5	5	3	»	11	9	»	»	3	2	1	»	2	3
Européens du Midi.	1	1	»	»	2	1	2	»	»	2	»	1	1	»	»	»	»	»
Israélites..........	3	2	»	»	3	1	»	»	5	1	»	»	1	1	»	»	1	»
Musulmans........	4	2	»	3	8	»	»	»	6	4	»	1	3	1	1	»	1	1
Totaux......	10	7	3	7	18	7	5	»	22	16	»	2	8	4	2	»	4	4

Le docteur Mercier a bien voulu, à son tour, nous faire dresser le même tableau pour les 226 aliénés du département d'Oran admis à l'asile de Saint-Alban en 1903 et de 1907 à 1912.

Asile de Saint-Alban

RACES	INFIRMITÉS PSYCHIQUES								PSYCHOSES										TOTAUX
									GÉNÉRALISÉES								SYSTÉMATISÉES		
	Idiotie		Épileps.		Démence		Paralys. génér.		Manie		Mélanc.		Confus. mentale		Alcool. Kiff.		Délires		
	H.	F.	H.	F.	H.	F.	H.	F.	H.	F.	H.	F.	H.	F.	H.	F.	H.	F.	
Européens du Nord.	»	»	4	3	6	10	8	2	3	13	2	8	1	5	12	1	9	17	107
Européens du Midi..	»	»	1	»	»	2	3	3	2	5	2	4	»	1	2	»	1	2	28
Maltais............	»	»	»	»	»	»	»	»	»	»	»	»	»	»	»	»	»	»	»
Israélites..........	»	1	1	»	1	1	3	»	4	9	2	3	»	»	4	»	4	4	33
Musulmans........	»	2	5	3	6	3	»	»	8	9	2	»	3	»	7	»	9	1	58
Totaux........	»	3	11	6	13	19	14	5	17	36	8	15	4	6	25	1	23	20	226

3° Aliénés du département de Constantine. — Les aliénés indigents du département de Constantine sont traités à l'asile privé faisant fonction d'asile public de Sainte-Marie, situé à Saint-Pons, près de Nice.

Le prix de journée payé par le département de Constantine à l'asile est de 1 fr. 40.

Le prix moyen du transfert d'un aliéné de Constantine, du port d'embarquement à l'asile, est de 106 fr. 80, y compris les frais de retour du gardien de Nice en Algérie.

Le traité intervenu en 1879 entre le département de Constantine et l'asile de Saint-Pons a été passé pour trois ans et est renouvelable par tacite reconduction. Chacune des parties peut dénoncer le traité, à la condition de prévenir l'autre six mois à l'avance.

Le nombre d'aliénés du département de Constantine existant à Saint-Pons au 31 décembre 1910 était de 278 (149 hommes, 129 femmes). Les entrées en 1911 ont été de 75 (47 hommes, 28 femmes) ; les sorties de 33 (22 hommes, 11 femmes) ; les décès de 21 (11 hommes, 10 femmes). Le nombre des restants au 31 décembre 1911 est de 299 (163 hommes, 136 femmes).

La statistique des formes psychopathiques par races, pour les années 1909, 1910, 1911, est présentée dans le tableau suivant qu'a bien voulu faire établir et nous adresser le docteur Cossa.

Asile de Saint-Pons

RACES	Infirmités psychiques								Psychoses — Généralisées								Psychoses — Systématisées		TOTAUX
	Idiotie		Epileps.		Démence		Paralys. génér.		Manie		Mélanc.		Confus. mentale		Alcool. Kiff.		Délires		
	H.	F.	H.	F.	H.	F.	H.	F.	H.	F.	H.	F.	H.	F.	H.	F.	H.	F.	
Colons — Français	1	1	2	2	3	2	3	1	3	4	2	4	1	3	4	1	3	7	47
Colons — Corses	»	»	»	»	»	»	»	»	»	1	»	»	»	»	»	»	1	»	2
Colons — Allemands	»	»	»	»	»	»	»	»	»	2	»	»	»	»	»	»	»	»	2
Colons — Italiens	»	»	1	»	1	3	1	»	2	4	1	3	1	3	6	1	2	2	31
Colons — Espagnols	»	»	»	»	»	»	»	»	»	1	»	»	»	»	»	»	»	»	1
Colons — Bavarois	»	»	»	»	»	1	»	»	»	»	»	»	»	»	»	»	»	»	1
Maltais	»	»	»	»	»	2	»	»	»	1	»	»	»	»	»	»	1	»	4
Israélites	1	»	2	»	3	»	1	»	4	2	1	1	2	»	4	»	1	1	23
Musulmans	1	1	8	4	5	3	»	»	7	8	3	2	1	1	8	2	6	2	72
Totaux	3	2	13	6	12	11	5	1	26	23	7	10	5	7	22	4	14	12	183

TUNISIE (1)

La notice qui suit, relative à la Tunisie, est due en entier au distingué secrétaire général du Congrès, le docteur Porot. Nul n'avait qualité, comme lui, pour écrire cette page si intéressante sur l'assistance des aliénés dans le pays même et dans la ville où siège le Congrès.

Nous lui laissons donc la parole, en le remerciant très vivement de son précieux concours.

Préambule.

Il paraît bon, avant d'aborder le problème de l'assistance des aliénés en Tunisie d'indiquer :

1° Le régime politique spécial de ce pays ;

2° Sa condition démographique.

1° — Terre d'Islam qui eut son heure de célébrité dans l'histoire des civilisations, la Tunisie passa en 1881 sous le protectorat de la France.

Par ce régime politique d'une remarquable souplesse, nous respectons les mœurs du pays, son armature religieuse et juridique, son organisation administrative et la souveraineté de ses beys.

La Tunisie — qui relève du ministère des Affaires étrangères — n'est donc pas une simple colonie dont les sujets sont vassaux de la métropole ; elle ne peut être considérée non plus, à l'égal de sa voisine l'Algérie, comme un prolongement du sol français, recouvert du même régime administratif.

L'installation de notre protectorat a amené sur cette terre des milliers d'Européens, Français et Italiens surtout ; comme en ter-

---

(1) Consulter : BOUQUET, Les aliénés en Tunisie (*Thèse de Lyon*, 1909) ; — POROT, La situation des aliénés français en Tunisie (*Tunisie Médicale*, 15 février 1911, et *Revue de psychiatrie*) ; — GOMMA, L'assistance médicale en Tunisie (*Thèse de Bordeaux*, 1904) ; — AHMED CHERIF, Histoire de la médecine arabe en Tunisie (*Thèse de Bordeaux*, 1908) ; — BECHIR SFAR, *Assistance publique musulmane en Tunisie*. Tunis, Imprimerie rapide, 1896 ; — BASTIDE, *Projet de réorganisation de l'assistance publique en Tunisie*. Picard, Tunis, 1905 ; — KHALIL IBN-ISH'AK, traduit par PERRON, *Précis de jurisprudence musulmane*. Paris, Imprimerie nationale, 1852 ; — SEBAUT, *Dictionnaire de la législation tunisienne*. Sirodot-Carré, Dijon, 1896 ; — A. VOISIN, Souvenir d'un voyage en Tunisie (*Annales médico-psychologiques*, juillet-août 1896) ; — Docteur SCIALOM, *Caractères physiques, mentaux et morbides des indigènes tunisiens*. Tunis, imprimerie Castro, 1907.

ritoire étranger, ces différents nationaux sont sous la protection des représentants officiels de leurs nations, de leurs consuls. Les Français cependant ont trouvé là des garanties spéciales et des tribunaux français chargés d'appliquer le Code civil et le Code pénal, ainsi que certaines lois successivement promulguées, suivant les besoins.

2° — On estime la population totale de la Tunisie à 1 896 000 habitants environ, soit :

Musulmans	1 703 000
Israélites	64 200
Français	34 600
Italiens	81 100
Maltais	10 300
Autres européens	2 800

La ville de Tunis compte environ 175 000 habitants.

Musulmans	75 000
Israélites	30 000
Italiens	50 000
Français	15 000
Maltais	3 000
Divers	2 000

Le nombre des Européens augmente chaque année. Un fait remarquable est l'accroissement numérique des israélites ; pour Tunis il y a un excédent annuel de 700 naissances sur les décès.

La France s'est mise résolument à l'œuvre en ce pays et y a développé particulièrement les œuvres d'assistance estimant qu'elles étaient un des plus puissants moyens de pénétration. On a fait une première ligne d'assistance en créant des hôpitaux et des dispensaires ; on s'est à peine occupé encore de la seconde ligne d'assistance qui, derrière les hôpitaux, est formée des hospices et des asiles destinés aux chroniques, infirmes et incurables.

Quant aux aliénés, il semble bien que jusqu'à ces toutes dernières années personne ne se soit encore occupé d'eux d'une façon systématique ; ils y étaient à peu près ignorés par la loi aussi bien que par l'assistance. Le souci local de ce problème date d'hier.

Ce sera l'honneur du protectorat actuel d'avoir enfin entendu les doléances du corps médical et d'être entré résolument dans la voie des réalisations.

Ce qui existe paraîtra peu en soi à des yeux habitués aux institutions sociales vieilles de plusieurs siècles.

Sa valeur relative est pourtant grande si l'on veut bien songer ue la France n'a commencé l'organisation de ce pays que depuis rente ans et si l'on considère que de plus anciennes colonies et que 'Algérie elle-même (rattachée depuis près d'un siècle à la France) ne sont pas mieux dotées dans l'assistance aux aliénés.

I. — Condition morale, sociale et légale des aliénés en Tunisie.

Chaque race, en Tunisie, assiste ses aliénés suivant ses moyens et surtout suivant la conception qu'elle se fait de la folie.

A) Musulmans. — 1° *Conception de l'aliénation mentale chez les musulmans.* — Les musulmans sont très religieux et ce qui caractérise la civilisation musulmane, c'est sa structure essentiellement coranique. Le Coran, résumé de dogmes religieux et moraux, n'est pas seulement un traité de morale et de philosophie inspirant les actes de la vie privée, c'est un véritable code réglant aussi les actes de la vie publique, dictant la loi civile et criminelle.

On sait la part très grande que le Coran a fait à l'hygiène et à la médecine et l'on pourrait y trouver en germe tous les principes de traitement [illegible] sistance.

Il ne s[illegible]s que l'aliénation mentale ait été dans l'esprit même du [illegible] straite du reste de la médecine ; le Coran recommande d'emprisonner les fous et de chercher à les guérir si possible ; au principe du traitement s'est ajouté le principe de l'internement.

Le Coran dit : « Ne confiez pas aux *ineptes* les biens que Dieu vous a confiés ; mais les gérant vous-mêmes, fournissez-leur sur ce fonds la nourriture et les vêtements, et *tenez-leur toujours un langage doux et honnête.* » (Le Coran, IV, verset 4.)

Si du reste on se reporte aux siècles où fleurissait la civilisation arabe, nous voyons les médecins célèbres de l'époque étudier les affections mentales en même temps et au même titre que les autres maladies. L'un d'eux, *Ishaq ibn Imran*, venu de Bagdad à Kairouan, est même l'auteur d'un *Traité de la mélancolie* en 78 pages, où il étudie ses formes et son traitement.

C'est aux Arabes du nord de l'Afrique que l'on doit la construction des premiers établissements pour aliénés, les « Moristans ». Celui de Fez et celui du Caire remonteraient au dixième siècle. Ce n'est qu'en 1663 qu'Hamouda Pacha fonda à Tunis le « Marstane » consacré d'abord aux aliénés puis à tous les malades. La

« Tekia » de Tunis, dont nous parlerons plus loin, date de 17

C'est donc bien à tort et bien à la légère qu'on a prétendu que Coran faisait du fou un saint, un possédé qu'on devait respec et qui pouvait impunément violer les femmes, heureuses de ce faveur providentielle. La légende du mauvais œil « Mal'an » n' pas plus fondée.

Ces exagérations et ces légendes sont en contradiction av l'esprit même du Coran et la pratique des anciens médecins arabe

Elles sont dues à la déchéance assez rapide de la médecine ara et des notions sur l'assistance et aussi à la déformation inévitab des principes religieux dans les cerveaux des simples et des ign rants, à leur remplacement par la superstition.

De telles superstitions sont au bas de toutes les religions et d toutes les civilisations.

L'enquête à laquelle je me suis livré auprès de musulmans ins truits et libéraux est très probante ; les ignorants, les fellahs croien sans doute que les fous sont possédés par des génies ; ils ont de égards pour eux, croyant ainsi fuir la colère des génies, mais l religion n'y est pour rien ; c'est de la superstition et une supers tition qui s'applique du reste à toutes les maladies.

J'ai vu plusieurs fois les musulmans recourir aux médecins pour des psychoses aiguës. Ils n'ont pour les incurables que de la pitié et de l'indulgence, mais qui n'exclut pas les sentiments d'humanité.

J'ai pu même obtenir sans aucune difficulté l'hospitalisation dans mon service d'une jeune femme musulmane atteinte de délire aigu maniaque.

Nul doute que le jour où existeront des établissements de traitement bien conçus pour les aliénés, les musulmans y enverront leurs malades. Le Coran ne s'y oppose pas et la confiance qu'ils ont dans nos médecins les y engagera.

2° *Condition actuelle des aliénés musulmans.* — En attendant cette heure, quel est le sort actuel des aliénés?

Un certain nombre sont enfermés à la Tekia, sorte d'asile urbain notoirement insuffisant et insuffisamment organisé, comme nous le dirons plus loin.

Les autres errent en liberté ou sont gardés dans leurs familles.

Plusieurs d'entre eux sont populaires ; dans les carrefours, les endroits passagers, on les voit dans leurs haillons, les cheveux au vent, vivant d'aumônes et distribuant leurs grimaces aux passants ; ils ont eu parfois les honneurs de l'illustration.

Il ne semble pas qu'il y ait eu souvent d'agression à déplorer de leur fait ; ils sont peut-être plus dangereux pour eux-mêmes que pour autrui.

En 1905, lors de la réorganisation de l'hôpital Sadiki, un certain nombre des aliénés qui y étaient enfermés furent mis à la rue ; le docteur Lovy, ancien médecin de cet hôpital, a raconté qu'il connaissait en liberté plusieurs de ses anciens pensionnaires ; trois de ces malades se sont déjà suicidés, ajoutait-il.

Dans l'intérieur on en rencontre quelquefois par les chemins.

Beaucoup d'aliénés tranquilles (et la plupart le sont) sont aussi gardés dans leur famille ; plusieurs de mes confrères ont pu témoigner qu'appelés pour d'autres malades, ils avaient vu de malheureux aliénés enchaînés dans une pièce de la maison et moi-même j'ai été témoin de ce fait dans une famille pourtant aisée de Tunis. Ces faits de séquestration existent, mais de telles mœurs ne partent pas d'un principe de répression ; c'est le seul moyen de contention à la disposition des familles quand ces malheureux infirmes deviennent trop encombrants ou trop dangereux.

3° *Situation juridique des aliénés musulmans.* — Au point de vue civil, nous avons cité plus haut le verset du Coran relatif aux aliénés, aux « ineptes ». C'est de ce verset que les jurisconsultes musulmans ont fait sortir la théorie de l'interdiction. A la différence du droit français, le droit musulman ne distingue pas entre l'aliénation mentale et la prodigalité qui constituent l'une comme l'autre une cause d'interdiction.

L'interdiction est prononcée par le cadi sur preuves testimoniales et après audition de l'individu prétendu aliéné et des témoins. Puis le cadi pourvoit l'aliéné d'un tuteur, d'un curateur aux biens. Il ordonne le placement de l'aliéné à la Tekia ou le laisse à sa famille si elle consent à s'en charger. La preuve médicale, le certificat, n'est pas en usage.

On peut de même et par la même procédure faire lever l'interdiction quand les témoins apportent la preuve du retour à la raison.

L'aliéné interdit ne peut pas être témoin ; son serment est révocable. La loi musulmane protège l'aliéné : « Celui qui... en raison de son état d'aliénation mentale, dit le texte de Sidi Khâlil, ne peut discerner et juger les choses, est, aux yeux de la loi, constitué musulman, si son père a embrassé l'islamisme. » La femme mariée atteinte d'aliénation mentale a les mêmes droits que l'épouse saine d'esprit. « Le père a le droit d'imposer le mariage à sa fille atteinte de folie..., si la folie a des intervalles lucides, on attendra un retour à la raison (Sidi Khâlil). » Par contre, le droit d'imposer le mariage à sa fille, que possède le chef de la famille, a des restrictions s'il s'agit de la donner à un aliéné : « Le père peut imposer le mariage à sa fille, à moins qu'il ne s'agisse d'unir cette fille à un fou (Sidi Khâlil). »

Au point de vue criminel, l'aliéné coupable n'est responsable que pécuniairement, mais ne tombe pas sous le coup des pénalités de la loi musulmane.

B) Israélites. — Les juifs tunisiens offrent un spectacle de philanthropie remarquable et d'autant plus à leur éloge que le paupérisme est très étendu chez eux et que la classe aisée y a été jusqu'à ces derniers temps une infime minorité.

Tout s'est organisé chez eux en dehors des pouvoirs publics, et la *Société de bienfaisance israélite* tire la plus grande partie de ses ressources de l'impôt sur la viande cachir et de dons ou subventions.

De très nombreuses œuvres d'assistance cherchent à protéger les juifs pauvres contre la maladie et la misère.

La plupart de ces œuvres sont d'une extrême modestie comme application et comme moyens, et leur matériel d'assistance est parfois très défectueux aux yeux de l'hygiène ; elles n'en rendent pas moins de grands services. Mais la rapidité surprenante avec laquelle le juif tunisien s'adapte à la civilisation européenne et s'enrichit, lui permettra d'organiser sur des bases plus larges et plus modernes ses œuvres de protection.

L'israélite considère l'aliéné comme un malade ; il le soigne, multiplie au début les visites médicales, s'ingénie à le distraire, le déplace volontiers et jamais ne le maltraite ; comme ce sont surtout les formes dépressives qui prédominent dans la folie des israélites, il est rare qu'il ait à s'en défendre ; du moins se garde-t-il d'employer des moyens de coercition trop rigides.

Quand la situation devient trop intenable, on cherche à l'hospitaliser ; mais l'hôpital israélite, modeste institution, n'est pas aménagé pour les recevoir ; à la suite de quelques suicides, la direction fait actuellement de grandes difficultés pour les prendre.

Un certain nombre ont eu recours au pavillon spécial de l'hôpital français et les familles s'en sont félicitées ; malheureusement, l'application sévère du tarif d'hospitalisation est une mesure prohibitive qui le ferme à beaucoup de malheureux.

Le plus souvent les aliénés restent en liberté dans leur famille ; mais ils n'y restent pas sans secours et c'est là qu'apparaît la bienfaisance israélite ; à tous ceux que leurs familles ne peut entretenir, un secours de 0 fr. 50 à 0 fr. 60 est distribué ; l'aliéné n'a-t-il plus de famille, il est confié aux soins d'une gardienne, heureuse de recevoir ce pécule ; l'une même a ainsi cinq aliénés pensionnaires dans des conditions hygiéniques, il est vrai, des plus défectueuses.

Le docteur Bouquet a raconté dans sa thèse, que je lui ai inspirée, la très intéressante visite que nous avions faite de ces aliénés assistés à domicile.

Nous en avons rapporté deux impressions : l'une, très consolante, c'est que la bienfaisance israélite connaît tous ses aliénés et les assiste ; la seconde, plus attristante, c'est que cette assistance familiale ou hétérofamiliale se fait parfois dans des conditions hygiéniques lamentables et que, si le pain quotidien est assuré à ces malheureux, aucun secours médical, aucun traitement, ne leur est appliqué.

Cet état de choses a frappé les gens dévoués qui s'en occupent ; il m'est revenu que l'initiative privée songeait à aménager un petit asile suburbain pour eux ; quelques pensionnaires appartenant à des familles aisées assureraient l'équilibre budgétaire de cette institution.

1° *Situation légale des aliénés israélites.* — Le tribunal rabbinique ne s'occupe que du statut personnel ; l'aliéné israélite ressortit à cette juridiction.

L'aliéné criminel israélite est justiciable, au contraire, soit des tribunaux français, soit des tribunaux musulmans, suivant que le délit est commis contre un européen ou contre un indigène.

Le tribunal rabbinique peut prononcer l'interdiction dans l'état d'aliénation mentale et pourvoir l'aliéné d'un tuteur.

Pour cela, le tribunal est saisi par la rumeur publique : il ne reçoit pas les plaintes de parents, de voisins ou d'amis concernant un fou. Ce dernier comparaît devant le tribunal rabbinique, subit un interrogatoire, et, si besoin est, deux notaires sont désignés pour le surveiller et l'interroger. Ces notaires peuvent recevoir des témoignages, mais le tribunal n'accorde créance qu'aux faits, aux observations recueillies par les notaires eux-mêmes. Pour que le tribunal s'en rapporte à des témoignages, il faut que le nombre de ceux-ci soit considérable, qu'ils soient précis et concordants.

D'autre part, le tribunal rabbinique, contrairement aux idées admises par la juridiction musulmane, fait un grand cas des certificats médicaux ; l'avis d'un médecin sur ce point est prépondérant : il a plus de valeur que celui des témoins et fait l'opinion des magistrats.

Enfin, comme chez les musulmans, le prodigue est assimilé à l'aliéné et la même législation lui est appliquée.

C) Français. — Jusqu'à ces dernières années, l'assistance d[es] aliénés français en Tunisie était faite d'une façon déplorable. J[']a[i] longuement étudié cette question dans la thèse du docteur Bouqu[et] et dans un travail personnel.

Il semblait que jamais encore on n'eût abordé franchement [le] problème et qu'on n'ait eu recours qu'à des solutions de fortu[ne] assez boiteuses, du reste.

Deux raisons sont la cause de cette situation :

1° Il n'y a pas d'asile d'aliénés en Tunisie ;

2° La loi de 1838 n'est pas promulguée.

Comme conséquence, le gouvernement tunisien ne veut pa[s] d'aliénés français ; il cherche à s'en débarrasser sur les asiles le[s] plus proches. Comme l'Algérie n'en possède pas, le gouvernemen[t] a passé, le 20 août 1899, une convention avec l'asile Saint-Pierre de Marseille, en vertu de laquelle les sujets français atteints d'aliénation mentale y sont transférés. L'asile réservait d'abord 10 lit[s] pour la somme annuelle de 8 000 francs ; comme ce nombre étai[t] insuffisant, il a été porté à 13 et la subvention à 10 000 franc[s] (19 novembre 1908).

Il fallait bien cependant mettre quelque part les aliénés en attendant leur transfert qui souvent tarde beaucoup ; il fallait surtout assurer les premiers soins et prendre les premières mesures de sécurité contre ceux qui étaient dangereux.

Jusqu'alors on utilisait les locaux plus ou moins bien appropriés de l'hôpital Saint-Louis et du nouvel hôpital français ; mais cette installation matérielle était tellement défectueuse qu'il a fallu désaffecter le premier pavillon construit à l'hôpital français, pavillon conçu dans le plus triste esprit pénitentiaire, où les sexes n'étaient même pas séparés.

Aucune réglementation spéciale n'avait été instituée et les malades qui y étaient détenus l'étaient en dehors de tout droit et sans aucun pouvoir.

Rien n'était plus faux, en effet, que la situation juridique des aliénés français en Tunisie. Personne n'était à couvert, pas plus l'aliéné que le médecin chargé de le soigner.

La situation du Français vivant en Tunisie est en effet assez spéciale ; il peut être considéré comme sujet résidant à l'étranger, c'est-à-dire soumis à la protection consulaire et relevant du résident général de France ; l'aliéné français pouvait donc être *rapatrié* par les soins du résident qui pouvait aussi demander sa mise en observation temporaire sur place.

D'autre part, le Français résidant en Tunisie est justiciable des ribunaux français qui y appliquent les dispositions du Code civil t du Code pénal. Mais, en dehors d'un délit caractérisé, le prourcur de la République ne peut ordonner la détention de personne; le ce point de vue, il faudrait admettre comme seule solution juridique permettant de régler la situation créée par l'aliéné européen son *expulsion* hors de la régence; si c'est un Français, à son arrivée à Marseille, il tombait sous l'autorité administrative du préfet des Bouches-du-Rhône, ordonnant alors son placement d'office.

Il était, d'autre part, tout à fait rationnel de reconnaître au secrétaire général du gouvernement tunisien, représentant ici le pouvoir administratif, les pouvoirs détenus en France par les préfets des départements et le préfet de police à Paris.

Encore fallait-il un décret gouvernemental précisant ses pouvoirs en la matière.

Cette question de l'assistance immédiate aux aliénés français est en train de se résoudre de la plus heureuse façon, au double point de vue matériel et juridique :

1° Rompant avec les errements du passé, l'administration a construit sur ma demande, à l'hôpital civil français, un nouveau pavillon d'observation et de traitement de 25 lits, permettant de pourvoir aux premiers soins.

Ce pavillon est ouvert depuis le 10 août 1911.

2° Au point de vue juridique, un décret est en préparation, qui réglementera l'admission et la condition des malades dans ce service et donnera au médecin traitant les pouvoirs qui lui sont nécessaires.

Ce décret reconnaîtra les placements *volontaires et d'office*.

Pour ce dernier cas, il sera basé sur le principe du *maintien temporaire*; il donnera des *pouvoirs temporaires* au médecin traitant qui, en échange, fournira des certificats justificatifs, périodiques, servant à la prolongation de ses pouvoirs en cas de nécessité.

C'est en somme l'organisation complète d'une *première ligne d'assistance*.

En attendant que s'organise sur place la seconde ligne d'assistance par la création d'un asile tunisien, les aliénés français incurables continuent à être évacués sur l'asile Saint-Pierre de Marseille ou, plus exceptionnellement, sur d'autres pensionnats ou sur des maisons de santé privées, quand la situation de la famille le permet.

Cette évacuation sur Marseille est basée sur un certificat médical récemment délivré; l'administration, pour unifier ce service, a pris l'habitude de faire passer tous les malades entre les m du médecin chargé du service spécial à l'hôpital civil français.

Quant aux questions de *responsabilité criminelle* et de *cap civile*, elles sont les mêmes qu'en France, le Code civil et le C pénal étant en effet appliqués en Tunisie par les tribunaux fran qui peuvent faire interdire un aliéné ou déclarer irresponsable aliéné criminel.

Toutes les dispositions de la loi de 1838 qui sont relatives *statut personnel* (administrateur provisoire, mandataire *ad lit* curateur à la personne), sont applicables ; mais elles ne le devienn que par le fait du placement de l'individu dans un asile d'alién fait qui n'a lieu qu'en France ; elles ne le deviendront ici que lorsq existera un asile, ou lorsqu'un décret aura reconnu au quart réservé de l'hôpital la même signification dans certains cas.

D) Autres Européens. — Les *Italiens*, frappés d'aliénati mentale, sont hospitalisés à l'hôpital colonial italien. Quand le état exige l'internement, ils sont dirigés sur les manicomes italie

Les *Anglo-Maltais* qui viennent en assez grand nombre, da les états aigus, au pavillon spécial de l'hôpital français, sont dirigé si l'état se prolonge, par les soins du consulat britannique, sur l' de Malte qui possède un établissement spécial.

Les autres nationaux, en nombre infime à Tunis, ont eu rar ment des cas d'aliénation mentale. Je n'ai eu qu'une fois à soigne une Autrichienne.

II. — Les établissements pour aliénés en Tunisie.

A) Indigènes. — Le premier établissement où furent soigné les aliénés en Tunisie est le « Marstane », fondé par Hamouda Pach en l'an 1073 de l'hégire (1663 après J.-C.). Cet établissement subsista jusqu'en 1880, date de la fondation de l'hôpital Sadiki.

En l'an 1188 de l'hégire (1775 après J.-C.), Ali-Bey Ier fonda la Tekia de Tunis, qui subsiste encore actuellement, mais modifiée. La Tekia, primitivement asile d'infirmes et de mendiants, eut par la suite une annexe de douze pièces pour servir d'asile aux femmes atteintes d'aliénation mentale ou de maladies incurables.

En 1880, l'hôpital Sadiki est fondé. On y reçoit surtout les hommes et, en particulier, des aliénés dont le nombre varie de 40 à 50 sur 190 lits que compte l'hôpital.

On reçoit alors des aliénés de toutes les nationalités et de toutes religions : Juifs tunisiens, Turcs, Égyptiens, et même chrétiens pendant du sultan, comme les Grecs et les Arméniens.

Les aliénés à Sadiki étaient logés dans une salle dont les fenêtres aient solidement barrées de fer. Le docteur Bastide, dans son *rojet de réorganisation de l'assistance publique en Tunisie*, s'exrime ainsi : « Les fous qui appartiennent à la race arabe, sont arqués dans une des dépendances de l'hôpital Sadiki, dans des onditions telles que je n'ose pas les énumérer... »

Ce que le médecin n'a pu dire, le conteur l'a écrit. On connaît a description saisissante qu'a laissée Guy de Maupassant dans on livre : *la Vie errante*, après avoir visité l'hôpital Sadiki.

En 1896, le docteur A. Voisin communiquait à la Société médicosychologique des souvenirs de voyage en Tunisie et déplorait la condition des aliénés à Sadiki.

Cet état de choses dura jusqu'en 1905. A cette époque, l'hôpital Sadiki passa aux mains du docteur Brunswick le Bihan. Ce dernier, estimant que l'assistance aux musulmans devait s'adresser surtout aux cas aigus de chirurgie et de médecine, réorganisa Sadiki sur de nouvelles bases ; à plusieurs reprises il demanda le retrait des aliénés, puis finit par les renvoyer. Une partie fut plus tard recueillie à la nouvelle Tekia ; beaucoup errèrent en liberté.

En 1906 fut ouverte la nouvelle Tekia ; les aliénées femmes y furent logées et leur ancienne Tekia en partie démolie donna asile aux hommes.

Mais c'est là comme un recul : l'hôpital Sadiki pouvait abriter 50 aliénés ; la Tekia n'en hospitalise qu'une vingtaine.

La Tekia est un asile de vieillards et d'incurables, dont un quartier pourtant renferme une vingtaine de folles. Ce bâtiment assez neuf, situé en pleine ville, a une façade sur un grand boulevard ; bâti sur le plan des maisons arabes, avec patio central, on y trouve d'abord un quartier propre et clair, donnant asile à des vieillards et à des incurables.

En contre-bas, second quartier orienté sur une cour centrale : c'est la Tekia des femmes.

D'une façon générale, les malades sont propres, les locaux bien entretenus, mais c'est l'assistance cellulaire pour une bonne moitié des vingt aliénées qui y vivent ; les onze cellules sans fenêtres ont des portes de fer grillées et cadenassées ; chaque cellule a deux mètres de largeur sur trois de profondeur, contient une natte et une couverture ; on peut voir au fond de quelques cellules les restes des chaînes qui y avaient été primitivement placées mais qui ne servent plus.

Une douche froide existe à côté des water-closets.

Les aliénés hommes sont logés dans un local contigu mais qui son entrée indépendante ; c'est la partie de l'ancienne Tekia de femmes qui n'a pas été démolie.

C'est encore le type de la maison arabe, avec cour patio autour de laquelle sont aménagés les locaux d'habitation. Ces locaux sont constitués par une douzaine de cellules ; à droite, ce sont des cachots étroits, humides, sans air ni jour, véritables couloirs borgnes de un mètre de large sur quatre à cinq de long, fermés d'une porte pleine à guichet et à lourde serrure. A gauche, quelques cellules modernes, mais grillées quand même et du type pénitentiaire comme à la Tekia des femmes ; dans chaque cellule, une natte à terre.

Pas d'installation hydrothérapique.

Tel est le local où vivent les vingt et quelques aliénés sous la surveillance de deux gardiens.

Les voisins de cet asile situé en plein quartier arabe se plaignent continuellement du vacarme et des cris qui en sortent.

La surveillance médicale de ces Tekia est confiée au docteur Bouhageb, médecin adjoint de l'hôpital Sadiki, qui se tient en contact quotidien avec ses malades.

Je ne cite que pour mémoire deux maisons particulières du quartier de la Hara où la Société de bienfaisance israélite a installé cinq aliénés en dépôt sous la garde d'une femme qui les soigne, les nourrit, moyennant une modeste rétribution.

B) Européens. — *Le Pavillon d'observation et de traitement de l'hôpital civil français.* — En 1898 fut ouvert l'hôpital civil français, très bien conçu dans un vaste enclos de treize hectares, tout en pavillons séparés ; malheureusement le quartier dit des aliénés fut bâti dans un triste esprit pénitentiaire et sans qu'aucune notion médicale, semble-t-il, n'en ait inspiré l'agencement. Bouquet, dans sa thèse, en a fait une sévère, mais juste critique.

L'administration a reconnu qu'il était impossible de modifier et d'agrandir un pavillon conçu dans un esprit aussi radicalement faux ; elle s'est décidée à rebâtir.

Il faut louer ici l'empressement du gouvernement tunisien et en particulier de son secrétaire général M. Blanc, que ses anciennes fonctions d'inspecteur général au ministère de l'Intérieur préparaient très bien à la compréhension et à l'organisation des œuvres d'assistance.

Ce pavillon, étudié par M. Guy, architecte, sur les données médicales fournies par moi, est ouvert depuis le 10 août 1911.

Il réunit dans un même bâtiment trois sections pourtant bien séparées.

A l'arrière sont reportées les chambres pour les grands agités : deux pour hommes, deux pour femmes ; une chambre avec lit scellé, une autre avec varech ; fenêtres haut situées, portes à coulisse sans développement ; en face de chaque chambre communiquant par des baies largement ouvertes, une baignoire pour balnéation prolongée ; water-closet et petite cour avec préau complètent chaque moitié de cette section.

Les services généraux (cabinet du docteur, parloir, lingerie, cuisines, office), séparent cette section des grands agités des deux grandes sections hommes et femmes.

Les deux sections principales, une pour hommes, une pour femmes, sont construites de façon semblable mais symétrique.

La caractéristique de ces sections est la disposition des lits : ils sont rangés sur les trois faces d'une vaste pièce rectangulaire ; chaque lit est dans un box ; chaque box prend jour et air par une fenêtre propre ; on a en outre aménagé trois chambres également sur les faces de ce même quadrilatère ; les dimensions ont été calculées de telle façon que le malade alité dans son box ne puisse voir ses voisins ni être vu d'eux, tandis que de la partie libre de la pièce le personnel embrasse d'un coup d'œil tous les lits.

Dans un des angles, élargi, a été disposé une salle de jour avec de très larges baies ornées à l'orientale de grands moucharabiés ; cette salle de jour est en communication large avec la salle de traitement et d'alitement ; elle sert de réfectoire.

Des bains, des water-closets et des lavabos complètent l'aménagement de chaque section.

Une cour jardin est en communication directe avec la salle de traitement. Toutes les portes sont vitrées. Fenêtres et portes ont des carreaux en verre de huit millimètres. Il n'y a pas d'étage, tout est au rez-de-chaussée et de plain-pied.

Le chauffage est central, par vapeur à basse pression ; les radiateurs sont dans des gaines perforées ou encastrées dans le mur.

La question du personnel reçoit toute mon attention ; le problème est difficile à résoudre ; le recrutement est des plus difficiles dans ce pays ; il faut, à côté de l'éducation des nouveaux employés, faire, chose plus difficile, la rééducation de l'ancien personnel trop habitué aux moyens de contention et au régime cellulaire.

A la section des femmes qui, depuis l'ouverture, m'a donné beaucoup plus d'entrées et s'est trouvée presque pleine d'emblée, j'ai une équipe de jour et une équipe de nuit. Le jour, une infirmière major et une infirmière s'occupent des malades, une femm de service est employée aux gros travaux ; la nuit, deux infirmière veillent debout et en costume. Elles dorment le jour ; la durée d service de nuit est de deux semaines. Une nouvelle infirmièr prend la nuit chaque lundi pour deux semaines, en sorte qu'ell trouve une autre infirmière déjà au courant du service de nui depuis une semaine. L'infirmière major est à poste fixe ; les autres infirmières marchent par roulement avec les infirmières de mon service de médecine générale, ce qui leur permet d'être moins fréquemment de service de nuit et leur permet aussi d'apporter une assez bonne instruction générale professionnelle au soignage des malades.

J'espère pouvoir prochainement organiser sur les mêmes bases la section des hommes actuellement pourvue de deux infirmiers seulement.

Ce service est organisé pour recevoir 25 malades, soit 10 à la section des hommes, 10 à la section des femmes, 4 grands agités, plus une chambre de malade indépendante. En se basant sur un séjour moyen de deux mois par malade, c'est donc un roulement de 150 malades par an qu'il peut assurer. Dans l'ancien pavillon, le mouvement des malades n'était que de 30 par an (32 en 1908, 29 en 1909 et en 1910). L'année 1911 pendant laquelle l'ancien pavillon fut ouvert trois mois et le nouveau cinq, vit passer 59 malades (35 femmes et 24 hommes). Ce brusque relèvement est dû peut-être à l'accroissement progressif de la population française, mais incontestablement aussi à ce que cette nouvelle installation n'inspire plus aux familles la répulsion de l'ancienne ; depuis son ouverture, c'est-à-dire en cinq mois, ce nouveau service a reçu déjà 34 malades (soit une moyenne de 80 par an en calculant sur cette donnée).

Les 59 malades de l'année 1911 se décomposent comme suit :

Français	42
Israélites	7
Italiens	5
Anglo-Maltais	4
Musulmans	1

Le principe, actuellement intangible, que l'hôpital français ne reçoit, à titre gratuit, que des Français, limite beaucoup les entrées.

Il serait vivement à désirer que l'admission gratuite des indigents s'étendît à tous les Européens et aussi aux israélites. Mais il faudrait qu'un asile local ou un plus grand nombre de places à Marseille permît l'évacuation plus rapide des chroniques et des ncurables ; actuellement il y a dans le service un certain nombre de malades d'ancienne date qui sont gardés faute de place à Marseille ou parce que leur état général rend dangereuse une déclimatation.

Un dernier mot sur la réglementation de ce service : pour les entrées, si le malade est évacué d'un autre service, un certificat du médecin traitant suffit pour le passage ; s'il vient du dehors amené par sa famille, on demande un certificat médical et on fait signer par les parents, à toutes fins utiles, une demande de mise en observation. Si le malade est amené d'office, on exige, avec un certificat médical, un procès-verbal de police et un ordre de mise en observation signé du secrétariat général du gouvernement tunisien.

Toutes ces formalités n'ont qu'une valeur de fait, relative ; le décret en préparation leur donnera une valeur officielle et légale.

Il n'y a pas en Tunisie d'établissements privés pour aliénés.

Les hôpitaux des villes de l'intérieur : infirmeries-dispensaires du gouvernement, hôpitaux militaires admettant des civils (Sousse, Bizerte) ne possèdent pas d'installations ; en général les malades y séjournent très peu de temps et sont évacués sur Tunis.

Ailleurs, en attendant le transfert sur Tunis, on met les aliénés dans les locaux disciplinaires à la garde de la police.

III. — Les aliénés tunisiens en France. Transports.

Nous avons dit que le gouvernement tunisien avait passé avec l'asile Saint-Pierre, de Marseille, un traité lui assurant treize places pour la somme annuelle de 10 000 francs.

Ces treize places sont toujours occupées, elles le sont surtout par des Français ou Françaises indigents ; il y a toujours deux ou trois israélites tunisiens. Les envois se font au fur et à mesure des lits rendus vacants, par décès presque toujours, exceptionnellement par guérison. Les envois se font généralement par groupe de deux ou trois malades.

Trois malades ont été envoyés en 1909 ;

Quatre malades ont été envoyés en 1910 ;

Cinq malades ont été envoyés en 1911.

Les envois se font sur la demande du médecin chargé du service de l'hôpital français qui donne un certificat aussi détaillé que possible.

Un certain nombre de malades appartenant à des familles aisées sont placés par leurs soins dans des maisons de santé privées ou des pensionnats d'asiles ; leur nombre est difficile à connaître ; par ceux que mes fonctions à l'hôpital m'ont permis de voir à leur passage, je les estime pour les Français à deux ou trois par an.

Il y a un certain nombre d'Italiens enfermés dans des manicomes de leur pays d'origine. Je n'ai pu avoir de renseignements à leur sujet.

En aucun cas, il n'est envoyé de sujets musulmans en Europe.

Je ne veux pas insister sur ce qu'à de triste cette évacuation sur Marseille, après les protestations plus autorisées que la mienne sur le rapatriement des aliénés coloniaux.

Autrefois, les aliénés étaient parqués à bord dans des réduits sans air. Je dois à la vérité de dire que, dans ces derniers temps, le gouvernement tunisien a montré plus d'humanité ; pour le dernier convoi expédié sur Marseille en décembre 1911 on prit le service le plus rapide et l'on fit voyager les malades en 2e classe. Malgré cela, l'histoire de ce dernier convoi reste navrante. Il comprenait un homme et deux femmes, toutes deux gâteuses, ayant besoin de soins très particuliers. Or, on n'avait désigné pour les accompagner, *suivant l'habitude,* que *deux agents de la sûreté!* Je pus obtenir par téléphone à la dernière minute qu'une de mes infirmières partirait avec elles.

A bord, même inconséquence. Le commissaire du bord voulait à tout prix mettre dans la même cabine cet homme et ces deux femmes. Il fallut la protestation énergique de l'infirmière pour éviter cette promiscuité. Quant aux agents de la sûreté, on ne les vit de tout le voyage.

J'ai dit aussi comment il fallait compter avec le bon vouloir du capitaine, souverain maître à son bord, qui reste libre de prendre ou de refuser au dernier moment les convois qui lui sont amenés. L'un d'eux usa de ce pouvoir discrétionnaire et à la dernière minute refusa un convoi à quai prêt à partir (8 juillet 1908).

Ces aliénés trouvent-ils en France une ambiance, un milieu et surtout un climat qui leur soient favorables ? Pour beaucoup d'entre eux venus depuis de nombreuses années déjà en Tunisie, c'est le déclimatement physique avec toutes ses conséquences ; est-il bien humain enfin d'amener ces aliénés loin d'une famille qu'ils sont venus fonder à grand'peine en terre africaine ?

IV. — L'aliénation mentale en Tunisie (fréquence, formes, etc...)

L'absence de toute organisation sérieuse d'assistance et de toute observation médicale spécialisée jusqu'à ce jour rend difficile une estimation de la fréquence de l'aliénation mentale en Tunisie et une étude des formes les plus fréquemment observées.

A) Musulmans. — Trop d'aliénés sont cachés dans les familles ou égarés pour qu'on puisse faire un recensement chez les musulmans. L'hôpital Sadiki en comptait jadis 50 à 60. Y en a-t-il 100, 200, 300 en Tunisie? La chose est difficile à établir.

Malgré la grande diffusion de la syphilis, la paralysie générale est très rare chez les Arabes; c'est aussi l'avis des médecins qui ont eu l'occasion d'approcher les aliénés musulmans en Tunisie (docteur Lovy, docteur Bouhageb).

Même remarque pour l'alcoolisme qui pourtant commence à se répandre dans les villes avec une effrayante progression.

Par contre, les fumeurs de *kif*, de *chira* (extraits du chanvre indien) font fréquemment des psychoses toxiques aiguës hallucinatoires et parfois des déchéances cérébrales aboutissant à la démence; la Tekia présente toujours un certain nombre de ces délirants hallucinés facilement reconnaissables à leur aspect.

Les déchéances cérébrales organiques y sont assez nombreuses; j'y ai vu un certain nombre d'idiots, d'hémiplégiques, de diplégiques infantiles avec épilepsie. L'épilepsie dite essentielle paraît bien plus rare.

Enfin, on y observe tout un lot de déments précoces et de dégénérés assez reconnaissables à leurs attitudes et à leurs stigmates organiques.

Ces cerveaux tout imprégnés du Coran ont facilement des délires de structure religieuse.

Les accidents maniaques m'ont paru plutôt rares, ce qui s'explique peut-être par le calme et la sérénité habituelle des mœurs musulmanes.

La criminalité par aliénation mentale serait, d'après les témoignages de police qui m'ont été fournis, assez rare.

En tout cela, je le répète, il ne faut voir que des impressions auxquelles manque le contrôle d'une observation scientifique rigoureuse ou d'une statistique actuellement impossible à établir.

B) Israélites. — Je connais mieux les milieux israélites et j'ai pu, après d'autres observateurs, en dégager cette impression très nette que les psychoses y sont très fréquentes.

Il y aurait un intéressant chapitre à écrire sur la psychologie du juif tunisien et sur ses déviations pathologiques.

Au calme, à la sérénité, à l'imprévoyance du musulman, on

pourrait opposer l'activité, la préoccupation mentale, le goût la spéculation si développés chez l'israélite; sensible à l'exc tourmenté et inquiet, le juif tunisien est un *émotif* et un *anxieu* Cette constitution le voue presque fatalement aux états dépressi quand la moindre cause morale ou sociale vient entraver le dévelo pement de ses affaires ou de ses affections, ou quand une crise ph siologique vient perturber le cours normal d'une vie peu entraîne à l'endurance et à la résistance physique.

Sur ces états dépressifs qui vont de la neurasthénie passagè aux mélancolies graves, les troubles de l'affectivité et de la perso nalité éclatent avec une étonnante facilité : neurasthénique obsédés, cénesthopathes, mélancoliques sont très nombreux che les juifs tunisiens ; les deuils, les revers de fortune, les émotions d toute nature, la puberté, la ménopause, la puerpéralité sont pou les prédisposés des écueils presque fatals.

La *mélancolie*, très fréquente, revêt presque toujours la *form anxieuse;* elle est bien plus rarement délirante et s'accompagne alors d'idées d'impuissance, d'indignité.

Je ne crois pas la proportion de ces mélancoliques inférieure à 75 0/0 des malades aigus que j'ai pu observer.

Je n'ai observé que deux cas de manie aiguë.

Les formes hallucinatoires m'ont paru rares, car il y a peu de causes d'intoxication : l'alcoolisme est exceptionnel, l'israélite ne fume presque jamais le kif ou la chira.

Les infirmités psychiques de causes organiques (idiotie, épilepsie, en rapport avec des encéphalopathies infantiles) s'y trouvent en nombre égal à ceux des autres races.

En résumé, beaucoup de psychoses aiguës et subaiguës, passagères ou récidivantes, curables à plus ou moins courte échéance, et parfaitement justiciables de l'hospitalisation temporaire.

Pour les chroniques et incurables, un israélite tunisien qui s'occupe activement de l'assistance à domicile, M. Maurice Scialom, estimait de 30 à 50 le nombre des malades qu'on pourrait recueillir dans un asile.

C) Européens. — En Tunisie, les Européens rencontrent tous les éléments de perturbation mentale propres aux colonies. Les maladies mentales n'y sont pas rares, apparaissant parfois brusquement, sous l'influence de l'expatriation, de l'âpreté de l'existence, du coup de chaleur ou de l'alcoolisme, amenées d'autres fois lentement par une intoxication paludéenne ou une nostalgie tenace.

La Tunisie pourtant, en ce qui concerne certains de ces facteurs, ne saurait être assimilée à nos possessions de l'Ouest africain ou de l'Indo-Chine; une réduction géographique s'impose; au reste, beaucoup d'Européens habitant les villes de la régence y trouvent une vie sociale supérieure à celle de bien des petites villes de la métropole.

L'influence de la chaleur a bien produit quelques « coups de cafard » dans le Sud tunisien, et chaque année, j'ai remarqué que le nombre des entrées au pavillon spécial de l'hôpital français augmentait brusquement au moment des premières chaleurs et des premiers coups de siroco.

L'usage de l'alcool, de l'absinthe et de son succédané local l'anisette est malheureusement très répandu chez les Européens de Tunisie.

J'ai vu le paludisme préparer le terrain de bien des psychopathies et même causer quelques cas de délire aigu.

V. — Conclusions et desiderata.

La Tunisie, qui est une des plus jeunes dépendances de la métropole, a su déjà prendre une des meilleures places dans l'organisation des œuvres d'assistance.

Elle a pris la première dans l'assistance immédiate des aliénés français par la création d'un service d'observation et de traitement aménagé sur les données les plus modernes et les plus rationnelles.

Elle doit compléter cette assistance et l'étendre aux indigènes que la France a le devoir de protéger.

Pour les aliénés il faut créer comme pour les autres malades deux lignes d'assistance :

1° Une première ligne conçue dans l'esprit *hôpital*, recevant tous les cas de délire au début, servant à la fois de poste d'observation et de triage et de service de traitement pour les cas reconnus curables;

2° Une seconde ligne conçue dans l'esprit *asile* où seraient placés les aliénés chroniques et incurables.

1° En ce qui concerne les Français, le pavillon nouvellement construit à l'hôpital français remplit tous les *desiderata* d'une première ligne d'assistance.

Mais il faut hâter le décret qui en réglementera le fonctionnement, permettra d'assurer, avec toutes les garanties nécessaires, certains placements d'office et donnera aux aliénés en traitement le statut qui leur est indispensable.

Il est de toute nécessité aussi que des instructions complémentaires soient données aux différents services appelés à s'occuper accidentellement des aliénés soit à Tunis, soit dans l'intérieur (police, contrôles civils, médecins de colonisation).

Le désarroi le plus grand se manifeste en effet souvent quand il s'agit d'envoyer un aliéné de l'intérieur à Tunis. A Tunis même, tout récemment, il a pu s'écouler quatorze jours (du 24 décembre 1911 au 8 janvier 1912) pour qu'un pauvre employé, ayant en main son certificat médical, pût faire entrer sa femme à l'hôpital. Il fut renvoyé du commissaire de police au procureur, du procureur à la sûreté, de la sûreté au gouvernement, etc... pendant que sa femme se livrait aux excentricités les plus dangereuses.

Il serait désirable — et aucun obstacle matériel ne s'y oppose — que le bénéfice de la nouvelle organisation de l'hôpital français pût s'étendre à tous les Européens ainsi qu'aux israélites qui s'européanisent rapidement et présentent de nombreux cas de psychose aiguë.

Il faudrait aussi créer pour les musulmans une réplique à ce service et aménager pour eux un petit service d'observation et de traitement dépendant de l'assistance musulmane et participant à ses ressources. Les musulmans sont sans doute moins exposés aux psychoses aiguës et aux délires aigus que les autres, mais ils sont bien plus nombreux comme population. La Tekia ne saurait répondre à cette fin ou, si on voulait l'y affecter, il faudrait en supprimer toutes les dispositions cellulaires, la mieux doter au point de vue des ressources médicales et en modifier complètement l'esprit.

2° En arrière de cette première ligne d'assistance, il faut *le plus tôt possible* créer en Tunisie un asile d'aliénés.

Cet asile ne peut être que mixte et international. Sa création, imposée par toutes les considérations énoncées plus haut, est, de plus, amplement justifiée par la population de la Tunisie qui atteint près de 2 000 000 d'habitants. Or, quelle contrée de France, quel groupe de départements atteignant ce chiffre de population n'a pas son ou ses asiles.

L'Égypte (10 000 000 d'habitants) avec laquelle la Tunisie présente de grandes analogies démographiques et politiques, a très bien organisé son assistance aux aliénés : elle leur réserve 1 500 lits, répartis entre plusieurs établissements.

A ce taux, c'est un asile de deux à trois cents lits qu'il faudrait à

Tunisie. C'est, du reste, à peu près à ce chiffre que l'on arrive cherchant à totaliser les aliénés qui y sont éparpillés.

Cet asile devrait être suburbain, aux portes de Tunis, car la ville Tunis, agglomération de 200 000 habitants, en sera le grand ourvoyeur.

L'asile serait construit par petits pavillons, système reconnu le eilleur aujourd'hui au point de vue scientifique et qui s'adapterait ès bien aux contingences locales et à la nécessité de séparer les alades par nationalité et par races.

Une exploitation agricole utiliserait les malades susceptibles de ravailler.

Le service médical en serait assuré par un médecin directeur t un ou deux médecins adjoints devant parler nécessairement 'arabe.

Un asile international ainsi compris serait un champ d'observations scientifiques et de pathologie comparée remarquable.

Au point de vue budgétaire, les charges seraient réparties entre tous les intéressés : gouvernement tunisien, administration des habous, caisse de bienfaisance israélite, consulats étrangers (s'ils veulent entrer dans la combinaison) fourniraient un apport de capitaux proportionnel au nombre de lits que chacun y prendrait. Les frais d'entretien seraient répartis au prorata du nombre des malades de chaque catégorie.

MAROC

Il est certes prématuré de parler ici de l'assistance des aliénés au Maroc. Si nous en disons un mot, c'est que la question se posera bientôt peut-être et que, d'autre part, elle vient d'être ouverte par le tout récent rapport de mission de nos collègues MM. Lwoff et Sérieux.

C'est aux intéressants extraits de ce rapport communiqués par les auteurs à la Société médico-psychologique (mars 1911) et à la Société clinique de médecine mentale (avril 1911), que nous emprunterons textuellement le résumé qui suit de la condition actuelle des aliénés au Maroc.

« L'assistance et le traitement des maladies mentales sont pour ainsi dire inexistants au Maroc. La faute en est non pas à une prétendue antinomie entre l'Islam et le traitement médical des aliénés, mais uniquement à l'état de décadence profonde dans lequel se trouve depuis longtemps le Maroc. L'enseignement médical n'existe pas dans ce pays, et le traitement des maladies de tout genre se réduit à des applications de talismans, à des invocations, prières, emplois empiriques de quelques drogues, etc.

Quand le gouvernement français a fait installer des dispensaires et des hôpitaux dans les principales villes de la côte et du centre sous la direction de médecins français, ni la xénophobie, ni la différence de conceptions religieuses n'ont empêché les indigènes, hommes et femmes, de venir par centaines demander des consultations médicales et chirurgicales à ces médecins. Il en sera de même pour les aliénés, le jour où les musulmans du Maroc auront acquis la certitude qu'ils peuvent faire soigner leurs malades dans des asiles convenablement aménagés.

Les aliénés en liberté. — Les visites que nous avons pu faire et les informations recueillies dans les milieux les plus divers nous ont permis de constater que : les aliénés qui sont ou paraissent inoffensifs errent en liberté, mendient dans les marchés et dorment en plein air. Ils sont vêtus de haillons, on en rencontre même, hommes et femmes, dans un état de nudité complète. Ceux qui ont des idées mystiques deviennent comme dans d'autres pays l'objet de la vénération de la foule. Ce sont ces « saints » qui, vivant sur la voie publique, ont seuls attiré l'attention des voyageurs. Ainsi ont pris naissance ces légendes répandues en Europe que l'aliéné, en pays musulman, est toujours considéré comme un saint. C'est une erreur : nous avons observé, à Tanger, sur le *Socco* (marché), en plein jour, un dément poursuivi, sous les yeux de la foule, par une bande de gamins qui le molestaient et lui jetaient des pierres.

Les aliénés dans la famille. — 1° Quand ces aliénés inoffensifs deviennent gênants ou dangereux, on oblige la famille à les séquestrer à domicile, où ils sont le plus souvent attachés et maltraités. Il est arrivé que des malades de ce genre, mal surveillés par la famille et devenus gênants ou dangereux, furent tués à coups de fusil par leurs voisins. (Communication du commissaire de police de Tanger.)

2° Les aliénés que leurs familles refusent de garder et ceux qui commettent des actes nuisibles sont placés dans des moristans et surtout dans les prisons.

Les aliénés dans les prisons. — Les aliénés placés en prison ont emprisonnés pour une durée illimitée dans les conditions d'hygiène les plus déplorables et demeurent confondus avec les criminels de droit commun. Ils ne reçoivent, comme nourriture, qu'un pain ou deux par jour, à moins que la famille ne subvienne à leurs besoins. Certains sont entravés à l'aide d'une barre de fer pesante qui relie deux anneaux rivés aux chevilles ; d'autres ont le cou chargé d'un énorme collier de fer auquel est fixée une lourde chaîne qui les unit à leurs compagnons de captivité. Les maladies, les épidémies sévissent cruellement dans ces sinistres geôles. Jamais un médecin n'y pénètre.

Les aliénés dans les moristans. — Les moristans sont des établissements de bienfaisance annexés à une mosquée ou à un tombeau d'un saint, servant à la fois de sortes d'hôpitaux, d'asiles, de refuges où l'on recueille les malheureux de toutes catégories : malades, aliénés, indigents, vagabonds, etc. Ils sont entretenus par des fondations pieuses. Le plus intéressant de ces moristans — car il a été consacré aux aliénés — est celui de Fez (Sidi Fredj), qui a cinq siècles d'existence. Un auteur arabe, Léon l'Africain, a donné, vers 1500, une description intéressante de ce moristan. Grâce à l'intervention du consul de France, M. Gaillard, nous avons pu obtenir du sultan la permission de pénétrer dans le moristan de Fez, où aucun Européen, croyons-nous, n'avait été admis jusqu'ici. Rien n'y a changé depuis l'an 1500. C'est, à proprement parler, une prison d'aliénés plutôt qu'un hôpital ; les malades ne reçoivent aucuns soins médicaux. Une quinzaine d'aliénés (la ville de Fez a plus de 100 000 habitants) y vivent dans des cellules situées au rez-de-chaussée d'un bâtiment, dont le premier étage sert de prison aux femmes. Mal vêtus et mal nourris, ces malades ont, pour la plupart, au cou un lourd collier de fer auquel est attachée une chaîne scellée au mur. A côté d'eux, quelquefois dans la même cellule, se trouvent des fiévreux, des contagieux. Jadis, on faisait venir chaque vendredi des musiciens chargés de distraire les malades; actuellement, ces distractions sont devenues plus rares, les sommes destinées à cet usage restant parfois entre les mains des intermédiaires.

Il existe des moristans analogues, mais moins spécialement affectés aux aliénés, à Tanger, Casablanca, Mogador. Un moristan fondé en 1563 existe à Marrakech. Il serait, comme celui de Fez, plus particulièrement destiné aux aliénés. Dans aucun de ces moristans, même dans celui de Casablanca, il n'y a de service médical.

Nombre des aliénés au Maroc. — La statistique comp[...] permet d'évaluer le nombre des aliénés au Maroc à 15 000 [...] 20 000 (pour une population de 8 millions à 10 millions d'habitan[...]

Conséquences sociales. — Presque tous ces aliénés sont [...] liberté. Comme ailleurs, ces malades ont, à leur actif, de nombr[...] actes antisociaux ; il est vrai que l'opinion ne s'émeut guère [...] méfaits dus à ces sujets, et les accepte à tort comme inévitab[...] Ce fatalisme, s'il convient aux Orientaux, ne peut se conci[...] avec les exigences de la civilisation moderne et avec la sécur[...] des personnes.

On ne saurait exagérer les rôle des aliénés, en pays musulm[...] comme perturbateurs de l'ordre public. Dans un pays où, cepe[...]dant, une grande partie de ces malades sont internés, la pres[...] rapporte chaque jour les attentats de toute nature commis p[...] les aliénés en liberté. Nombreux sont aussi ces demi-fous, c[...] déséquilibrés et dégénérés de toute espèce qui forment l'éléme[...] agressif, violent, malfaisant de tous les mouvements populair[...] Il est du devoir de ceux qui savent l'importance de l'hygiène [...] de la prophylaxie sociales dans la vie d'un peuple, de chercher [...] connaître, afin de les éliminer et de les soigner, ces diverses cat[é]gories d'anormaux. »

Les constatations de MM. Lwoff et Sérieux se terminent par u[n] projet d'assistance, d'une part des aliénés indigènes, d'autre par[t] des aliénés européens, au Maroc. Nous en parlerons dans la troi[...]sième partie de notre rapport.

CHAPITRE II

AFRIQUE OCCIDENTALE FRANÇAISE

Sénégal. — Haut-Sénégal et Niger. — Mauritanie. — Guinée. — Côte d'Ivoire. — Dahomey.

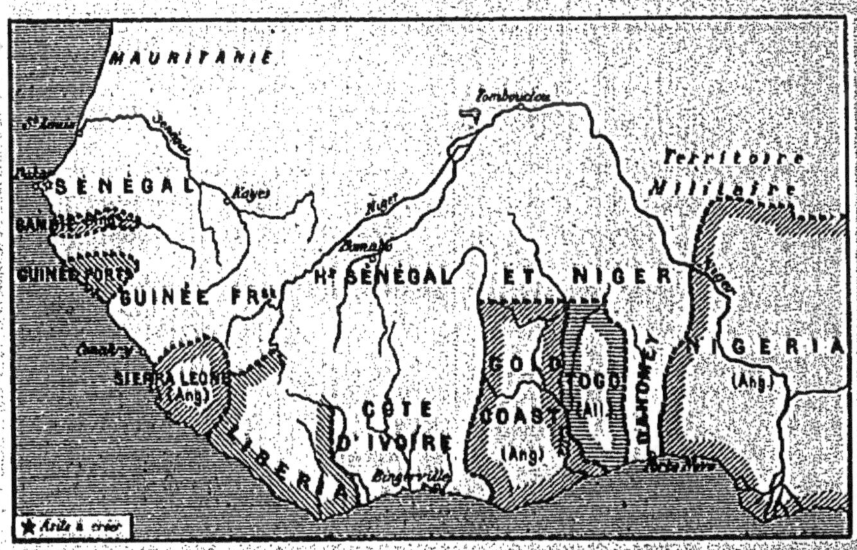

Fig. 5. — AFRIQUE OCCIDENTALE

AFRIQUE OCCIDENTALE

Différentes possessions de l'Afrique occidentale.

Mauritanie : France.
Sénégal, avec Haut-Sénégal et Niger : France.
Gambie anglaise : Angleterre.
Casamance : France.
Guinée portugaise : Portugal.
Guinée française : France.
Sierra Leone : Angleterre.
Libéria : indépendant. Sous la protection des États-Unis d'Amérique.
Côte d'Ivoire : France.
Côte d'Or (Gold Coast) : Angleterre.
Togo : Allemagne.
Dahomey : France.
Nigéria : Angleterre.

Possessions françaises de l'Afrique occidentale.

Gouvernement général de l'Afrique occidentale française, capitale : Dakar.

1. Sénégal (avec Casamance), chef-lieu : Saint-Louis.
2. Guinée française : Conakry.
3. Côte d'Ivoire : Bingerville.
4. Dahomey : Porto-Novo.
5. Haut-Sénégal et Niger : Kayes, Bamako.
6. Mauritanie : commissariat général, résidence à Saint-Louis.

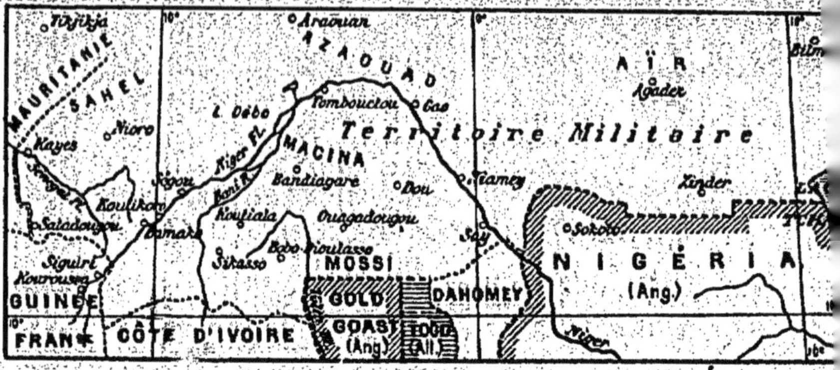

Fig. 6. — HAUT-SÉNÉGAL ET NIGER

SÉNÉGAL

(Division administrative).

Histoire. — Fin du seizième siècle, premiers comptoirs. 1758 : prise par les Anglais. 1779 : reprise du Sénégal par Lauzun. 1809 : prise par les Anglais qui le restituent en 1817.

Vers 1855, l'occupation s'étend à l'intérieur.

1860. Faidherbe et organisation progressive.

Aspect général. — Pays plat, sablonneux, végétation maigre, sauf sur les bords des cours d'eau où elle est intense pendant l'hivernage. A mesure que l'on descend vers le sud : Sine, Saloum, Gambie, Casamance, végétation de plus en plus dense et puissante à cause de l'humidité du climat.

Climat. — Deux saisons très distinctes :

Décembre, fin mai : saison sèche.

Juin, novembre : hivernage.

Pendant l'hivernage, pluies et violents coups de vent (tornades).

Maladies principales. — Fièvre paludéenne ; fièvre bilieuse hémoglobinurique. Epidémies de fièvre jaune, 1878, 1881, 1900.

Population. — 1 130 000 habitants.

Organisation administrative. — Gouvernement à Saint-Louis ; administrateurs dans les cercles. Communes de pleine exercice : Dakar, Rufisque, Gorée, Saint-Louis, avec conseil municipal élu.

Conseil général du Sénégal : un député, pas de sénateur.

Principaux centres. — Dakar, Saint-Louis, Rufisque, Gorée. Sur la voie ferrée de Saint-Louis à Dakar : Thiès, Tivaouane, Louga. Sur le fleuve : Dagana, Podor, Matam, Bakel.

Lignes de navigation. — Courriers postaux : Messageries Maritimes, départ de Bordeaux tous les deux vendredis, allant dans l'Amérique du Sud.

Chargeurs Réunis : départ tous les 25 du mois de Pauillac allant au Congo.

Transports Maritimes, 10, 20, 30, de Marseille, escale à Dakar pour l'Amérique du Sud.

Nombreuses lignes commerciales françaises et étrangères pour Dakar ou faisant escale.

Voies de communication dans la colonie. — Chemins de fer : Dakar, Saint-Louis.

Chemin de fer : Thiès-Kayes en construction. Un tronçon en exploitation.

Navigation fluviale. — Possible de juillet en janvier jusqu'à Kayes ; trois ou quatre jours de fleuve.

De janvier à juillet : arrêt à Mafosé et Podor, et usage de chalands quinze ou vingt jours jusqu'à Kayes.

* Asile d'aliénés à créer près de Dakar.

HAUT-SÉNÉGAL ET NIGER

Situation géographique. — La colonie du Haut-Sénégal et Niger, avec le territoire militaire du Niger qui en dépend, est constituée, en majeure partie, par les bassins du haut Sénégal et du moyen Niger auxquels il faut ajouter les bassins de la haute Volta et les vastes régions entre le Niger et le Tchad, situées au nord de la Nigéria anglaise. La colonie se rejoint au nord avec le Sahara sud-algérien, et communique par le Sénégal et la Guinée à l'Océan Atlantique, par le Dahomey et la Côte d'Ivoire, au golfe de Guinée.

Aspect général du pays. — Plat ou très peu mouvementé, le sol est constitué en majeure partie par de vastes plateaux de latérite ferrugineuse se prolongeant vers le nord par de vastes plaines sablonneuses, formant transition avec les régions désertiques sahariennes.

Le Niger descend du massif du Fouta-Djallon (Haute-Guinée) vers le nord-est et décrivant une vaste boucle dont le sommet est vers Tombouctou, il va déboucher dans le golfe de Guinée.

Son cours est divisé en trois biefs :

1° Le haut Niger, en amont de Bamako, qui se rattache commercialement à la mer par le chemin de fer de la Guinée française de Kouroussa-Konakry ;

2° Le moyen Niger, entre Koulikoro et Say, relié à la mer par le chemin de fer Koulikoro-Bamako-Kayes et le fleuve Sénégal ;

3° Le bas Niger ou Niger maritime qui coule sur le territoire de la Nigeria anglaise.

De mars à juin le Niger n'a qu'un mince filet d'eau. De juillet à janvier, c'est un fleuve immense arrosant une vallée très fertile; il atteint jusqu'à 6 kilomètres de largeur et plus. La crue est régularisée par des lacs qui servent de réservoir au fleuve. En dehors des affluents de droite du Niger dont le plus important est le **Bani**, la boucle du Niger est arrosée par les cours supérieurs de la **Volta blanche** et de la **Volta noire**, dont la réunion forme la Volta qui se jette dans le golfe de Guinée.

Organisation administrative. — La colonie fait partie du gouvernement de l'Afrique occidentale française. Elle est administrée par un lieutenant général résidant à Bamako.

Elle est divisée en cercles et un territoire militaire divisé lui-même en cercles et postes.

A la tête de chacun des cercles est un administrateur; à la tête du directoire militaire est un lieutenant-colonel.

Voies de communication :

Haut-Niger. — Chemin de fer de Konakry (Guinée française) à Kouroussa (trajet : deux jours).

Moyen-Niger. — Dakar, Saint-Louis, Kayes (voir notice Sénégal). Chemin de fer de Kayes au Niger. Kayes-Koulikoro : deux jours.

A partir de Koulikoro, service de navigation sur le Niger.

Bas-Niger. — Chemin de fer de Dahomey, puis route jusqu'à Say.

Nos colonies de l'Afrique occidentale française sont réunies sous un gouvernement général ayant son siège à Dakar.

La plupart des indications qui suivent sur l'assistance des aliénés s'appliquent à l'ensemble de ces colonies. Nous signalerons, chemin faisant, ce qui est spécial à chacune d'elles (1).

Ainsi que nous l'avons fait pour l'Afrique du Nord et que nous le ferons, autant que possible, pour les autres colonies, nous diviserons notre étude de la façon suivante :

Historique. Législation. Etablissements locaux. Rapatriements et transports. Les aliénés de la colonie dans les asiles métropolitains. Considérations générales et statistiques.

I. — **Historique.**— La question du sort des aliénés sénégalais fut agitée pour la première fois dans la séance du conseil général du Sénégal, en date du 25 décembre 1896. Ces aliénés restaient alors empilés à l'hôpital civil de Saint-Louis; mais comme la place était limitée, on était réduit à donner la liberté à l'un pour en prendre un autre.

M. Faure, rapporteur, s'émut de cet état de choses et exposa la situation misérable de ces malades. Il déclara que des négociations entreprises avec les pères de Thiès, pour la création d'une sorte d'asile, avaient échoué. Il reprit l'idée, fortement appuyée par M. Aumont, de l'évacuation des aliénés sur un des asiles du midi de la France.

M. le directeur de l'intérieur à son tour fit une description des

---

(1) Les renseignements contenus dans ce chapitre proviennent : pour ce qui concerne les colonies elles-mêmes, du rapport de notre ancien élève l'aide-major de 2e classe des troupes coloniales Morin, visé par M. le médecin principal Gallay, directeur du service de santé de l'A. O. F.; pour ce qui concerne les aliénés de l'A. O. F. en France, de la thèse de Borreil et surtout des documents obligeamment fournis par le Dr Alombert-Goget, médecin en chef de l'asile de Marseille.

aliénés à l'hospice civil de Saint-Louis. « Ils sont enfermés seul seul, dans des cellules étroites qui peuvent être comparées à de lieux d'aisance sans air. J'ai vu un indigène haletant s'accroche des mains aux parois de la muraille, grimper comme un singe pou aller respirer à travers les étroits barreaux de sa prison un peu d l'air du dehors. »

En même temps, M. Aumont rendait justice aux médecins d l'hospice civil qui toujours avaient protesté avec énergie contr un semblable traitement infligé aux aliénés. De cette discussio sortit un vœu tendant à entamer des pourparlers avec l'asile de Marseille qui aboutirent, le 31 mai 1897, à un traité pour neuf ans avec cet établissement.

Voici ce traité :

Article premier. — Les indigènes de la colonie française du Sénégal atteints d'aliénation mentale seront admis et entretenus à l'asile d'aliénés de Marseille moyennant un prix de journée de deux francs par malade. Le directeur s'engage à assurer aux aliénés de la colonie du Sénégal tous les soins médicaux qui leur seront nécessaires, pourvoir à leur nourriture, à leur entretien, à leur habillement dans les conditions stipulées en faveur des aliénés entretenus dans ledit asile à la charge des départements.

Art. 2. — Chaque aliéné transféré du Sénégal à l'asile de Marseille sera accompagné :

1° D'un ordre d'internement délivré par le directeur de l'intérieur de la colonie ;

2° D'un certificat individuel établi par un médecin de ladite colonie constatant les particularités de la maladie et la nécessité de faire traiter le malade dans un asile d'aliénés ;

3° D'une notice individuelle mentionnant, autant que cela sera possible, les nom, les prénoms, âge, date et lieu de naissance, culte, enfin tous renseignements propres à établir l'état civil du malade ;

4° D'un certificat médical constatant qu'à l'embarquement, il ne régnait dans le port d'embarquement aucune maladie contagieuse ni épidémique et que le malade lui-même ne présentait aucune maladie épidémique ou contagieuse.

Art. 3. — A leur départ du Sénégal les malades seront pourvus de vêtements convenables et suffisants pour les garantir contre les effets de la différence de température entre le climat du Sénégal et celui de la France.

Art. 4. — Les frais du traitement seront remboursés trimestriellement par l'administration du Sénégal sur la présentation des états établis à la fin de chaque trimestre par l'administration de l'asile et approuvés par M. le préfet des Bouches-du-Rhône.

Art. 5. — Tous frais accessoires de correspondance, de transport du point de débarquement à l'asile d'aliénés et inversement en cas de sortie, les frais d'inhumation et autres, seront à la charge de la colonie du Sénégal, et seront remboursés trimestriellement, comme les frais de traitement, sur la production d'états justificatifs par un mandat sur la trésorerie générale des Bouches-du-Rhône.

Art. 6. — En cas de décès, l'administration de l'asile pourvoira à l'inhumation dont le prix est fixé à six francs.

Art. 7. — En cas de sortie par guérison, le malade reprendra les effets indigènes qu'il avait en entrant à l'asile.

Art. 8. — Avis sera donné à la préfecture des Bouches-du-Rhône de l'entrée de chaque malade, des sorties et des décès.

Art. 9. — En aucun cas, les malades sortis ne pourront séjourner à Marseille. Ils seront rapatriés aux frais de la colonie, et M. le directeur du Sénégal désignera d'avance un port unique de débarquement pour tous les malades rapatriés.

Art. 10. — Le malade dont la sortie aura été ordonnée sera conduit par les soins de l'administration de l'asile à l'un des bateaux qui font le service du Sénégal et confié aux soins du capitaine.

M. le préfet des Bouches-du-Rhône délivrera à cet effet une réquisition de passage au nom et pour le compte de l'administration du Sénégal.

Art. 11. — Les frais de timbre et d'enregistrement du présent traité sont et demeurent à la charge de la colonie du Sénégal.

Art. 12. — Le présent traité est passé pour une période de neuf ans. Toutefois chacune des parties contractantes se réserve la faculté de le résilier au terme de la sixième année, en le dénonçant six mois à l'avance.

Art. 13. — Faute de dénonciation six mois avant la neuvième année, le traité sera renouvelé de plein droit pour une nouvelle période de neuf ans et dans les mêmes conditions.

Art. 14. — Le présent traité ne sera définitif qu'après avoir reçu l'approbation :

1° De M. le préfet des Bouches-du-Rhône ;

2° De M. le gouverneur du Sénégal.

En séance du 31 juillet 1905, le conseil général renouvelle le contrat.

« La Commission coloniale, après avoir entendu la lecture du rapport présenté par l'administration et pris connaissance du traité passé avec l'asile de Marseille : Considérant que les conditions faites à la colonie pour l'hospitalisation des aliénés en France sont des plus avantageuses, puisque le prix de la journée par malade ne s'élève qu'à deux francs ; considérant que le traité expire le 5 mai 1906, et qu'il y a lieu de le renouveler six mois avant l'expiration ;

« Attendu d'autre part que la plus prochaine session du conseil général sera pour cette dernière date, qu'il y a dès lors urgen de prendre une décision ;

« Vu les différents votes par lesquels l'assemblée a deman l'éloignement des fous de l'hôpital civil ;

« La Commission émet un avis favorable en vue du renouvell ment pur et simple du contrat passé entre la colonie et l'asile Marseille. »

Le conseil vote ce renouvellement.

Tel est, en quelques mots, l'historique de l'assistance des aliéné au Sénégal et tel est le régime actuel de cette assistance : celui d l'évacuation en France des aliénés de cette colonie.

Les autres colonies de l'A. O. F. sont placées sous le même régim et l'une d'elles, la Guinée française, a depuis le 12 décembre 190 un traité analogue avec l'asile de Marseille.

Législation. — La loi de 1838 n'a été promulguée ni au Sénégal la plus ancienne colonie du groupe, ni dans les autres colonies de l'A. O. F.

L'internement des aliénés et toutes les questions qui s'y rattachent ne sont réglementés par aucun arrêté ni aucun décret.

L'ordre d'internement des aliénés a lieu sous forme de décision du lieutenant-gouverneur du Sénégal, visant l'ordonnance organique du 7 septembre 1840. Nous reviendrons sur ce point dans la troisième partie du rapport.

En somme, tout se réduit aux décisions prises par le conseil général et au traité auquel elles ont abouti.

II. — **Établissements locaux.** — Il n'existe, dans toute l'Afrique occidentale française, aucun établissement spécialement affecté aux aliénés.

D'une façon générale, les aliénés *européens* sont soignés dans des cabinets attenants aux salles de médecine et, sauf les cas de tranquillité certaine, sont surveillés sans cesse par un infirmier indigène. Si l'excitation du malade est grande, il reste couché, vêtu de la camisole et toujours sous la surveillance d'un infirmier.

Les aliénés *indigènes* sont reçus dans des chambres ou de petites cellules contenant un lit de fer, un matelas, une couverture ; dans un coin, posé sur un lit de sable, un vase avec couvercle et c'est tout. Assez souvent quand le sujet est très excité et très violent, on est obligé d'enlever tout mobilier et il dort sur le carreau, roulé dans sa couverture.

Ces locaux servent également à enfermer les prisonniers et prévenus malades, évacués de la prison sur l'hôpital.

Voici du reste la description de ces locaux dans les principales formations sanitaires du Sénégal.

Hôpital colonial de Dakar. — Cet hôpital reçoit les militaires, européens et indigènes ; les fonctionnaires de toutes les administrations de la colonie ; les civils payants.

Les aliénés européens sont placés dans des chambres séparées, attenantes aux diverses salles de malades.

Le bâtiment affecté aux aliénés indigènes est le quatrième pavillon à droite de la cour centrale au rez-de-chaussée. Il mesure 7 mètres de large sur 24 mètres de long et est divisé en cinq chambres. De ces cinq chambres, *trois* seulement sont spécialement aménagées pour recevoir les aliénés. Des barreaux de fer rapprochés, recouverts de treillage métallique assez serré, obturent les fenêtres. Les portes pleines possèdent des serrures et des verrous extérieurs. Une des trois chambres (6 m. 50, 3 m. 50, 3 mètres de hauteur) possède une porte s'ouvrant à l'est sur la galerie latérale de l'hôpital et deux fenêtres orientées l'une au nord, l'autre au sud. Elle est dallée comme toutes les salles de l'hôpital. Servant de cabanon pour les aliénés agités, elle ne contient habituellement qu'un lit en fer avec un matelas et une couverture.

Les deux autres chambres sont occupées par les aliénés plus calmes. Lorsqu'il n'existe pas d'aliénés, elles sont utilisées comme locaux d'isolement pour les indigènes à maladies contagieuses peu graves, surtout les maladies cutanées. Ces deux salles peuvent contenir six lits. Elles ont une porte s'ouvrant au nord et une porte s'ouvrant au sud.

Les deux dernières pièces du rez-de-chaussée ont bien des portes pleines, à verrous extérieurs, mais n'ont pas de barreaux aux fenêtres.

Hôpital civil de Dakar. — Il s'agit là d'un hôpital tout nouveau, à peine achevé et reçu et destiné à l'assistance des indigènes de la colonie du Sénégal, seulement. Cet hôpital, situé derrière l'hôpital colonial actuel, entre cet hôpital et le camp des Madeleines, comprend, entre autres, des salles pour les maladies générales, une maternité et un local complètement indépendant pour les aliénés. Ce local se compose de cinq chambres avec fenêtres à barreaux et accessoires, dont le nombre pourra être augmenté par la suite.

Malheureusement, cet hôpital n'a pu encore être ouvert, le

Sénégal n'ayant pas voulu jusqu'ici en prendre livraison, se jugeant trop pauvre pour l'exploiter.

Il entrerait, paraît-il, dans les vues du gouverneur général d'assurer le fonctionnement de cet hôpital au moyen d'une contribution perçue sur le budget de chacune des colonies de l'A. O. F. Dans ce projet les locaux pour aliénés seraient accrus pour y recevoir en observation tous les aliénés de ces colonies.

Hôpital de Gorée. — Cet hôpital reçoit les indigents européens (rares) et les indigènes civils ou indigents.

Les aliénés indigènes séjournent ordinairement peu de temps à Gorée, avant d'être évacués sur l'hôpital civil de Saint-Louis.

Le local qui leur est affecté est très restreint : une cellule située dans la cour de l'hôpital.

Dans cette cour, se trouve une sorte de hangar en planches divisé en trois parties, l'une sert de magasin, l'autre de buanderie ; la partie médiane est la cellule d'aliénés.

Elle mesure environ 3 mètres de longueur sur 2 m. 50 de profondeur et 2 mètres de hauteur. Elle contient un lit en planches et une paillasse. Elle prend jour par une petite ouverture grillagée placée au-dessus de la porte. Lorsqu'il n'y a pas d'aliénés à l'hôpital, on s'en sert comme lieu d'isolement pour les malades gâteux, ou atteints de maladies cutanées transmissibles.

Hôpital militaire de Saint-Louis. — Cet hôpital reçoit les militaires européens, les fonctionnaires des diverses administrations et les civils payants.

A l'hôpital militaire de Saint-Louis, les cabanons qui servent aux aliénés sont les mêmes que ceux qui servent aux détenus. Ces cabanons sont situés dans la partie gauche de l'hôpital, dans une cour desservant la morgue, les écuries, les bains, les magasins et le laboratoire de bactériologie. Ils sont au nombre de trois, de plain-pied sur la cour. Un de ces cabanons, le plus spacieux, a une porte pleine verrouillée au dehors, regardant au nord-est, et une fenêtre grillagée, plutôt soupirail que fenêtre, placée très haut, près du plafond et s'ouvrant au sud-est. Un lit en planches, une paillasse, un vase, constituent l'ameublement.

Les deux autres cabanons sont plus petits et placés à droite et à gauche d'une chambre de surveillance. Ils reçoivent le jour par un soupirail regardant au sud-ouest.

Hôpital civil de Saint-Louis. — Est affecté aux indigènes. C'est sur cet hôpital que sont évacués tous les indigènes du Sénégal en attendant leur transfert à l'asile d'aliénés de Marseille. Aussi les cabanons sont-ils plus nombreux, mais non mieux installés que ceux des autres hôpitaux. Ces cellules sont au nombre de cinq, l'une d'elles divisée en deux par une cloison. Ce sont de petites cases en briques recouvertes de tuiles, placées au fond de l'hôpital, près des communs. Chaque cellule mesure 2 mètres de large, 2 mètres de profondeur et 2 m. 50 de hauteur. Comme ouverture, une porte à verrous extérieurs et au-dessus une sorte de judas grillagé de 50 centimètres environ.

La cellule divisée en deux donne deux cabanons d'un mètre de largeur seulement.

Une de ces cellules contient un lit de planches, d'autres contiennent une natte et d'autres rien.

Il est facile de voir combien est précaire la situation des aliénés dans ces diverses formations sanitaires et combien peu elle diffère de celle des détenus.

Il est juste de dire toutefois que souvent des observations ont été faites sur cet état de choses et des vœux maintes fois exprimés, jamais réalisés.

C'est ainsi que pour l'hôpital civil de Saint-Louis, nous trouvons la délibération suivante du conseil général du Sénégal, en date du 8 avril 1905 : « La Commission coloniale renouvelle ses observations de l'année dernière, tendant à l'amélioration du logement des fous, ou mieux leur installation dans un local spécial, en dehors de l'hôpital.

« Dans le cas où cette dernière solution ne pourrait être obtenue pour des raisons budgétaires, elle exprime le vœu que de promptes améliorations soient apportées au logement actuel des aliénés dans le sens de ses observations de l'année dernière, — c'est-à-dire, construction d'une marquise sur la façade du pavillon afin d'abriter les cabanons du soleil qui frappe sur eux pendant toute l'après-midi, — capitonnage desdits cabanons et fourniture de literie convenable. La Commission exprime en outre le vœu que ces malheureux soient évacués sans retard, au fur et à mesure de leur internement, sur l'asile d'aliénés de Marseille.

« *Signé* : CARPOT, *président.* »

Voici maintenant quelques indications sur les cas de folie observés dans l'Afrique occidentale française. Elles sont tirées des rapports annuels des différentes formations sanitaires du Sénégal et des autres colonies du groupe.

Ces indications sont forcément incomplètes et inexactes, en raison de l'insuffisance des statistiques et du peu de précision des rubriques qui englobent beaucoup de maladies mentales sous les étiquettes de neurasthénie et de maladies sporadiques.

Voici cependant quelques chiffres.

SÉNÉGAL. — Les entrées des Européens à l'*hôpital colonial de Dakar*, de 1903 à 1910, ont été les suivantes : 1903, 12 entrées ; 1904, 15 ; 1905, 32 ; 1906, 23 ; 1907, 26 ; 1908, 34 ; 1909, 16. Au total 158. Comme diagnostics posés, nous trouvons : épilepsie, 10 ; hystérie, 6 ; neurasthénie, 54 ; syphilis cérébrale, 1 ; alcoolisme, 38 ; dégénérescence, 2 ; manie, 6 ; mélancolie, 2 ; délire de persécution, 2 ; troubles mentaux sans étiquette, 38.

Les entrées des indigènes ont été de 4 en 1904 ; 3 en 1905 ; 4 en 1906 ; 3 en 1907 ; 6 en 1908 ; 5 en 1909, soit au total 22, ainsi diagnostiquées : épilepsie, 1 ; hystérie, 1 ; neurasthénie, 1 ; paralysie générale, 1 ; dégénérescence, 1 ; manie, 1 ; mélancolie, 1 ; gâtisme, 1 ; troubles mentaux sans étiquette, 16.

A l'hôpital militaire de Saint-Louis, nous trouvons 11 entrées d'Européens de 1900 à 1906, dont 6 en 1906. Chez 7 de ces aliénés, le diagnostic fut : troubles mentaux ; chez 2, neurasthénie ; l'épilepsie, l'alcoolisme chronique, la manie en comptent chacun 1.

L'hôpital civil de Saint-Louis a reçu également : en 1905, 3 aliénés ; en 1906, 3 ; en 1907, 7 ; en 1908, 2, tous avec la mention absolument vague de « troubles mentaux ».

Pour ce qui est des indigènes, 7 entrèrent à *l'hôpital militaire de Saint-Louis* en 1903 et 1904, dont 3 pour « troubles mentaux », 2 pour paralysie générale, 1 pour idiotie.

A l'hôpital civil de Saint-Louis, où les aliénés indigènes du Sénégal sont centralisés, il en est entré 188 de 1900 à 1909, tous, sans exception, englobés sous la rubrique commune de « troubles mentaux ».

A l'hôpital de Gorée, qui ne reçoit guère que les indigènes, nous citerons, de 1900 à 1909, la présence de 43 aliénés, avec les diagnostics suivants : troubles mentaux, 37 ; épilepsie, 5 ; paralysie générale, 1.

HAUT-SÉNÉGAL-NIGER. — Vingt et un aliénés européens sont signalés comme ayant passé, de 1904 à 1909, dans les hôpitaux ou ambulances du Haut-Sénégal et du Niger (Kayes, Kati, Tombouctou, Bobo-Dioulasso). Ce sont toujours les mêmes rubriques vagues, à l'exception de six cas d'alcoolisme et d'un cas de paralysie générale.

Dans ces mêmes formations sanitaires, le chiffre des aliénés indigènes, durant le même laps de temps, fut de 23, sans diagnostics précis.

Guinée française. — En Guinée, *l'hôpital de Conakry* et *l'hôpital du chemin de fer* ont reçu 5 aliénés européens en 1907, 3 en 1908, 2 en 1909, avec deux diagnostics de mélancolie, un de manie, un de paralysie générale.

Ces mêmes hôpitaux ont reçu 3 aliénés indigènes en 1906 et 5 en 1907. Un cas de paralysie générale est noté parmi ceux de 1906.

Dahomey. — Au Dahomey, *l'hôpital de Porto-Novo* et *les ambulances de Cotonou* et de *Grand-Popo* mentionnent 1 aliéné européen en 1903 ; 1 en 1904 ; 1 en 1905 ; 4 en 1906, dont 1 paralytique général et 1 morphinomane. Ils mentionnent aussi, pour les aliénés indigènes : 2 en 1903 ; 3 en 1904 ; 1 en 1905 ; 1 en 1906 ; 1 en 1907, sans indication diagnostique précise.

Cote d'Ivoire. — Dans la Côte d'Ivoire, enfin (hôpitaux de Bingerville, de Grand-Bassam, hôpital du chemin de fer d'Abidjan, ambulances de Bonaké, de Tounodi, de Grand-Lahon), nous notons une entrée d'Européen pour neurasthénie en 1905 et une autre en 1906, ainsi qu'une entrée d'indigène pour paralysie générale en 1905.

Mauritanie. — La conquête récente de la Mauritanie n'a pas encore permis la moindre enquête médicale en ce pays.

Le médecin-major Comméléran, notre ancien élève de Bordeaux, nous a appris, dans une note récente, qu'il n'avait pas eu l'occasion d'observer des cas de folie chez les Européens ou chez les tirailleurs sénégalais des postes dont il était le médecin, mais qu'il en avait rencontré plusieurs dans la population maure du pays, entourés de la bienveillante sympathie des habitants.

III. — Rapatriements et transports. — Nous avons vu que les aliénés européens de nos colonies de la côte occidentale d'Afrique, après une période variable d'observation, sont rapatriés en France.

Nous avons vu aussi que les aliénés indigènes du Sénégal sont envoyés en observation à l'hospice civil de Saint-Louis, puis, si le cas paraît grave, évacués sur l'asile de Marseille.

Les Compagnies faisant régulièrement le service entre Dakar et la France sont au nombre de quatre, sans compter les Compagnies commerciales ne prenant pas de passagers ou n'en prenant qu rarement.

Des quatre Compagnies, trois ont à leur cahier des charges u article visant le transport des aliénés : ce sont les *Messagerie Maritimes*, les *Chargeurs Réunis*, les *Fraissinet et Cie*. Une autr Compagnie n'a pas de clauses à son cahier des charges ; le transpor des aliénés se fait par une simple entente entre elle et l'Administration : ce sont les *Transports Maritimes.*

L'article 17 (1er juin 1910) du cahier des charges des *Messageries Maritimes*, ligne de l'Atlantique, est ainsi conçu :

« Les personnes dangereusement malades ou affectées de maladies contagieuses, ainsi que celles en état de démence, ne peuvent être reçues comme passagers. » Par conséquent, ici, aucun aménagement à bord.

Chargeurs Réunis. — Ligne de l'Atlantique. (Article 26, 9 février 1909.)

« La Compagnie des Chargeurs Réunis sera tenue de transporter les aliénés à rapatrier ; toutefois la réquisition ne sera délivrée qu'après un examen contradictoire par le médecin du bord et un autre médecin désigné par l'Administration, de l'état du malade et des conditions matérielles dans lesquelles sera effectué le transport.

« S'il y a désaccord, l'Administration aura le droit d'exiger l'embarquement, mais elle sera tenue dans ce cas de faire accompagner l'aliéné par une personne spécialement préposée à sa garde.

« S'il y avait plusieurs aliénés à transporter sur le même navire, la Compagnie sera tenue d'aménager à cet effet les cabanons supplémentaires et de les matelasser, si l'Administration le demande, au besoin par des moyens de fortune.

« Les prix de passage des aliénés sont fixés au double des prix simples fixés à l'annexe G du présent contrat, suivant la classe portée sur la réquisition. »

Au début, deux bateaux seulement avaient une cabine spécialement aménagée pour recevoir les aliénés ; c'était le *Cholon* et le *Chodoc.* Ce dernier n'existe plus. D'autre part, le *Cholon*, sous le nouveau nom de *Tchad*, ne sert qu'à remplacer, lorsqu'il en est besoin, sur la ligne de l'Atlantique, les bateaux en réparation. Les aménagements sont assez précaires et assez peu soignés à cause de l'entretien qui, sur ce bateau, laisse forcément à désirer.

Mais les nouveaux bateaux de la Compagnie, type *Europe* et *Afrique*, ont à l'arrière, entre les cabines servant d'infirmerie, un cabanon d'environ 16 mètres cubes, assez bien conditionné ; il est éclairé par un hublot grillagé, donnant sur la machinerie du pont, à l'abri des regards des passagers. Les parois en sont capitonnées. La porte, solide, possède des verrous extérieurs.

Ces bateaux transportent uniquement des Européens. Ils touchent, en effet, à Bordeaux et non à Marseille, et ils ne sont requis par l'Administration que dans les cas de malades à évacuer sur l'hôpital militaire de Saint-Nicolas à Bordeaux ou dans des maisons de santé privées. Ils n'ont jamais transporté d'indigènes.

Ceux-ci étaient autrefois exclusivement transportés par la Compagnie Fraissinet. Le contrat de cette Compagnie étant périmé, les aliénés indigènes voyagent maintenant exclusivement sur les *Transports Maritimes*.

Ici, pas de clauses spéciales ; il y a simplement entente entre la Compagnie et l'Administration. Lorsqu'une demande de transfert d'aliénés et détenus — le convoi est toujours mixte — est faite à la Compagnie, celle-ci attend l'arrivée d'un cargo, sans passagers, sans médecin par conséquent, et demande au capitaine s'il veut accepter le convoi. En aucun cas, on ne peut l'y forcer. S'il accepte, des aménagements sommaires sont aussitôt préparés, on capitonne à l'aide de haillons ou de matelas les parois d'une ou de plusieurs cabines pour les aliénés agités. Seuls, ceux-ci sont isolés. Les autres couchent dans des cabines plus ou moins grandes formant dortoir. Ils doivent toujours être convoyés par un ou plusieurs infirmiers, suivant le nombre des malades et presque toujours par un des employés aux bureaux du gouvernement dirigeant le convoi.

Voici les pièces administratives qui accompagnent les malades :

1° État nominatif des aliénés du convoi ;

2° Dossiers individuels comprenant :

a) Un certificat établi par le médecin traitant, constatant les particularités de la maladie et la nécessité de faire traiter le malade dans un asile d'aliénés ;

b) Une note indiquant autant que possible les nom, prénoms, âge, date et lieu de naissance, culte, enfin tout renseignement propre à établir l'état civil du malade ;

c) Un certificat médical constatant que l'intéressé ne présente aucun symptôme de maladie épidémique contagieuse ;

d) Un rapport de police sur le malade.

IV. — **Les aliénés de l'A. O. F. à l'asile de Marseille.** — Nous pourrions répéter ici, exactement, ce que nous avons dit dans le chapitre précédent, à propos des Arabes à l'asile d'Aix. Car rien ne ressemble plus, pour les tristes indications qu'ils contiennent, aux articles de Levet ou aux thèses de Gervais et de Livet, que la thèse de Borreil, interne de l'asile d'aliénés de Marseille, faite sous l'inspiration de son maître Alombert-Goget, où les notes complémentaires qu'a bien voulu nous adresser ce dernier.

« Nous n'avons pas de renseignements suffisamment sûrs et précis, nous dit-il, en ce qui concerne le transport. Les convois du Sénégal sont en général composés d'un agent de police, d'un infirmier et d'un gendarme chef de convoi. Les aliénées femmes sont conduites en même temps que les aliénés hommes, sans que, le plus souvent, aucune gardienne soit préposée à la surveillance.

« Les transferts se font sans tenir compte des saisons. Les malades arrivent ordinairement très fatigués. L'un d'eux mourut même avant d'avoir pu être conduit dans un quartier de l'asile (cas du 25 mars 1909). »

Nous avons indiqué plus haut les pièces qui accompagnaient les aliénés indigènes du Sénégal à l'asile de Marseille. Voici la copie d'un ordre d'internement que nous communique Alombert-Goget :

Copie de l'ordre d'internement.

L'administrateur en chef de première classe des colonies, lieutenant-gouverneur du Sénégal,

Vu l'ordonnance organique du 7 septembre 1840 ;

Vu les certificats médicaux attestant que les nommés............ sont atteints d'aliénation mentale.

Décide :

Article premier. — Les aliénés........................ seront internés à l'asile de Saint-Pierre à Marseille.

Art. 2. — La présente décision sera enregistrée et communiquée partout où besoin sera.

Saint-Louis, le 26 août 1908.

Par délégation

Signé : .....

Pour copie conforme :

Pour le chef de cabinet,

Signé : .....

« Les aliénés visés dans cet ordre d'internement, arrivés avec des certificats médicaux remontant à des dates diverses, entre autres au 6 août 1908, et avec d'autres certificats attestant qu'ils n'étaient atteints au départ d'aucune affection épidémique ou contagieuse, sont entrés à l'asile Saint-Pierre à la date du 4 septembre 1908.

« Les renseignements antérieurs à l'entrée manquent totalement, dit Borreil : renseignements héréditaires, renseignements individuels depuis le début de la maladie. Il faut se contenter du libellé très succinct du certificat médical.

« L'interrogatoire est impossible, dans un milieu où personne ne parle la langue du malade. L'observation est forcément limitée à quelques symptômes objectifs.

« Le certificat est souvent ancien à cause de la distance et des délais d'embarquement ; aussi arrive-t-il que le délire a complètement changé de forme lors de l'entrée.

« La guérison, dans ces conditions, devient impossible à constater et à affirmer.

« La thérapeutique psychique est impuissante vis-à-vis d'un malade avec lequel le médecin ne peut pas communiquer.

« Enfin, les noirs eux-mêmes appartenant à des races différentes, ne se comprennent pas entre eux. A plus forte raison lorsqu'il s'agit d'aliénés.

« En somme, tous les troubles psychiques qui ne se traduisent pas par des signes somatiques sont forcément méconnus.

« Et l'interprétation elle-même des actes ou des gestes de ces aliénés peut amener de regrettables erreurs dans un milieu si étranger au leur. Ils ont, par exemple, horreur de certaines médications et se débattent pour s'y soustraire. Ne pourra-t-il pas advenir que cette résistance n'ait rien de délirant ? »

Dans ces conditions, il n'est pas étonnant que la très grande mortalité signalée chez les Arabes à l'asile d'Aix se retrouve chez les indigènes du Sénégal à l'asile de Marseille. L'hécatombe est même plus forte encore chez ces derniers. Voici les chiffres probants communiqués par Alombert-Goget :

Sur 126 aliénés sénégalais entrés à l'asile de Marseille de 1897 à la fin de l'année 1911, il en est mort 94, soit l'effroyable proportion de 74 0/0 ! Sur ces 94 morts, on compte 64 cas au moins de tuberculose, soit 55,1 0/0 !

Voilà ce que produit, comme résultats, le traitement des aliénés indigènes dans les asiles de la métropole. On ne saurait rien imaginer de plus lamentable.

Et ce qui achève de donner à ces chiffres leur complète signification, c'est que durant ces quatorze années allant de 1897 à 1912, 13 aliénés seulement, sur les 116 Sénégalais entrés à l'asile de Marseille, en sont sortis, dont 8 guéris et 5 améliorés.

Nous avons désiré savoir ce qu'on faisait de ces rares aliénés sénégalais, une fois guéris. Alombert-Goget nous répond : « Pratiquement, on commence par prévenir le gouverneur du Sénégal e s'entendre avec lui sur le courrier auquel lesdits ex-malades aliéné doivent être conduits par les soins de l'asile pour leur rapatriemen et on s'arrange pour que le préfet des Bouches-du-Rhône sign leur sortie en temps utile. »

Il n'est pas nécessaire d'insister sur ce fait que des aliénés don il est déjà impossible de connaître, de traiter et de suivre exacte ment la maladie mentale, faute de les comprendre, doivent encore attendre à l'asile, quand par hasard ils viennent à guérir, l'arrivée du courrier destiné à les remporter au Sénégal.

En ce qui concerne les *aliénés militaires*, l'asile Saint-Pierre a avec l'autorité militaire un traité depuis le 1er décembre 1886.

Son article 1er est ainsi conçu :

« L'asile Saint-Pierre s'engage à recevoir les militaires des armées de terre, de mer et des colonies ou en observation, en garnison, de passage ou évacués. »

Depuis le 1er janvier 1911 les aliénés de l'armée de mer ne vont plus à Saint-Pierre ; ils sont internés à l'asile de Pierrefeu. Depuis l'épidémie de choléra de l'été dernier, les militaires de l'Algérie sont également envoyés à l'asile d'Aix.

La plupart du temps, les militaires aliénés en provenance des colonies sont conduits directement à Saint-Pierre, mais fréquemment ils font avant d'y être évacués un stage à l'hôpital militaire de Marseille.

Ils restent en traitement à l'asile Saint-Pierre tant que leur état mental le nécessite, à moins que la Commission de réforme ne statue sur leur cas. Car alors, une fois réformés, ils ne relèvent plus de la Guerre, ne sont plus que des civils et comme tels peuvent être transportés dans d'autres asiles.

Tous les militaires internés à l'asile Saint-Pierre étant inscrits au compte de la Guerre, il eût été difficile et trop long de rechercher ceux qui, parmi eux, font partie du contingent colonial, et plus encore de diviser ceux-ci colonies par colonies.

V. — **Quelques statistiques.** — Grâce à Alombert-Goget, qui a bien voulu nous adresser le diagnostic établi pour chacun des aliénés sénégalais entrés à l'asile Saint-Pierre depuis 1897, nous pouvons donner quelques précisions sur les principales formes observées.

Sur 119 diagnostics, nous trouvons, par ordre de fréquence : manie, 32 ; dégénérescence, 31 ; mélancolie, 20 ; alcoolisme, 11 ; démence, 10 ; délire systématisé, 8 ; épilepsie avec troubles psychiques, 5 ; folie circulaire, 1 ; paralysie générale, 1.

Sur 35 femmes, aucune n'est sortie guérie ; 29 sont mortes, presque toutes de tuberculose.

Des 91 hommes, 65 sont morts, en très grand nombre également de tuberculose ; 13 sont sortis, dont 8 guéris (6 alcooliques, 1 maniaque, 1 mélancolique) et 5 atteints de débilité mentale, simplement améliorés.

Un traité identique à celui qui lie l'asile de Marseille au Sénégal, pour le traitement de ses aliénés, le lie à la Guinée, depuis le 12 décembre 1905.

L'asile de Marseille a reçu, en 1908, deux indigènes de la Guinée, deux hommes. L'un entré le 4 mai 1908, avec le diagnostic de délire mélancolique, est mort, le 16 décembre de la même année, de tuberculose ; le second, un excité maniaque, entré le même jour, est sorti guéri le 18 août 1908.

Un autre indigène de la Guinée a été admis le 12 avril 1909, certifié atteint de paralysie générale. Il sortait, le 4 mai 1909, aucun signe d'aliénation n'ayant été constaté à la quinzaine.

Ainsi, sur trois nègres de la Guinée convoyés à l'asile de Marseille, l'un est mort au bout de sept mois de tuberculose ; un second est sorti guéri au bout de trois mois ; le troisième, reconnu non aliéné, a été libéré après un internement de moins d'un mois.

C'était bien la peine, on le voit, d'expatrier ces malheureux si loin et à si grands frais !

CHAPITRE III

AFRIQUE ÉQUATORIALE FRANÇAISE (1)

Gabon. — Moyen-Congo.
Oubanghi - Chari - Tchad.

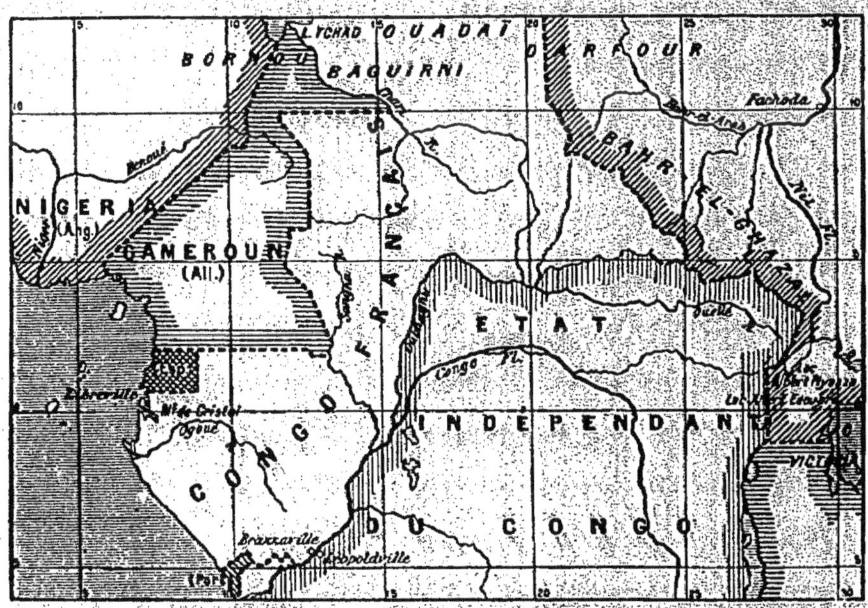

Fig. 7. — AFRIQUE ÉQUATORIALE

AFRIQUE ÉQUATORIALE FRANÇAISE
(avant le traité franco-allemand).

La région connue sous le nom de Congo français a été transformée en un gouvernement général formé de trois colonies : le Gabon, le Moyen-Congo, l'Oubanghi-Chari et du territoire militaire du Tchad, sous le nom **Afrique Équatoriale française.**

La division géographique du Congo français est établi par cinq traits : le littoral, les monts de Cristal, les plaines intérieures, celles-ci offrant toute la gamme des transitions de la forêt au désert.

Le climat est naturellement variable suivant

(1) Les renseignements contenus dans ce chapitre proviennent : du rapport sur l'assistance des aliénés au Gabon du médecin-major de première classe L. Huot, chef du service de santé ; de la note sur les aliénés au Congo, rédigée sur notre demande par le médecin-major de première classe Gustave Martin.

les régions très vastes qui constituent l'Afrique Équatoriale française. On peut simplement dire qu'il est très chaud et très anémiant, en même temps que malsain, sur toute la côte et dans la zone littorale; il devient plus salubre ou plus supportable sur les hauteurs, ou bien à mesure qu'on pénètre dans l'intérieur.

Maladie du sommeil.

Hydrographie. — Au nord de la grande artère du Congo, un grand nombre de rivières descendent à la côte. L'Ogooué est la plus importante d'entre elles.

Le Congo, dans son cours sur le territoire français, reçoit un grand nombre d'affluents dont les principaux sont la Sangha et l'Oubanghi.

C'est en utilisant le cours de l'Oubanghi, puis le cours du Chari que l'on atteint le lac Tchad (mission Gentil, canonnière Léon Blot).

Population. — Trop variable et trop multiple et dont on ne pourrait faire qu'une simple énumération.

Mise en valeur. — A ce sujet, deux régions très distinctes : le Gabon, qui déverse directement ses produits sur les différents ports de la côte; le bassin intérieur du Congo, dont les produits doivent passer par Brazzaville, Léopoldville et la voie de fer de Léopoldville à Matadi. Cette seconde région est donc très nettement défavorisée.

Le Congo est un pays neuf, dont le développement économique commence à peine; ses ressources d'avenir sont considérables, et les productions réservées à la seule consommation locale donnent déjà lieu à un mouvement commercial important.

I. — Historique. Législation. Établissements locaux. — Né d'hier à la vie politique, le gouvernement général de l'Afrique équatoriale vient à peine d'assumer la lourde charge d'organiser l'immense étendue de pays nouvellement conquis par nos explorateurs et nos soldats et dont certains, par suite du récent traité franco-allemand, sont d'ailleurs à la veille de changer de maîtres.

Aussi, n'est-il pas surprenant que tout soit encore à faire en ces pays au point de vue de l'assistance médicale.

Les hôpitaux et les formations sanitaires pour le traitement des maladies générales y manquent en effet à peu près partout. Cependant l'hôpital de Libreville a été amélioré ; un hôpital est en construction à Brazzaville, des ambulances et des infirmeries sont créées peu à peu. C'est une colonie à laquelle il faut faire crédit. Il y a lieu cependant d'attirer l'attention de l'autorité supérieure sur la fréquence des maladies mentales chez les indigènes ; fréquence qui a été démontrée récemment, en ce qui concerne la maladie du sommeil, par la très intéressante étude de MM. Martin et Ringenbach, à laquelle nous renvoyons (1).

Les trypanosomiases n'étant pas, il s'en faut, les seules causes de troubles mentaux, il faut s'attendre à trouver parmi ces populations un grand nombre d'aliénés.

Voici ce que dit M. le médecin-major Huot :

« Nous ne connaissons pas, nous ne pouvons pas connaître actuellement le nombre de cas d'aliénation mentale qui se produisent parmi la population libre des villages, tous les malades de

---

(1) G. Martin et Ringenbach, les Troubles psychiques dans la maladie du sommeil (*L'Encéphale*, 1910.) Travail couronné par l'Académie de médecine.

cette catégorie étant soigneusement isolés et cachés par les féticheurs. Or ce nombre doit être assez élevé, surtout dans la circonscription de Loango, et la nécessité s'impose, peut-être au Gabon plus que partout ailleurs, de prendre des mesures de protection à l'égard de cette catégorie de malades indigènes, de les soustraire au régime d'une révoltante barbarie qui leur est imposé par les féticheurs.

« Quelque nombreux, quelque importants que soient les besoins de l'Afrique équatoriale, le gouvernement général doit donc classer en bonne place, parmi ses projets, celui ayant pour but d'hospitaliser les aliénés et de les traiter.

« Rien n'existe actuellement, dans la colonie, concernant les aliénés. Aucune législation, en particulier, ne régit la matière.

« Pour ce qui est des locaux, on a simplement construit à Libreville, en pleine brousse, une sorte de cabanon en maçonnerie divisé en deux compartiments et destiné à interner, en attendant leur transfert à Dakar, les aliénés indigènes dangereux.

« Nous avons demandé, lors de l'établissement du dernier budget, la construction dans les dépendances de l'hôpital de Libreville, à une distance convenable des bâtiments actuels, d'un pavillon à un étage et rez-de-chaussée, dont le premier étage serait aménagé pour isoler et tenir en observation les malades suspects d'affections épidémiques, et dont le rez-de-chaussée serait disposé en cabanons pour interner les aliénés. L'état des finances de la colonie n'a pas permis de procéder cette année à cette construction qui sera redemandée lors de l'établissement du budget de 1912. »

II. — **Rapatriements.** — En l'absence de tout local approprié à l'isolement des aliénés, ceux-ci sont transportés à Dakar.

La Compagnie qui fait actuellement ces transports est la Compagnie des « Chargeurs Réunis », ligne d'Afrique. Les paquebots de cette Compagnie assurant les communications entre la métropole et les différents ports de la côte n'ont prévu aucune installation, même la plus rudimentaire, à cet effet. Les aliénés européens sont transportés dans des cabines ordinaires, sans capitonnage, sans aucun dispositif approprié. Chaque aliéné européen ou indigène doit, en outre, être accompagné par un infirmier ou un agent de l'administration, chargé de la surveillance du malade et assumant à son égard toutes les responsabilités.

Nous ne savons pas, de façon très précise, ce que deviennent les aliénés de l'Afrique équatoriale française, une fois débarqués à Dakar. Il est très probable qu'ils y sont assimilés aux aliénés de

l'A. O. F. et, comme ces derniers, exportés dans les asiles du mi[illegible]
de la France qui reçoivent ces aliénés, civils ou militaires.

III. — **Quelques considérations particulières.** — A défau[illegible] de statistiques et de renseignements cliniques qui n'existent pa[illegible] ici, nous extrayons du rapport du docteur Huot et de la note d[illegible] docteur Gustave Martin quelques considérations particulières relatives au Gabon et au Moyen-Congo.

Gabon. — En ce qui concerne le Gabon, il n'a été signalé, de 1906 à 1911, que deux cas d'aliénation mentale chez des Européens. Dans le premier de ces cas, il s'agissait de psychose toxique, probablement alcoolique, à forme agitée. « Entré à l'hôpital de Libreville le 12 août 1909, le malade y présente des crises paroxystiques d'excitation délirante. Le 28 août, il est évacué sur la métropole et meurt en cours de traversée. » La mort de cet homme, qui était atteint d'une forme aiguë et curable de psychose, est très probablement due à l'absence complète de tout lieu et de tout moyen de traitement local et à son transport absolument vétérinaire par bateau, durant la phase critique de son délire. Un tel fait suffirait, à lui seul, pour faire condamner cet état de choses.

En ce qui concerne les indigènes, les médecins n'ont constaté au Gabon, jusqu'à ce jour, des cas d'aliénation mentale que chez les tirailleurs sénégalais en service à la colonie.

La proportion annuelle des aliénés de cette catégorie a été de 2 0/0 environ.

Dans trois cas où on a pu avoir quelques renseignements, il s'agissait : pour l'un, de démence d'origine probablement hérédo-syphilitique ; pour les deux autres, d'excitation par accès se traduisant par des fugues d'une durée de deux ou trois jours. Cela ressemble assez à de la démence précoce.

Bien qu'aucun médecin ne les ait jamais recherchés ni étudiés, on peut affirmer qu'il existe un certain nombre d'indigènes aliénés parmi la population libre du Gabon, surtout dans la région de Loango. Ces indigènes, isolés par les féticheurs, n'étant jamais soumis à l'examen de nos médecins, nous ne possédons à leur sujet que des renseignements verbaux assez vagues. Il résulte toutefois, dit M. Huot, de l'enquête à laquelle je me suis livré à diverses reprises, que la forme de psychose la plus fréquente, pour ne pas dire la seule, est la folie alcoolique suraiguë. Les malades, en proie à un délire furieux, prennent la brousse et deviennent la terreur des villages où ils blessent plus ou moins grièvement les habitants, ravagent ou brûlent les cases. Ces cas de délire furieux sont surtout fréquents à Loango, où l'alcoolisme fait de terribles ravages. Voici ce que dit à ce sujet le médecin-major de deuxième classe Couvy dans son rapport annuel de 1906 : « Toute la pathologie de l'indigène de Loango est dominée par l'alcoolisme ; l'ivresse est l'état habituel de toute une partie de la population, dont l'unique souci est d'avoir l'argent nécessaire à l'achat de l'indispensable « malafou ». Tout travail n'est accepté que dans ce but ; l'unité monétaire, autant et plus que la pièce de 0 fr. 50, est la bouteille d'eau-de-vie de traite. Importées par les premiers colons, ces habitudes sont soigneusement entretenues par les commerçants qui y trouvent des avantages considérables. »

Au point de vue de l'idée que les indigènes du Gabon se font de la folie, leur éducation est à faire complètement. « Ils se refusent, dit Huot, à incriminer l'abus de l'alcool, même dans les cas de délire alcoolique aigu où l'étiologie est de toute évidence. Pour eux, tout aliéné est victime d'un mauvais génie (*N'Kinda*), de l'esprit d'un ennemi décédé depuis plus ou moins longtemps (*Iguambé*) qui, par vengeance, hante constamment son cerveau, trouble sa raison, aveugle son entendement, annihile sa personnalité et lui fait commettre les actes les plus désordonnés. Le traitement de la folie prescrit par les féticheurs procède de la même théorie. Le malade, *possédé* par un mauvais esprit, est attaché, privé de nourriture, roué de coups, dans le but d'atteindre ainsi directement le mauvais esprit, de le contraindre à fuir et à abandonner sa victime.

« Ce n'est là autre chose, en somme, continue très justement Huot, que la doctrine de la possession démoniaque, vieille comme le monde. Cette même doctrine sert, à la Côte d'Ivoire, à résoudre le problème de la criminalité, de la responsabilité humaine. Il n'y a pas d'hommes criminels ; il n'y a que de mauvais génies immatériels qui, ne pouvant intervenir activement eux-mêmes, empruntent le cerveau, les membres, le corps d'un nègre, s'emparent de lui, s'incarnent en lui, le possèdent tout entier. Cet homme cesse d'être une personne libre, pensante, agissante et voulante pour devenir un instrument passif, un mannequin irresponsable que le mauvais génie dirige à son gré. »

Moyen-Congo. Oubanghi-Chari-Tchad. — L'absence de toute assistance psychiatrique est, peut-on dire, encore plus absolue pour le Moyen-Congo et l'Oubanghi-Chari-Tchad que pour le Gabon.

Le Moyen-Congo est une région où, en dehors des grandes lignes de navigation, les voyages sont extrêmement pénibles, la marc en pays de forêts et de marécages très difficile, l'alimentation tr défectueuse.

L'autre région, en partie semblable à la précédente, est enco à la période de conquête et l'on n'a pas oublié le récent combat c furent tués le colonel Moll, de nombreux officiers, sous-officiers tirailleurs. Aussi devrons-nous forcément nous borner ici à quelqu considérations générales sur l'aliénation mentale, tirées de la no manuscrite du médecin-major Gustave Martin.

En ces contrées, plus que partout ailleurs, les Européens s trouvent aux prises avec les pires difficultés de l'existence : diffi cultés physiques provenant des déplacements, de l'installation de l'insuffisance et de la mauvaise qualité de l'alimentation ; dif ficultés morales provenant de l'isolement, de la privation de tout communication avec leurs semblables, de la somme considérable d responsabilité encourue par chacun.

Dès lors, les individus névropathes, prédisposés, encore débilités par les atteintes de paludisme antérieur, de diarrhée, de dysenterie, voient augmenter rapidement leurs troubles nerveux et mentaux, les conduisant souvent vers des actes répréhensibles, — ou l'alcoolisme, la morphinomanie, ou la torpeur absolue. Les neurasthéniques notamment trouvent là des terrains admirablement préparés pour le développement de leur affection et parfois on assiste à de véritables crises de mélancolie anxieuse, suivies quelquefois de crises passagères d'excitation.

On comprend en outre combien, avec les conditions d'existence que nous avons signalées, les diverses psychoses d'auto et d'exo-intoxication pourront fréquemment se rencontrer, avec leur cortège de confusion mentale, délire onirique, etc...

Les plus fréquentes, chez les Européens dont nous parlons, seront des psychoses alcooliques, syphilitiques, paludéennes, polynévritiques, d'insolation, d'auto-intoxication gastro-hépatique, etc., mais incontestablement ce sont les psychoses dues à la maladie du sommeil qui devront attirer l'attention des médecins.

Les troubles psychiques de la maladie du sommeil sont tout à fait comparables aux troubles des psychoses toxi-infectieuses et particulièrement à ceux de la paralysie générale.

« Parmi les *indigènes*, dit Gustave Martin, nous avons eu l'occasion d'examiner à Brazzaville de nombreux aliénés. Dans la majorité des cas, nous avons trouvé chez eux des trypanosomes. Il ne paraît pas douteux cependant que des psychoses d'origine toxique puissent être observées chez les indigènes du Moyen-

Congo, chez des alcooliques ou des fumeurs de chanvre, par exemple ; mais les troubles mentaux dus à l'infection trypanosomiaque sont tellement nombreux que systématiquement la recherche du parasite s'impose dans tous les cas d'excitation ou de dépression, de démence, d'hallucinations ou d'impulsions que l'on rencontre.

« Dans les villages, les aliénés sont considérés comme possédés du démon. On laisse en liberté les aliénés tranquilles. Les aliénés agités sont enfermés dans une case ou attachés à un poteau et laissés le plus souvent sans soins et sans nourriture.

« Là, comme dans beaucoup d'autres colonies, les aliénés sont assimilés aux malfaiteurs et aux détenus.

« Les aliénés de la « mission du sommeil », malgré les protestations des médecins, furent enfermés dans un pavillon dépendant de la prison. Tout d'abord parqués pêle-mêle dans une salle commune, privés de grand air, de lumière et des soins les plus usuels de propreté, ils furent ensuite attachés par des carcans au cou à des poteaux de véranda. Enfin une petite case aux chambres séparées leur fut destinée, mais ils continuèrent à être entravés par des chaînes aux pieds, et placés sous la garde d'agents de police qui ne pouvaient supporter aucun de leurs actes.

« De ce qui existe dans la capitale même de la colonie, on peut prévoir ce qui se passe en pleine brousse. L'aliéné est le plus souvent laissé sans soins, sans aide, sans assistance et sans secours. On le chasse, et si, malgré sa folie, il tombe sous un article du code, on ne l'épargne pas. Le docteur Ouzilleau cite le cas de quelques aliénés traités ainsi par la chaîne... et les coups. Là aussi, l'isolement est considéré comme une mesure de nécessité semblable à celle que l'on prend vis-à-vis d'un criminel.

« Il est à noter que l'isolement bien compris et bien appliqué peut devenir un adjuvant à la médication générale de la trypanosomiase et un précieux moyen de traitement.

« Il convient de signaler que les infirmiers noirs, bien éduqués, peuvent parfaitement acquérir, avec une instruction élémentaire, le tact nécessaire pour donner leurs soins à des aliénés. »

Il résulte de ces quelques données que les aliénés sont certainement nombreux au Congo et qu'ils le paraîtront davantage encore quand le pays sera en état de conquête définitive et organisé. Il en résulte aussi que cette fréquence des troubles mentaux est surtout due ici à la maladie du sommeil.

Qu'il nous soit permis, en terminant ce chapitre, de féliciter bien sincèrement, en notre nom et au nom du Congrès, tous les médecins distingués qui, comme Martin et Darré, Thiroux et surtout Gustave Martin et Ringenbach, ont attiré l'attention sur ces troubl psychiques de la maladie du sommeil, si intéressants par eu mêmes et d'une importance si grande au point de vue de la futu assistance des aliénés et des délirants dans nos possessions c Congo (1).

---

(1) Voir pour les modifications que va apporter dans nos territoires à maladie d sommeil le nouveau traité franco-allemand, l'article publié par G. Martin, dans *Journal* (décembre 1911).

CHAPITRE IV

MADAGASCAR (1)

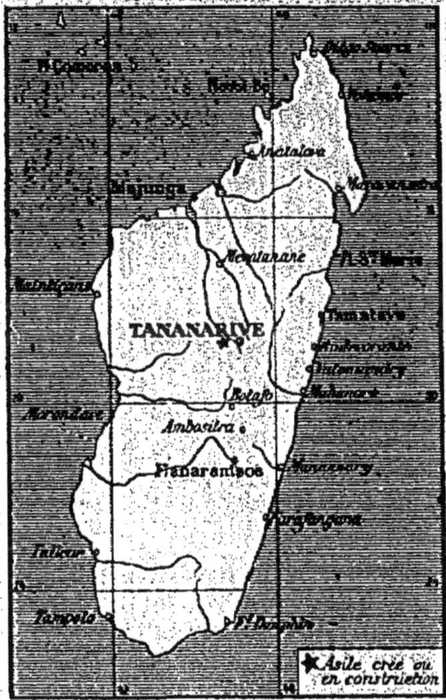

Fig. 8. — MADAGASCAR

De toutes les récentes colonies de la France, celle de Madagascar est la seule où l'assistance des aliénés soit en voie sérieuse d'organisation. A ce titre, elle peut être citée en exemple, et ce nous est un plaisir très grand d'indiquer avec quelques détails ce qui a été fait et ce qui se fait actuellement au point de vue qui nous occupe dans notre grande île africaine.

I. — Historique. — Législation. — Le roi Andrianampoinimerina (178?-1810), dans plusieurs kabarys (discours au peuple), avait doté les Malgaches d'institutions

MADAGASCAR

Situation géographique. — Entre 12° et 25°39' latitude sud. Entre 40°55' et 48°07' longitude est.

Plus grande largeur : 450 kilomètres. Plus grande longueur : 1 650 kilomètres.

Superficie : France, Belgique et Hollande réunies.

Aspect général. — Deux régions principales, l'une à l'est, l'autre à l'ouest, séparées par une chaîne de montagnes. Cette chaîne forme au centre de l'île un massif montagneux atteignant 800 kilomètres de longueur sur 300 de largeur, souvent appelé plateau.

Climat. — Température élevée sur le littoral ; fraîcheur dans les terres hautes.

Deux saisons : chaude ou pluvieuse, octobre à mars.

Sèche, mars à octobre.

Maladie : paludisme.

Population : 3 500 000 habitants.

Villes principales. — Tananarive, Tamatave, Fianarantsoa, Diégo-Suarez, Majunga.

Communications. — Messageries maritimes, deux départs par mois Marseille-Majunga (20 jours), Diégo-Suarez-Tamatave. Compagnie Havraise Péninsulaire.

A l'intérieur, les transports se font par voie d'eau ou par voie de terre ; chemins de fer ; routes nouvelles ; porteurs (filanzane).

* Asile d'aliénés d'Itassy existant près Tananarive, qui vient d'être remplacé par l'asile d'Ambohidratimo.

---

(1) Les renseignements contenus dans ce chapitre proviennent du rapport de M. le médecin principal de première classe VAYSSE, directeur du service de santé, et des notes du médecin-major de deuxième classe des troupes coloniales VITAL-ROBERT, médecin-inspecteur de l'assistance médicale indigène de la province de Tananarive.

politiques et sociales qui ont été transmises par la traditio orale. Le premier code écrit (l'introduction de l'écriture date d règne de Radama Ier, successeur d'Andrianampoinimerina) remont à l'année 1828 ; il est l'œuvre de la reine Ranavalona Ire, qu succéda à Radama Ier. Puis furent promulgués le code de Radama I (1862) ou code des 50 articles et le code de Rascherina (1863).

Aucune de ces législations ne s'occupe du sort des aliénés ; i n'existe aucune réglementation en vue de leur internement ou d leur traitement. Andrianampoinimerina, dans une de ses promul gations, dit que : « Au cas où les esclaves vendus présenteraient dan un délai inférieur à un demi-mois des tares physiques et morale telles que *androbe* (épilepsie), aliénation mentale (*adala*), la vent est nulle. » Dans le code des 101 articles, promulgué en 1865 sous Ranavalona II, la question de l'interdiction des déments est posée par l'article 99 ainsi libellé :

« Si un enfant dissipateur ou dément (*zaza adala*) est par-devant l'autorité royale, frappé d'interdiction, les ventes qu'il pourra faire des biens de ses père et mère ou d'autres parents seront nulles et sans valeur ; ceux à qui elles auront été faites, outre qu'ils perdront les sommes versées à l'interdit, devront restituer ces biens à leurs légitimes propriétaires, faute de quoi ils seront mis aux fers jusqu'à complète libération. »

Dans le code des 305 articles promulgué en 1881 par la même reine, la responsabilité des aliénés est envisagée. L'article 258 dit :

« Si une personne supposée atteinte d'aliénation mentale est sous le coup d'une accusation et sur le point de passer en jugement, les juges devront d'abord la faire examiner par un médecin, afin de savoir si, réellement, elle est aliénée ou non ; si son état de folie est constaté, on abandonnera les poursuites, mais si c'est une feinte de sa part, elle sera passible d'une amende de cinq bœufs et de cinq piastres, avant qu'elle puisse répondre à l'accusation ; si elle ne peut payer l'amende, elle sera mise en prison à raison d'un sikajy (0 fr. 60) par jour, jusqu'à concurrence du montant de cette amende. »

Mais si, juridiquement, la situation de l'aliéné était reconnue, il n'en était pas de même au point de vue médical. La folie n'était l'objet d'aucun traitement. Le fou errait librement dans le village, nourri par des parents. S'il était dangereux, on le maintenait enfermé.

Les Malgaches n'attribuaient à la folie aucune cause surnaturelle ; d'ailleurs, d'après les renseignements obtenus, il semble que les aliénés n'étaient pas nombreux. Aussi le législateur ne s'est-il pas inquiété de leur sort. Mais il a cru devoir prendre des mesures pour protéger le peuple malgache contre certaines causes d'aliénation mentale.

Les lois malgaches sont très sévères, en effet, en ce qui concerne l'alcoolisme et les fumeries de chanvre. Car, à une époque, l'alcoolisme et l'intoxication par le haschisch furent sur le point de se répandre.

Andrianampoinimerina le premier réglementa la vente de l'alcool et du chanvre, lorsqu'il organisa les marchés en Imerina.

Ses successeurs se montrèrent encore plus sévères. Dans le dernier code (code des 305 articles), non seulement les mesures prescrites par Andrianampoinimerina concernant la fabrication de l'alcool et les fumeries de chanvre sont renforcées, mais l'interdiction de fumer l'opium est énoncée dans l'article 181.

Ces souverains avisés connaissaient leur peuple. Il est certain que le Malgache a une tendance à abuser de l'alcool et des stupéfiants. Malgré ces lois sévères, quelques fumeries de chanvre clandestines existaient et des bouilleurs de cru indigènes arrivaient à tromper la surveillance des agents du fisc. Inutile de dire que dans toutes les régions où la vente de l'alcool n'était pas interdite, l'indigène se rattrapait.

Depuis l'occupation française, on s'est aussi efforcé de lutter contre l'alcoolisme. La liste est longue des circulaires, arrêtés, décrets concernant le sujet. Les gouverneurs généraux qui ont administré la colonie, le général Galliéni et M. Augagneur, ont fait tous leurs efforts pour combattre le mal.

La législation, qui jusque-là tendait à enrayer les progrès de l'alcoolisme, soit en frappant l'alcool de droits de plus en plus élevés, soit en limitant le nombre des débits de boissons, fut en effet insuffisante et dut être complétée. M. Augagneur prit, le 14 mai 1907, un arrêté réglementant le nombre des débits de boissons et édictant qu'en aucun cas les indigènes ne peuvent être ni titulaires ni gérants de ces débits.

Cet arrêté fut complété par une circulaire en date du 14 mai 1907, dont voici quelques paragraphes, qu'on ne saurait trop louer, nous semble-t-il, tant dans leur esprit que dans leur forme :

« Les rapports, les renseignements parvenus de sources multiples montrent que l'alcoolisme tend à se propager avec une rapidité inquiétante, dans certaines régions, parmi la population indigène.

« Nous ne devons pas attendre, pour prendre les mesures efficaces, que le mal se soit développé davantage et ait atteint le degré où il est presque impossible de l'enrayer. Nous devons à notre rôle de civilisateurs, d'éducateurs des populations indigènes, de les protéger contre les dangers de l'alcool; nous nous devons plus encore de ne pas permettre que la colonisation soit l'agent de la propagation du fléau.

« Tout débit de boisson, quelle que soit la nature des boissons vendues, sera donc désormais soumis aux obligations du décret du 13 décembre 1902.

« Nous supprimerons ainsi un grand nombre de débits clandestins vendant de l'alcool sous le couvert des boissons hygiéniques. »

Puis, par arrêté en date du 18 mai 1909, la fabrication, la vente et le transport de la betsa-betsa sont réglementés.

Tel est l'ensemble des mesures prises depuis Andrianampoinimerina pour empêcher l'alcoolisme de se répandre à Madagascar. Y a-t-on réussi? Voici la marche des importations d'alcool dans la colonie au cours des dix dernières années, exprimées en francs :

	Alcool.	Vin.
1898	779 412	1 164 341
1899	1 685 688	2 171 653
1900	2 656 386	2 316 440
1901	1 867 419	2 542 525
1902	1 601 389	2 578 002
1903	1 394 152	2 084 837
1904	804 207	2 061 335
1905	851 251	1 936 663
1906	891 889	2 140 984
1907	783 750	1 928 444

Il semble donc que les importations d'alcool diminuent depuis quelques années. Pour ce qui est du vin, elles se maintiennent.

L'intoxication par le chanvre est moins répandue. Ce sont les Malgaches de la basse classe qui s'adonnent à cette passion. Ils fument les feuilles séchées du chanvre. Ils se servent pour cela d'une pipe spéciale. Après quelques aspirations, le fumeur ressent du bien-être, ses forces paraissent décuplées, puis, s'il continue à fumer, il se met à parler avec volubilité, rit, vit un rêve lié à des hallucinations de la vue. S'il n'interrompt pas sa fumerie, l'ivresse augmente, peut aller jusqu'à la folie furieuse; mais le plus souvent les indigènes interrompent la fumerie à la première période, dès qu'ils ressentent la sensation de bien-être et de force qui suit l'absorption des premières bouffées.

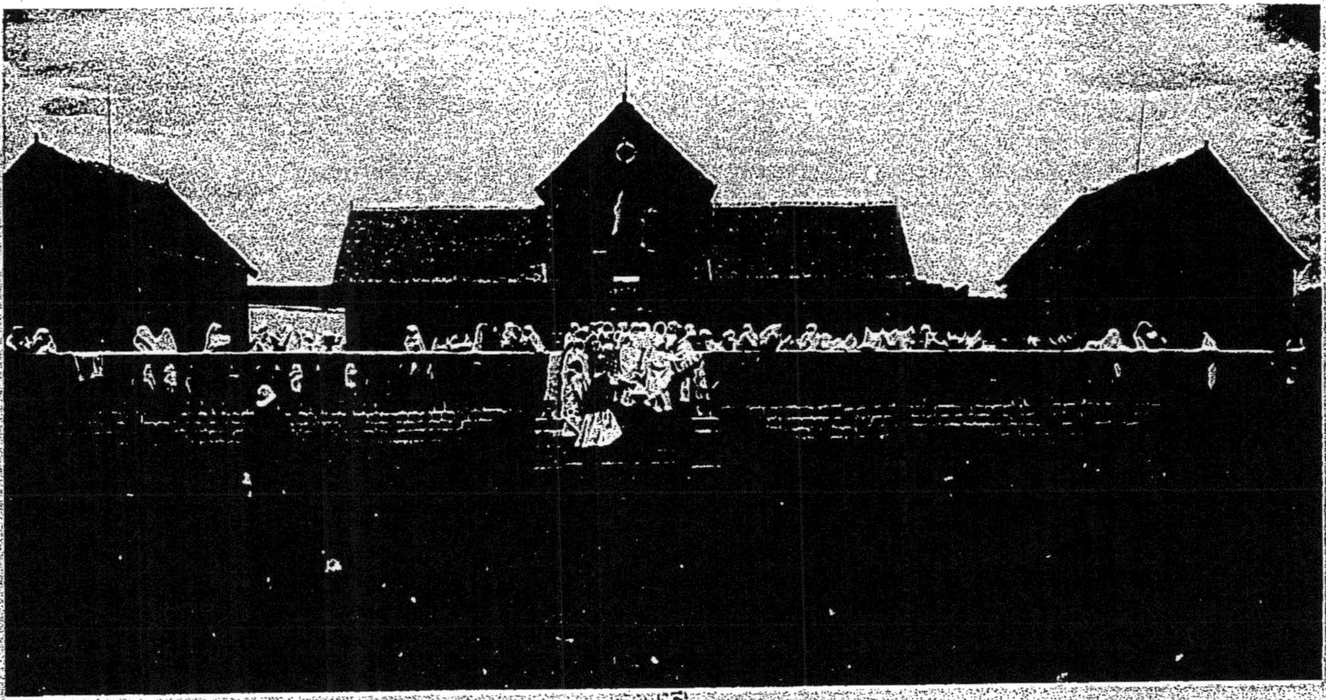

Fig. 9. — HOPITAL DE VÉNÉRIENS D'HAOSY, AUJOURD'HUI ASILE D'ALIÉNÉS

(DUE A L'OBLIGEANCE DU Dr VITAL ROBERT)

Aussi les cas d'internement dus à l'intoxication par le chanvre nt rares, bien que le nombre des fumeurs soit élevé.

On s'est beaucoup plus inquiété à Madagascar de la lutte contre s causes d'aliénation mentale que du sort des aliénés. Cependant, puis l'occupation française, la loi de 1838 a été promulguée, mme toutes les lois antérieures à l'occupation (décrets du 8 démbre 1895 et du 9 juin 1896).

Art. 3 *du décret du* 28 *décembre* 1895. — « En toute matière, les ibunaux français de Madagascar appliquent les lois françaises ui sont et demeurent promulguées dans l'île et ses dépendances, insi que les lois locales visées pour exécution par le résident énéral. »

Art. 38 *du décret du* 9 *juin* 1896. — « Seront promulguées, selon es formes prescrites, les dispositions des lois et des codes français qui sont rendues applicables à Madagascar et dépendances. »

Aucune disposition particulière ne fut prise pour l'application de la loi de 1838 à Madagascar.

En fait, elle ne fut jamais appliquée.

II. — **Établissements locaux.** — Le médecin-major de 2e classe des troupes coloniales Vital Robert (1), notre ancien élève à Bordeaux, où il fut interne à l'asile d'aliénées, s'est occupé avec une rare compétence et un entier dévouement de l'assistance des aliénés à Madagascar.

Voici ce qu'il en dit :

Il n'existait, à Madagascar, aucun établissement spécial pour les aliénés, soit européens, soit indigènes.

Quand un Européen était atteint d'aliénation mentale, il était dirigé sur l'un des hôpitaux militaires de la colonie. C'est ce qui se fait encore actuellement. Mais les hôpitaux ne comprennent aucun local qui leur soit affecté.

L'aliéné, s'il est bruyant, agité ou dangereux, est soigné au quartier disciplinaire. S'il est tranquille, il est traité dans une des chambres d'isolement de la division des malades de sa catégorie sociale. Dès qu'il paraît tranquille, il est dirigé sur l'hôpital du port d'embarquement le plus proche et, de là, convoyé en France.

Quant aux indigènes, jusqu'en 1902 on n'avait prévu pour eux ni établissement, ni local dans un établissement. M. le médecin principal des troupes coloniales Clarac, alors directeur du service

(1) Dr Vital Robert, Contribution à l'étude des rapports de l'hystérie et de la paralysie générale. (*Thèse de Bordeaux*, 1897.)

de santé et de l'assistance médicale indigène à Madagascar, f aménager dans l'un des hôpitaux indigènes de la province de Tana narive, l'hôpital de Fenoarivo, deux pavillons pour le traitemen des aliénés.

En 1905 ce local est reconnu insuffisant et l'asile de vénérien d'Itaosy supprimé (voy. *fig.* 9) devint un asile d'aliénés (arrêté du 4 août 1905). Cet arrêté ne fut complété par aucune circulaire ; il ne prévoit pas une législation spéciale à appliquer aux indigènes. S'appuyant sur les décrets du 28 décembre 1895 et du 9 juin 1896, qui promulguent les lois françaises à Madagascar, il laisse supposer que c'est la loi de 1838 qui leur est applicable. Mais en pratique, une modification fut apportée à cette loi. Tout aliéné indigène, admis à l'asile sur certificat médical et sur ordre de l'administration, fut d'abord placé en observation et l'arrêté d'internement ne fut pris qu'après production des certificats de vingt-quatre heures et de quinzaine, établis par le médecin de l'asile et visés par le médecin inspecteur. Le placement de l'aliéné pouvait être ordonné d'office par l'administration, ou être volontaire sur demande de la famille et production d'un certificat médical.

L'asile d'Itaosy peut hospitaliser 50 malades. Il comprend 16 pavillons affectés aux aliénés et aux services généraux (voy. *fig.* 10).

Le personnel de l'asile d'Itaosy comprend :

1° Un médecin résident du cadre des médecins de colonisation indigène ;

2° Des infirmiers au nombre de quatre ;

3° Une infirmière ;

4° Des surveillants au nombre de quatre.

Les médecins indigènes de colonisation ignorent complètement la psychiatrie. Aucun cours, aucune conférence de psychiatrie ne figure au programme de l'École de médecine et c'est pour combler cette lacune que le docteur Vital Robert, en une demande récente qui ne saurait qu'être agréée avec reconnaissance, s'est offert à y faire aux élèves de cinquième année quelques conférences cliniques sur les maladies mentales, l'asile d'Itaosy n'étant pas éloigné de Tananarive.

Il a donc été difficile de choisir un médecin résident pour l'asile d'Itaosy. Le choix a pu se porter néanmoins sur un médecin intelligent, désireux de se spécialiser en psychiatrie et qui s'acquitte bien de ses fonctions.

Le médecin inspecteur de l'assistance médicale indigène de la province de Tananarive est nommé sur la proposition du service de santé ; c'est un médecin-major de 2e classe des troupes colo-

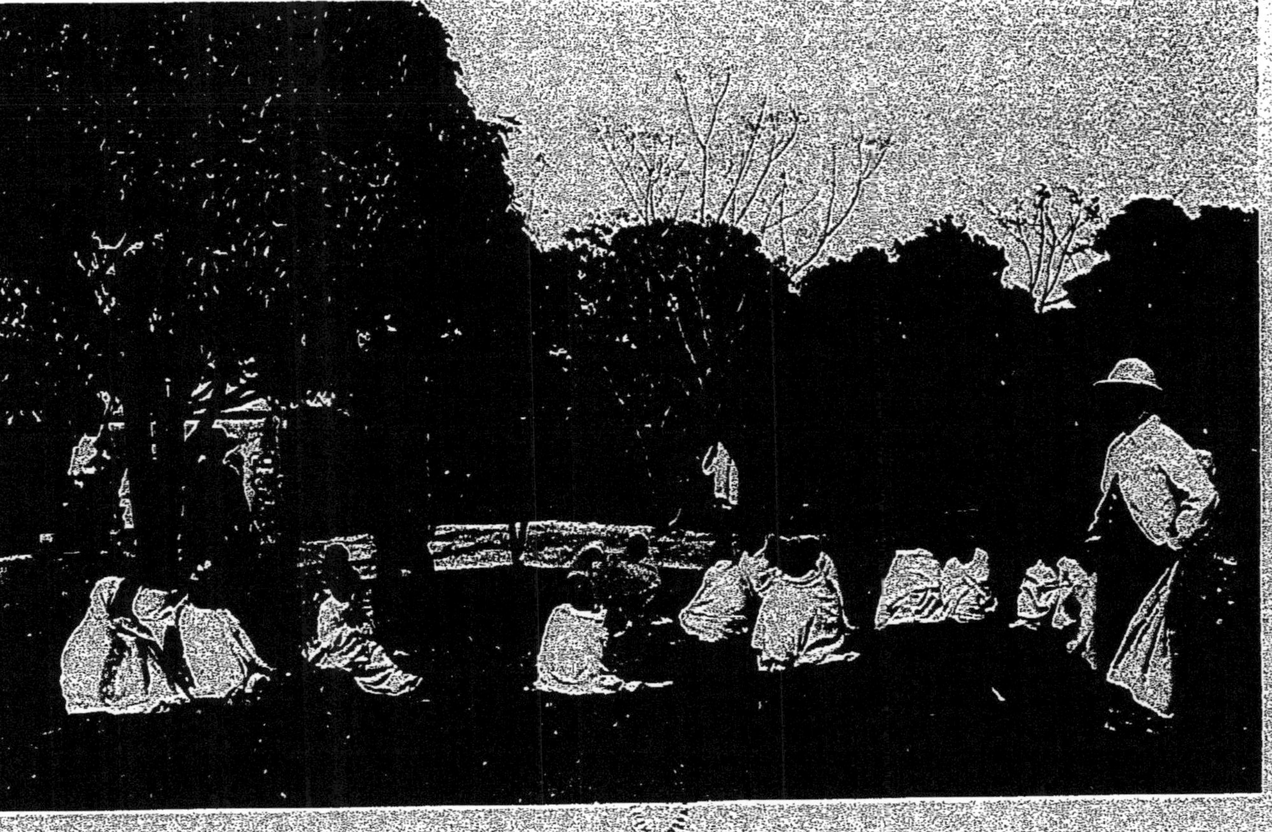

Fig. 10. — UNE COUR DE L'ASILE D'ALIÉNÉS D'ITAOSY

(DUE A L'OBLIGEANCE DU Dr VITAL ROBERT)

es (actuellement le docteur Vital Robert). Il dirige le médecin dent. Il examine chaque malade dans les vingt-quatre heures suivent l'admission et vise, après nouvel examen du malade, ertificat de quinzaine. Il annote mensuellement le registre des ervations de chaque malade pour les nouvellement admis, nestriellement pour les chroniques.

Actuellement, l'asile d'Itaosy, d'ailleurs insuffisant, tombe en nes. Aussi la construction d'un nouvel asile a-t-elle été décidée cette construction s'effectue sur les indications et le projet même docteur Vital Robert, c'est-à-dire d'un homme compétent en matière, que la direction du service de santé avait, par un choix ureux, chargé de ce soin.

Le nouvel établissement, dont les frais de construction, compris budget de 1910, s'élèvent à 80 000 francs, est conçu de façon à frir les avantages d'une colonie agricole et ceux d'un hôpital de aitement.

Prévu pour 50 malades (la plus récente lettre du docteur Robert ous apprend que cet établissement, qui vient d'être construit our 100 lits, va être insuffisant dès l'inauguration) l'asile d'Ambohidratrimo comprendra : quatre quartiers (deux pour les hommes, eux pour les femmes), affectés aux tranquilles et demi-tranquilles ; n quartier d'isolement ; une infirmerie ; une salle de bains et d'hyrothérapie ; un quartier pour les Européens ; les services généraux voy. *fig.* 11).

Bien que essentiellement destiné aux indigènes, il sera donc mixte dans une certaine mesure, comme les asiles des Indes néerlandaises.

L'asile est situé à 500 mètres au nord du pénitencier d'Anjanamasina et en bordure d'une route qui le relie à la route ouest. Les communications seront partant faciles. L'eau sera fournie au moyen d'une pompe élévatoire, par une source facile à capter, d'un débit suffisant pour les besoins journaliers et qui se trouve à 100 mètres au nord-est. La clôture sera constituée ; sur la façade principale, par un mur en briques cuites et des piliers également en briques cuites, reliés entre eux par des grilles en fer rond ; sur les autres côtés, par un mur en pisé de 3 m. 50 à 4 mètres de hauteur.

Les différents quartiers seront séparés entre eux par un chemin de ronde et clôturés par des barrières en ronces artificielles, sauf pour le quartier des agités qui sera complètement entouré par un mur en pisé. Ce dernier quartier comporte 8 cellules d'une installation moderne. Les salles de bains et douches sont divisées en deux parties indépendantes, l'une pour les Européens, l'autre pour les indigènes. Les tranquilles et les demi-tranquilles sont dans les

salles communes de 16 lits. Le bâtiment des Européens se co-
pose d'une grande salle commune servant de réfectoire et de sa
de réunion avec quatre chambres ordinaires disposées deux p

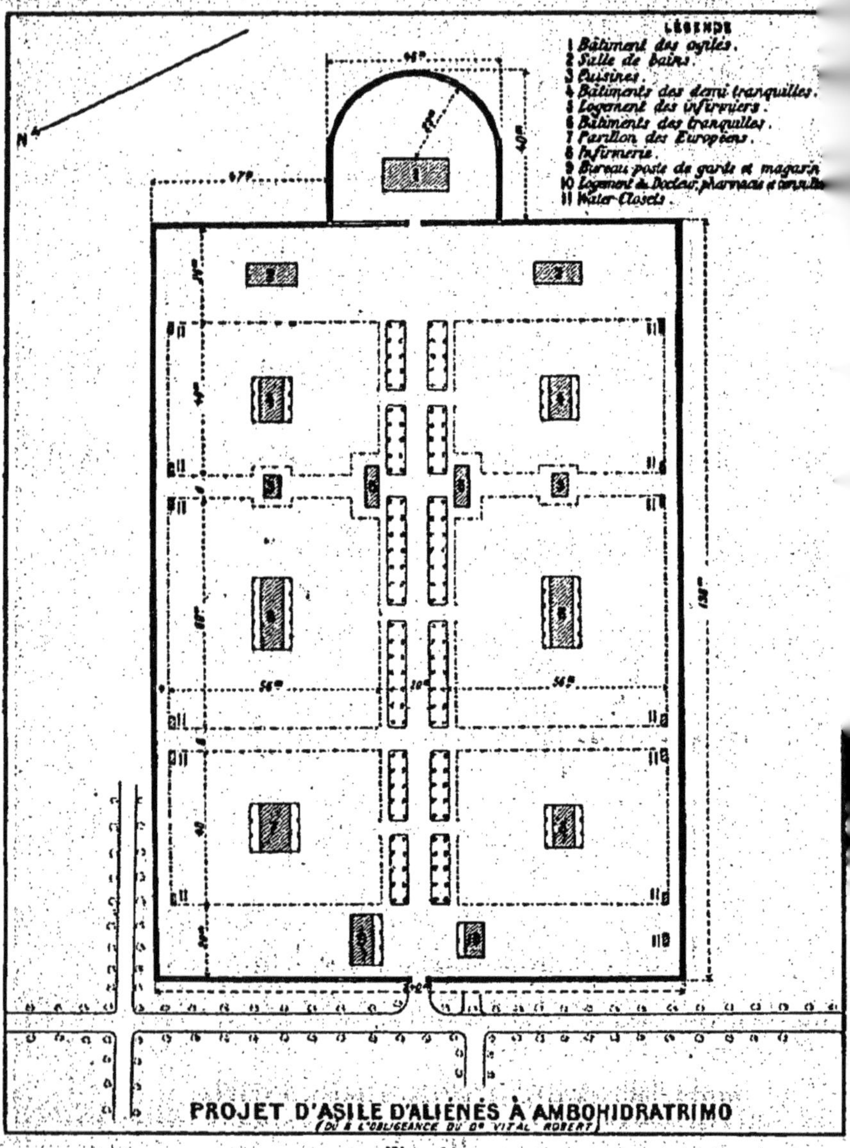

Fig. 11.

deux de chaque côté du bâtiment. L'infirmerie comprend deux salles de 4 lits chacune et une salle intermédiaire pouvant servir de lavabo, dépôt de médicaments, etc... Rien à dire des bureaux et magasins, proportionnés à l'importance des services. Dans le logement du docteur on trouve au rez-de-chaussée une pharmacie, un cabinet de consultations et une petite cuisine. Chaque cellule a son water-closet ; les quartiers sont munis d'un water-closet commun.

Les bâtiments doivent être construits avec des matériaux de choix, de façon à leur donner le type permanent. Tous les aménagements sont prévus pour assurer la surveillance effective et la protection des asilés.

« Ce projet, dit le docteur Vital Robert, s'adapte à merveille aux conditions des aliénés à Madagascar. Parmi les aliénés actuellement en traitement à Itaosy, on observe surtout des déments, quelques excités maniaques, quelques mélancoliques, tous aliénés de longue date, arrivés à la phase de chronicité et d'incurabilité ; un aliéné criminel (impulsion épileptique), mais pas de vésanie aiguë. C'est d'ailleurs compréhensible. Quand l'internement d'un Malgache est demandé par le fokon'olona ou l'administration, c'est que depuis longtemps la vésanie est établie et est arrivée à la phase de chronicité.

« L'asile doit donc être envisagé surtout comme un établissement destiné à séparer l'aliéné de la population saine, soit dans son propre intérêt (pour assurer son existence, dans un but de dignité humaine, le mettre à l'abri des railleries et des tracasseries), soit dans l'intérêt de la collectivité, parce qu'il est dangereux. Cependant l'asile ne doit pas être une simple garderie. Il y a lieu de traiter ce chronique, de calmer son agitation, de l'améliorer, sinon de le guérir. Or le travail des champs est le meilleur calmant et le meilleur traitement pour l'aliéné. Il me semble donc qu'à Madagascar le type d'asile est la colonie agricole. Or, dans une colonie agricole, il n'est pas nécessaire de créer tous les quartiers d'un asile ordinaire : quartier des tranquilles, demi-tranquilles, agités, malpropres, épileptiques, de surveillance continue, etc.

« Toutefois, bien que la plupart des aliénés indigènes soient des déments et des chroniques, il y a lieu de songer à l'admission de malades atteints de vésanies aiguës et curables.

« Quand les Malgaches sauront qu'un aliéné peut être soigné avec dévouement dans un établissement bien installé, ils y conduiront le malade dès la période de début de son affection.

« Aussi faut-il prévoir un quartier d'observation comprenant un dortoir de quelques lits (5 lits) pour les hommes et un quartier d'observation pour les femmes avec cour, préau, lavabo, réfectoire, water-closets.

« L'organisation médicale et administrative du nouvel asile sera aussi perfectionnée. Le nouvel établissement aura, notammen un directeur européen, chargé de la partie administrative, de surveillance générale et de l'organisation du travail dans l'asile.

On le voit, Madagascar marche hardiment dans la voie du pr grès en ce qui concerne l'assistance des aliénés. Cette colonie pos sède déjà un asile soumis à une réglementation spéciale et à u contrôle médical éclairé. Elle est sur le point de posséder un nouve asile plus grand et meilleur encore. Les promoteurs de ce mouve ment, à la fois si méritoire et si rare, sont à féliciter ici, tout parti culièrement le docteur Vital Robert, qui en fut l'âme. Nous nou permettrons simplement d'insister sur la nécessité de faire tro grand et trop ample quand on construit un asile d'aliénés, parc qu'il devient fatalement et rapidement trop exigu et trop étroit et aussi sur l'obligation qui s'impose, aux colonies comme ailleurs, non seulement d'assister les aliénés chroniques, mais de poursuivre, comme dans les colonies anglaises, l'assistance précoce des aliénés aigus, qui, bien conduite, peut aboutir si souvent à la guérison.

Ce que nous venons de dire sur les progrès de l'assistance médicale, en particulier de l'assistance des aliénés, à Tananarive, ne se borne pas à cette province ; le mouvement s'étend rapidement à toutes. Un autre de nos élèves, l'aide-major des troupes coloniales Roussy (1), nous écrit que dans la province de Farafangana, grâce au prélèvement d'une taxe par district, on a réuni les fonds nécessaires à la construction d'un bel hôpital qui, en dehors de ses salles pour maladies générales, de sa maternité, contiendra un bâtiment spécialement affecté aux aliénés.

Voici l'intéressante note que Roussy nous adresse à ce sujet, à la date du 8 septembre 1911 :

« Les aliénés de la province de Farafangana sont traités par leurs parents ou alliés d'une façon plus brutale et plus inhumaine que sur les hauts plateaux de l'île où les mœurs sont plus civilisées, plus policées.

« Il faut faire une distinction capitale entre les aliénés tranquilles et les aliénés agités ou dangereux. Les premiers sont la plupart du temps laissés en liberté complète et s'occupent des soins du ménage. Il faut remarquer en effet que les travaux qu'ils ont à exécuter ne demandent aucune intelligence : couper du bois dans la forêt, travail des rizières, culture du manioc.

« Quant aux médicaments employés pour essayer de rendre un

---

(1) Dr R. Roussy, les Mélancoliques homicides, étude clinique et médico-légale. (*Thèse de Bordeaux*, 1908.)

peu de lucidité aux malheureux, ils consistent en quelques prières adressées aux esprits des ancêtres et au « Zanabary » (Créateur). On ne songe d'ailleurs à ces prières, qui sont l'origine de libations multiples et de repas extraordinaires, qu'à l'occasion des fêtes : 14 juillet, Noël, ou lorsque la famille a gagné un peu d'argent par suite d'une bonne récolte de riz ou d'une hausse sur le manioc. Inutile d'ajouter que ces agapes laissent encore le malade plus abruti et ne le guérissent nullement. Cette constatation n'étonne pas l'entourage, qui recommence les mêmes scènes à la plus prochaine fête.

« J'ajouterai que, dans mes tournées, la plupart des malades de cette catégorie que j'ai rencontrés (je n'ai pu en voir qu'une partie minime, les Malgaches, surtout ceux de cette région-ci, n'aimant pas à causer de ce sujet entre eux, et à plus forte raison avec un Européen, même médecin) étaient des dégénérés profonds : idiots, imbéciles. Il est très probable que cette dégénérescence a pour cause, soit l'alcoolisme, très fréquent ici, soit la syphilis, encore plus fréquente. Je n'ai jamais pu voir de mélancolie ou de vésanie proprement dite, et les médecins indigènes de colonisation que j'ai interrogés à ce sujet m'ont répondu n'en avoir pas constaté.

« La seconde catégorie de malades : aliénés délirants, agités, dangereux, est plus intéressante, car les parents ne peuvent plus se contenter de l'expectation indifférente qu'ils manifestent pour les aliénés tranquilles.

« Un des premiers moyens est de ligoter le malheureux et de l'enfermer. Un procédé très employé est le suivant : Tous les matins, de très bonne heure, avant le lever du soleil, on roue de coups l'agité, puis on l'amène au bord d'un lac ou d'un cours d'eau ; on lui asperge la figure, puis la tête et finalement on le plonge dans l'eau froide jusqu'à l'apparition d'un frisson assez prolongé. La plupart du temps l'aliéné s'en tire avec une pleurésie, une bronchite aiguë, ou même une pneumonie. Accessoirement on invoque les ancêtres et le Créateur, en faisant boire au malade une décoction de plantes que je n'ai pu arriver à connaître.

« Un second moyen très courant est de forcer le malade à danser jusqu'à épuisement. Le procédé est surtout utilisé lorsque les crises sont de courte durée. La plupart du temps le malade s'endort, harassé, et l'entourage le considère comme guéri.

« Certainement la cause la plus fréquente de ces crises d'agitation est l'épilepsie. J'ai en effet rencontré soit à Farafangana, soit en tournée : 1° beaucoup d'hystérie ; 2° beaucoup d'épilepsie et surtout d'épilepsie larvée à forme d'*impulsions aux fugues*. Il peut cependant que j'aie été trompé par les circonstances. La p part en effet des malades que j'ai examinés étaient des aliénés q tombaient dans le domaine médico-légal à la suite de délits ou mê de crimes, et l'épilepsie est éminemment propre à conduire l malades à des attentats, soit contre les propriétés (incendie, v de bœuf, crime plus grave pour le Malgache que celui d'un individu soit contre les personnes (coups et blessures, meurtre).

« La question la plus importante, celle de l'assistance à c malades agités, n'a jamais été posée et par conséquent résolu Depuis mon arrivée ici, surtout au sujet de trois détenus, accusé l'un de meurtre, les deux autres de coups et blessures, qui étaien des épileptiques avérés (un d'eux avait une crise typique au moin tous les deux jours, un autre présentait des absences, des impul sions motrices), aidé par un administrateur actif, intelligent (doc teur en droit), nous avons posé le problème. Il est en effet presqu impossible d'envoyer ces aliénés dangereux à l'asile de Tanana rive, non seulement à cause des difficultés du voyage (quinz jours à pied), mais surtout à cause du peu de crédits alloués à ce effet.

« Aussi, dans le projet de l'hôpital de Farafangana, avons-nous inscrit la construction d'un pavillon pour aliénés. Il se compose de quatre pièces centrales où l'on peut isoler les plus dangereux, et de deux pièces latérales de quatre lits chacune, l'une pour les hommes, l'autre pour les femmes. »

L'hôpital de Farafangana doit être termine à la fin de l'année 1912. A ce moment, par conséquent, il existera là un local approprié pour les cas aigus et violents de folie. C'est peu, il est vrai, mais c'est un réel progrès, amorce de tous les autres, dont le mérite est dû encore à l'intelligente initiative d'un médecin ayant acquis, durant ses études, la connaissance et le goût de la psychiatrie.

Ajoutons que Madagascar possède plusieurs belles léproseries et que le docteur Vital Robert et le docteur Roussy ont déjà fait là d'intéressantes observations sur l'état mental des lépreux.

III. — **Rapatriements et transports.** — Rien n'étant prévu, jusqu'ici, dans les formations sanitaires de la colonie, pour le soin des aliénés européens, ni traitement ni isolement, on s'efforce de les diriger sur la France dès qu'on le peut. L'évacuation se fait dans de mauvaises conditions. Aucun aménagement approprié n'est prévu à bord des paquebots des Messageries Maritimes de la ligne de Madagascar. Une cabine ordinaire de 1re ou de 2e classe est affectée à l'aliéné et à ses deux gardiens, car la Compagnie n'accepte l'aliéné qu'ainsi convoyé. Ces deux gardiens sont choisis parmi les infirmiers des troupes coloniales.

L'aliéné n'est point évacué directement sur un asile de la métropole. C'est au port de débarquement, c'est-à-dire à Marseille, que le service colonial pour les fonctionnaires civils, l'autorité militaire pour les militaires, prennent les mesures nécessaires.

Nous avons vu qu'un pavillon pour le traitement des aliénés européens était prévu dans le nouvel asile en construction de la province de Tananarive. Seuls, les incurables seront évacués.

Tout Européen devenu aliéné à la colonie aura ainsi les chances d'une guérison, presque impossible avec le traitement actuellement appliqué.

Déjà à l'heure actuelle, aucun *indigène* aliéné de Madagascar n'est exporté dans les asiles métropolitains. Et c'est peut-être là une des raisons pour lesquelles cette colonie, aux prises avec la nécessité, s'est résolument engagée avant toutes les autres dans la voie de l'assistance locale où, espérons-le, elle ne s'arrêtera pas.

IV. — **Quelques statistiques.** — A) *Européens.* — On ne peut guère avoir de renseignements précis sur les formes de l'aliénation mentale observées chez les Européens. Le nº 27 de la statistique comporte les affections suivantes : paralysie générale, aliénation mentale, idiotie.

Depuis 1903, voici les chiffres des rapports et statistiques donnés à ce numéro :

1903, 3 aliénés ; 1904, 2 aliénés ; 1905, 4 aliénés ; 1906, 3 aliénés ; 1907, 3 aliénés ; 1908, 1 aliéné ; 1909, 1 aliéné.

B) *Indigènes.* — L'asile d'Itaosy a hospitalisé depuis sa création jusqu'au 1er juillet 1910 : 108 aliénés.

Les entrées se répartissent ainsi par années : en 1905, 2 entrées ; 1906, 19 entrées ; 1907, 14 entrées ; 1908, 28 entrées ; 1909, 25 entrées ; 1910 (1 semestre) 20 entrées.

Toutes les races sont représentées, mais c'est la race merina (hova) qui domine (81 0/0).

Les malades se classent en 68 hommes et 40 femmes. Presque tous les aliénés sont des adultes ; on n'en observe pas au-dessous de quinze ans, ni au-dessus de cinquante-cinq ans.

Les formes d'aliénation mentale observées sont, par ordre de fréquence : mélancolie, 46 ; manie, 33 ; dégénérescence avec psychoses, 9 ; psychoses épileptiques, 14 ; démence paralytique, par lysie générale, 6.

« Il y a lieu de ne pas trop tenir compte des diagnostics de méla colie. Le médecin résident n'est pas, en effet, un spécialiste ; il n' pu suivre pendant ses études aucun cours de psychiatrie.

« Il ignorait donc la confusion mentale. Mais c'est un excellen observateur qui examine avec soin ses malades et qui note les diver symptômes observés. On peut donc se convaincre à la lecture de observations et par l'examen des malades encore en traitement que beaucoup de cas étiquetés « mélancolie avec stupeur » n'étaien que des cas de confusion mentale ou de démence précoce. » (Docteur Robert.)

D'ailleurs le docteur Vital Robert a pu observer chez des femme indigènes des cas de confusion mentale d'origine puerpérale o consécutifs à la grippe et au paludisme.

Aussi pourrait-on ranger ainsi par ordre de fréquence les psychoses observées chez les Malgaches (à l'asile du moins) :

a) Confusion mentale d'origine soit grippale, soit paludéenne, soit puerpérale ;

b) Manie ;

c) Psychoses épileptiques ;

d) Démence ;

e) Psychoses de dégénérescence ;

f) Paralysie générale.

« En somme, dit Robert, on observe surtout chez les Malgaches des folies toxiques, ce qui n'est pas pour nous surprendre, car le Malgache est très sensible aux maladies infectieuses.

« L'alcool, le chanvre, la syphilis ont aussi un rôle prépondérant dans la genèse de l'aliénation mentale. »

CHAPITRE V

INDO-CHINE (1)

Annam. — Cambodge. — Cochinchine. — Laos. — Tonkin.

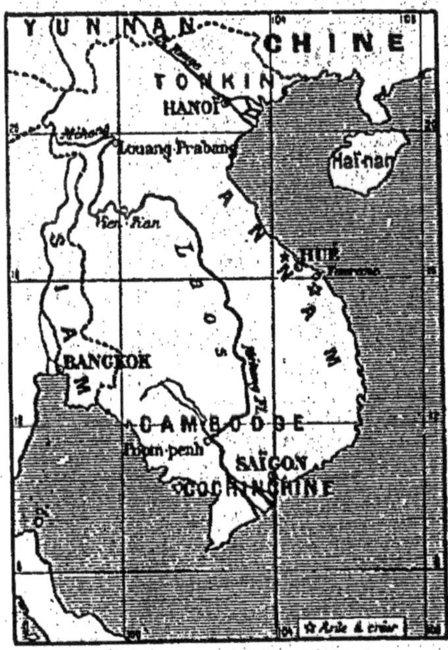

Fig. 12. — INDO-CHINE

L'assistance des aliénés dans les colonies qui composent le gouvernement général de l'Indo-Chine mérite une attention particulière, en raison de son importance.

Nous procéderons, dans son étude, de la même façon et dans le même ordre que pour les autres groupes coloniaux.

I. — Historique. — Législation. — Le rapport de M. le médecin inspecteur Rangé nous donne des renseignements très intéressants sur la législation locale de l'Annam concernant les aliénés.

INDO-CHINE FRANÇAISE

L'Indo-Chine française forme la partie orientale de la grande péninsule indo-chinoise.

Elle comprend les deux bassins du fleuve Rouge et du Mékong.

Elle a pour limites :

La Chine au nord et au nord-est ;

La mer de Chine à l'est et au sud ;

Le Siam à l'ouest ; la Birmanie au nord-ouest.

Elle a une superficie de 690 000 kilomètres, soit 140 000 kilomètres de plus que la France.

Plusieurs régions très distinctes composent l'ensemble de cet empire colonial.

L'Annam : capitale Hué.

Le Cambodge : capitale Pnom-Penh.

La Cochinchine : capitale Saïgon.

Le Laos : Vien-Tian, siège d'un résident supérieur.

Le Tonkin : capitale Hanoï.

---

(1) Les renseignements contenus dans ce chapitre proviennent du rapport, en date du 24 février 1911, de M. le Dr Rangé, médecin-inspecteur des services sanitaires et médicaux de l'Indo-Chine. Des notes nous ont été également fournies, sur quelques points spéciaux, par nos anciens élèves : le médecin-major de première classe Prouvost, le médecin aide-major de première classe Fauré, le Dr Lannelongue, médecin de colonisation en Cochinchine. L'un de nous enfin a utilisé dans ce chapitre sa connaissance particulière de l'assistance médicale en Indo-Chine.

ANNAM

Aspect général. — L'Annam est constitué par une série de bassins côtiers de largeur et de profondeur variables, resserrés entre la mer et la chaîne annamitique.

La longueur de ses côtes est d'environ 1 400 kilomètres.

Superficie. — Évaluée à 133 700 kilomètres carrés.

Population. — Recensement au 31 décembre 1905 : 5 514 000 habitants, dont 1 641 Européens.

Climat. — En Annam, il n'y a pas d'hiver; le thermomètre descend bien rarement à plus de 12 degrés et monte quelquefois à plus de 37 degrés.

Maladies. — Les maladies endémiques sont : dysenterie, congestion et abcès du foie, fièvre paludéenne, insolation.

Principaux centres : Hué, capitale; **Tourane**, rade bien abritée; **Fai-fo**, centre d'exportation; **Qui-Kong**, centre d'exportation; **Ben-Thuy**, exploitation forestière; **Quong-Tri** avec **Ai-Lao** et **Cam-Lo**, marchés d'échanges.

Lignes de navigation. — Messageries Maritimes, Chargeurs Réunis, Affrétés. Messageries Maritimes : départ de Marseille tous les quatorze jours; en plus, lignes commerciales. Chargeurs Réunis : départ de Marseille, le 15 de chaque mois.

Durée du voyage de Marseille à Saïgon : environ trente jours.

A Saïgon, on prend l'annexe que l'on quitte à Tourane.

Trajet de Saïgon à Tourane : trois jours.

* Asile d'aliénés à créer à Tourane.

CAMBODGE

Situation et aspect général. — Borné au nord et au nord-est par la chaîne des Dangkreks et le Laos français; au sud et au sud-est par la Cochinchine; à l'ouest par le Siam et le golfe de Siam; à l'est, par l'Annam.

Une grande partie du pays est formée par les alluvions du Mékong. A l'est et à l'ouest, massifs montagneux assez élevés.

Superficie. — Environ 140 000 kilomètres carrés, le quart de la superficie de la France.

Climat. — Saison des pluies : juillet, août, septembre, octobre.

Saison froide : novembre, décembre, janvier, février.

Saison chaude : mars, avril, mai, juin.

Les maladies les plus fréquentes sont la diarrhée, la dysenterie, la fièvre paludéenne, les affections du foie.

Population. — Environ 1 250 000 habitants dont les trois quarts sont de race khmère; les autres Annamites, Chinois, Malais.

Administration. — Protectorat de la France (traité du 11 avril 1863).

Résident supérieur à Pnom-Penh, auprès du roi; résidents dans les provinces.

Principaux centres. — Pnom-Penh, capitale. Population : 50 000 habitants (Cambodgiens, Annamites, Chinois, Malais, Indiens), 530 Européens environ.

Faubourgs formant quatre gros villages.

Centres maritimes. — Kampot, Krat.

Bassin du Grand-Lac. — Kompo[ng-] Chnang, Kompong-Thom, Pursat.

Bassin du Mékong supérieur. — Ko[m]ponh-Cham, Kratié, Stung-Treng.

Mékong inférieur. — Prey-weng et Ban[am], Takéo, Soai-Rieng.

Voies d'accès. — Dans ses relations avec [la] Métropole, le Cambodge est tributaire de la C[o]chinchine (Marseille-Saïgon). De la Cochinch[ine] au Cambodge, les correspondances sont assur[ées] par la Compagnie des Messageries fluvia[les] (Saïgon-Pnom-Penh).

La même Compagnie assure les correspo[n]dances entre Pnom-Penh et les postes de l'in[té]rieur.

COCHINCHINE

Aspect général. — Deux parties bien di[s]tinctes : la région est légèrement montueuse [et] couverte de forêts.

Région ouest : vaste plaine, constituant l[e] delta du Mékong; formée par les alluvions d[u] grand fleuve, elle est cultivée en rizières ou cou[]verte de marécages.

Superficie. — Environ 50 800 kilomètres carrés, c'est-à-dire l'étendue de neuf départements français.

Climat. — Chaud et humide. Maxima 36°, minima + 18 parfois + 14 (en décembre).

Saison sèche : octobre à mai.

Saison des pluies : mai à octobre.

Avril, mai, juin : mois les plus chauds.

Maladies. — Diarrhée de Cochinchine, dysenterie, affections (surtout abcès) du foie.

Population. — 2 000 000 d'habitants, surtout Annamites, Cambodgiens.

Indigènes : Malais, en petit nombre; 70 000 Chinois ou Malabres.

Européens : 3 000 environ, non compris la garnison, presque tous domiciliés à Saïgon.

Principaux centres. — Saïgon (capitale); à 5 kilomètres, Cholon, ville en partie chinoise 130 000 habitants).

Autres centres : Mytho, Sadec, Vinh-Long, Bentré, Chaudoc, Soc-trang, Bac-Lieu, Rach-Gia, chefs-lieux d'arrondissement.

Voies d'accès. — Deux lignes de paquebots : Messageries Maritimes, Marseille, départ tous les quatorze jours (de Marseille à Saïgon, vingt-six jours environ.)

Chargeurs Réunis. (Marseille-Saïgon).

Dans l'intérieur de la colonie. — Chemin de fer de Saïgon à Mytho; surtout Messageries fluviales.

LAOS

Aspect général. — Au nord, partie montagneuse. En descendant vers le sud série de plateaux de 1 200 mètres d'altitude (Tran-Ninh); dans la vallée du Mékong, larges plaines très fertiles.

Superficie. — Environ 300 000 kilomètres carrés.

Population. — Évaluée à 700 000 habitants avec 175 à 180 Européens (fonctionnaires et colons).

Climat. — Deux saisons distinctes, correspondant aux deux moussons du sud-est et du nord-est.

De mai à octobre : pluies, saison chaude et humide.

D'octobre à mai : saison sèche et fraîche.

Sur les hauts plateaux, climat tempéré.

Maladies. — Dysenterie, congestion et abcès du foie, paludisme.

Principaux centres. — Ce sont surtout de gros villages dont les plus importants avoisinent les cours d'eau : Vien-Tiane, Savannahket, Packsé, Xien-Kouang.

Luang-Prabang a conservé son ancienne organisation et possède un souverain placé sous notre protectorat.

Voies d'accès. — Messageries Maritimes : de Marseille à Saïgon.

Chargeurs Réunis de Marseille à Saïgon.

Départs de Saïgon pour le Haut-Mékong : chaque semaine.

On peut aussi se rendre au Laos par la voie du Tonkin et de l'Annam.

TONKIN

Situation géographique. — Borné au nord par les provinces chinoises de Yunnam et de Qouang-Si.

A l'est, par la province chinoise du Kouang-Toung et le golfe du Tonkin.

Au sud, par la province annamite de Tanh-Hoa.

A l'ouest, par le Laos.

Superficie. — 120 000 kilomètres, le cinquième de la France environ.

Aspect général. — Deux zones : le delta, la haute région.

Climat. — Saison fraîche et même parfois froide qui dure d'octobre à mars. A partir de septembre, les nuits deviennent fraîches, les matinées et les soirées douces. La moyenne de la température en hiver se maintient entre + 5 degrés et + 15 degrés. En février et en mars, un brouillard pénétrant, le crachin, tombe à peu près régulièrement.

Les fortes pluies commencent en mai, et produisent souvent, en août, des inondations. Les typhons ne sont pas rares.

La saison chaude s'étend de juin à septembre.

Maladies principales. — Climat généralement salubre.

Fièvre paludéenne, congestion et abcès du foie, provenant surtout de certaines régions forestières.

Population. — Environ 6 446 000 habitants.

Principaux centres. — Hanoï, capitale, environ 105 000 habitants. Européens, 3 000 ; Chinois, 2 000 environ ; Annamites, 100 000.

Haïphong, la ville maritime.

Nam-Dinh, Bac-Ninh, Hong-Yen, Phu-Ly, Ninh-Binh, Haï-Duong, Hong-Hoa, Quang-Yen.

Lignes de navigation. — Messageries Maritimes : départ de Marseille tous les quatre jours.

Durée de la traversée : trente jours environ.

Chargeurs Réunis : départ de Marseille, une fois par mois ; quarante jours environ de traversée.

L'arrivée se fait à Haïphong.

Communications intérieures. — Navigation fluviale.

Réseau de routes, chemins et digues.

Voies ferrées en exploitation ou en construction.

« La législation annamite (Code annamite, art. 261) précise la conduite à tenir à l'égard des aliénés et les mesures à prendre par leur entourage et par les autorités indigènes pour les mettre hors d'état de nuire. En conséquence, les autorités administratives françaises sont rarement appelées à intervenir pour cette catégorie de malades.

« La loi annamite est purement pénale : elle ne s'occupe que des obligations imposées aux autorités administratives et à l'entourage du malade et des sanctions à appliquer aux individus qui contreviennent à ces obligations. M. le résident de Hung-Yen nous a communiqué la traduction du Code annamite relative au sujet qui nous occupe : nous la rapportons textuellement. »

Article 261 du Code annamite.

X. — Si un malade privé de raison tue quelqu'un, ce coupable sera contraint de payer une somme de 12,42 onces d'argent pour indemnité de funérailles et cette somme sera attribuée à la famille de la victime.

XI. — Si les parents d'une personne malade et privée de raison, les voisins ou autres personnes visées le cachent sans en rendre compte et sans le surveiller et le garder, et s'il en résulte que ce malade privé raison se tue lui-même, ils seront punis, selon la disposition la plus sévè de la loi relative à ce qui ne doit pas être fait, de la peine de quat vingts coups de truong (art. 351). S'il en est résulté que ledit mala a tué une autre personne, ils seront punis de cent coups de truong, sel la loi relative à ceux qui, sachant que quelqu'un médite de nuire à u autre, ne l'en empêche pas de suite et ne relève pas le fait. Si c parents, voisins et autres personnes concernées ont déjà clairemen rendu compte, et si le fonctionnaire chargé de l'administration du lie n'a pas pris des mesures de stricte surveillance en faisant veiller e garder ledit malade, d'où il est résulté que ce malade s'est tué lui-mêm ou a tué quelque autre personne, ce fonctionnaire sera dans tous les ca mis à la disposition du ministre pour être l'objet d'une décision.

XII. — Si la famille d'une personne malade ou privée de raison a un chambre de sûreté, secrète et confinée, où il soit possible de l'enchaîne solidement, on doit permettre à ces parents de conserver et de conteni ce malade. De même, si une femme ou une fille a le malheur d'être privé de raison, on doit toujours rendre compte à l'autorité, qui la remettra à ses parents et les chargera de la garder et de la surveiller. Il est ordonné aux magistrats locaux de délivrer eux-mêmes des chaînes et ferrures qu'ils feront solidement assujettir.

Si les parents n'enferment et n'enchaînent pas strictement l'insensé et s'il s'ensuit que cet insensé tue quelqu'un, ces parents seront sévèrement punis suivant le décret (D. XI). Si la maladie diminue, on ne relâchera pas l'insensé, mais on rendra compte à l'autorité compétente, qui le fera examiner avec soin, recevra les déclarations du chef de la famille et des voisins, déclarations certifiées sous leur responsabilité personnelle, et alors seulement il sera permis d'ouvrir les chaînes et de remettre le malade en liberté. Si les parents ne rendent compte au magistrat et si privément ils ouvrent la fermeture des chaînes, ils seront punis selon le décret. Si le malade n'a également ni parents, ni maison, dès le jour où il aura été rendu compte au magistrat, il est ordonné au fonctionnaire chargé du gouvernement du lieu de vérifier les faits avec exactitude, de faire saisir le malade privé de raison, de le faire enchaîner solidement et de l'emprisonner. Il établira d'ailleurs un procès-verbal complet, relatant tous les faits. Si réellement, après que l'insensé a été incarcéré, l'insanité ne se renouvelle plus, on attendra plusieurs années pour vérifier les apparences, et il sera alors pris une nouvelle décision ; les faits seront clairement exposés et on demandera l'autorisation de le mettre en liberté et de le remettre à qui de droit, pour qu'il soit surveillé. Si cet insensé avait tué une personne, en outre du rachat qui sera perçu selon les règlements, il sera aussitôt décidé que le malade sera enchaîné à perpétuité, et bien que plus tard son état mental vienne à s'améliorer, il ne pourra plus être remis en liberté. Si l'insensé n'est pas sévèrement enchaîné et enfermé et qu'il s'ensuive qu'il trouble les condamnés détenus dans la prison, le fonctionnaire chargé de la direction de la prison sera l'objet d'une enquête sévère et d'une décision; les gardiens de prison seront sévèrement punis selon les décrets et règlements. Lorsqu'il se présentera un jugement au sujet d'un malade insensé qui a commis un meurtre, le fonctionnaire du lieu devra, aussitôt que la plainte lui aura été portée et que le coupable aura été amené devant lui, recevoir les déclarations écrites et exactes des personnes qui portent la plainte au sujet du meurtre; il devra également recevoir les déclarations des voisins, certifiées et attestées sous la responsabilité personnelle des déclarants. Ce fonctionnaire procédera aux vérifications nécessaires et aux interrogatoires; s'il y a fausse allégation de folie, et qu'il y ait des mensonges dans les déclarations, en dehors du meurtrier qui sera aussitôt jugé et puni d'après les lois, les parents, voisins et autres personnes qui en connaissance de cause auront fabriqué des déclarations fausses, seront jugés et condamnés selon la loi relative à ceux qui cachent des coupables en connaissant la nature du fait, et punis de la peine du coupable diminuée de deux degrés (art. 358).

On le voit, la loi annamite ne prévoit pas autre chose pour l'aliéné que l'internement avec enchaînement, à domicile, s'il possède une famille; à la prison, s'il est sans parents : prison temporaire lorsqu'il vient à guérir, ce qui doit être bien rare dans ces conditions; prison à perpétuité lorsqu'il a commis un homicide, alors même qu'il recouvrerait la raison.

Il y a lieu de remarquer le soin avec lequel sont établies les responsabilités et les pénalités contre la famille, les voisins, les gardiens et les magistrats, s'il y a faute de leur part, pour les crimes et délits commis par les aliénés.

La législation de l'Annam sur les aliénés, comme celles de tous les pays encore insuffisamment civilisés, auxquelles elle ressemble plus ou moins d'ailleurs, est particulièrement intéressante. Elle nous montre en effet que les premières préoccupations du législateur, dans ces pays, sont d'édicter des mesures de préservation contre le danger et les méfaits des aliénés par l'enchaînement, l'emprisonnement, souvent indéfini, de ces malheureux, par les peines infligées à ceux qui en ont la charge, s'ils contreviennent à leur devoir. Ce n'est que plus tard, lorsque la conception humaine et médicale de la folie se substitue à sa conception surnaturelle, que la législation d'assistance s'ajoute à la législation de pure protection sociale, le traitement de douceur, de pitié, de science, au traitement par les incantations, les chaînes et les coups.

Pour compléter ces vues historiques sur l'idée qu'on se fait de la folie dans ces contrées et sur les pratiques qui en résultent, citons encore ce passage curieux du rapport du médecin directeur local du service de santé de Cochinchine :

« L'Annamite considère de façon générale que la maladie est une manifestation de la colère de génies particuliers, de « ma-qui » ; aussi a-t-il recours uniquement au ministère des sorciers. Quand le malade est dangereux pour la famille ou susceptible par ses excentricités, de causer quelque dommage aux voisins, on l'enferme dans une cage solide et on se borne quotidiennement à implorer les esprits pour sa guérison.

« Tel fou a son âme prisonnière de certaines divinités, « Chu-ngu ma-nuong », génies malfaiteurs, espèces de diables qui ont le pouvoir de faire du mal aux enfants.

« Tel autre a commis une irrévérence à l'égard des dieux ou déesses des pagodes devant lesquelles il est passé, tel autre a démoli une pagode ou touché à des objets sacrés ou abattu un arbre tutélaire.

« Celui-ci a commis l'imprudence de se vêtir de blanc et de passer en plein midi à l'ombre d'un grand arbre (dans la région de Tayninh, deux arbres ont à ce point de vue une réputation solidement établie) ; celui-là a rencontré sur une route déserte des génies, des diables ou des diablesses qui, de leur vivant, étaient mutilés ou sont décédés de mort violente ou se sont suicidés ; cet autre a été trompé par sa femme ; ce dernier enfin a fait enterrer ses parents un jour néfaste dans un terrain déjà habité par les morts ou les diables.

« Les belles jeunes filles ne doivent pas troubler par leurs ébats de baigneuses l'eau des arroyos sous le soleil de midi, à l'heure où les divinités des eaux réclament le calme et le silence.

« Le jour de mariage doit être soigneusement choisi ; la maison ne doit pas être édifiée un jour néfaste ; la façade doit en être bien exposée et le foyer convenablement placé.

« Toute infraction à ces règles peut être suivie de folie.

« Tel est devenu fou qui a été cruel envers autrui ou qui descend d'une famille sanguinaire, qui a eu des parents bourreaux, soldats, mandarins ; tel autre a perdu la raison parce que ses parents meurent à une époque déterminée qui revient à certaines périodes.

« Les lettrés deviennent fous parce qu'ils ont trop étudié les caractères chinois.

« La folie consiste dans le rapt de l'âme par un mauvais génie (*ma-qui*) qui se met à sa place et ne peut être chassé que par les divinités, auxquelles il faut adresser de longues et ferventes prières. Parfois le *ma-qui* est chassé plus vite si le dément absorbe du thé mélangé aux cendres d'un papier sur lequel ont été inscrits des caractères appropriés.

« Le traitement appliqué aux malheureux sous la dépendance d'un *ma-qui* prend parfois des allures barbares : il faut chasser du corps du malade le *ma-qui* qu'il renferme, tel est le but à atteindre. Pour cela le patient est conduit dans une pagode dont les bonzes ont acquis comme exorciseurs une réputation établie : il est ligoté solidement et mis dans l'impossibilité de bouger. Sur le front, sur le dos de la main et au cou-de-pied, on extirpe un lambeau de peau de la dimension d'une pièce de 2 francs environ, et les bonzes armés de bâtons frappent le possédé à tour de bras afin de chasser le *ma-qui* par les orifices pratiqués à la peau. »

Rien, depuis l'occupation française, n'a encore été modifié aux coutumes ou aux législations locales, en ce qui concerne les aliénés, dans les colonies de l'Indo-Chine. La loi de 1838 n'y a pas été promulguée ; aucun décret ou arrêté remplaçant même temporairement cette loi n'y a été pris.

Tout est donc à faire à ce point de vue.

II. — **Établissements locaux.** — Notre colonie asiatique, avec ses 18 millions d'habitants, ne possède aucun asile d'aliénés. Et cependant nul pays n'a fait des progrès aussi rapides et aussi considérables pour l'organisation de l'assistance médicale indigène. C'est ainsi que les établissements et œuvres de l'assistance en 1908 étaient au nombre de 153, comme part de la colonie et de l'initiative privée, sans compter les cinq hôpitaux et les ambulances du service général, ni toutes les formations sanitaires communes aux militaires et aux civils qui sont à la charge du budget des colonies.

Or, dans cette floraison d'œuvres d'assistance dont l'Indo-Chine a tous droits d'être fière, rien ou à peu près rien n'est prévu pour les aliénés. C'est là une lacune difficilement explicable.

Aussi, déjà en 1900, M. Reboul avait-il signalé, dans la France d'Asie, la nécessité de créer un asile d'aliénés, en indiquant les principes d'après lesquels cet établissement devait être conçu.

Vers la même époque, M. le lieutenant-gouverneur Rodier chargeait un administrateur d'étudier l'organisation hollandaise dans l'Insulinde, mission qui n'aboutit pas.

Il y a quatre ou cinq ans, le conseil colonial de Cochinchine vota un crédit de 100 000 piastres pour la création d'un asile d'aliénés ; puis cette somme fut réduite à 50 000 piastres, comme étant bien suffisante.

Dans le courant de l'année 1909, il fut question d'édifier le nouvel asile dans la province de Vinh-Long : l'administrateur de la province offrait un terrain approprié appartenant à la ville.

Le lieutenant-gouverneur, M. Gourbeil, demanda un rapport sur la question. Celui-ci fut présenté par le docteur Lannelongue, médecin de la province, et par le conducteur des travaux publics.

« Ce projet comprenait un asile proprement dit et une colonie agricole, séparés par une route.

« L'asile proprement dit, touchant sur une façade à la route, sur une autre à la rivière, comprenait quatre pavillons en brique et en chaume, dont deux pour les aliénés des deux sexes en période aiguë et deux pour les malades chroniques, un pavillon pour l'hydrothérapie, l'électricité, la buanderie, un logement pour le personnel infirmier et les bureaux et huit cellules en ciment.

« Le terrain libre de l'autre côté de la route devait servir de colonie agricole, avec rizières, jardins et recevoir des maisons en bambous, pour les malades convalescents ou jugés non dangereux.

« Ce projet, bien conçu, comme on voit, ne put malheureusement aboutir, Vinh-Long étant trouvé trop éloigné de Saïgon, centre d'œuvres hospitalières importantes : le déplacement des magistrats dans certains cas, le rapatriement, la visite des familles, paraissaient être autant de raisons suffisantes pour mettre de côté Vinh-Long à cause de son éloignement. » (Note du docteur Lannelongue.)

Au mois d'octobre 1910, dans son discours d'ouverture de la session du conseil supérieur de l'Indo-Chine, le gouverneur général Klobukowsky fait mention d'un vœu en faveur de la fondation d'un asile d'aliénés en Cochinchine.

Ce vœu venait en effet d'être émis par le conseil colonial, dans sa séance plénière du 12 octobre, après un rapport très remarquable du docteur Flandrin, vice-président, sur le projet d'assistance médicale. Voici le passage concernant l'asile d'aliénés :

« La construction d'un asile d'aliénés s'impose. Les fous sont nombreux en Cochinchine. Il ne faut pas seulement les parquer, car, parmi eux, il y en a peut-être qui sont susceptibles de guérison. Ils ont droit eux aussi aux soins que comporte leur état.

« Il ne faut pas que nous assistions plus longtemps au pénible spectacle qui nous a frappés lors de notre récente visite à l'hôpital de Choquan. Comme moi, messieurs, vous avez devant les yeux ce pauvre diable, véritable loque humaine, victime d'un atavisme implacable ou d'une de ces maladies qui jettent une obscurité profonde dans le cerveau humain.

« Il était enchaîné au fond d'une cellule qu'on ne donnerait

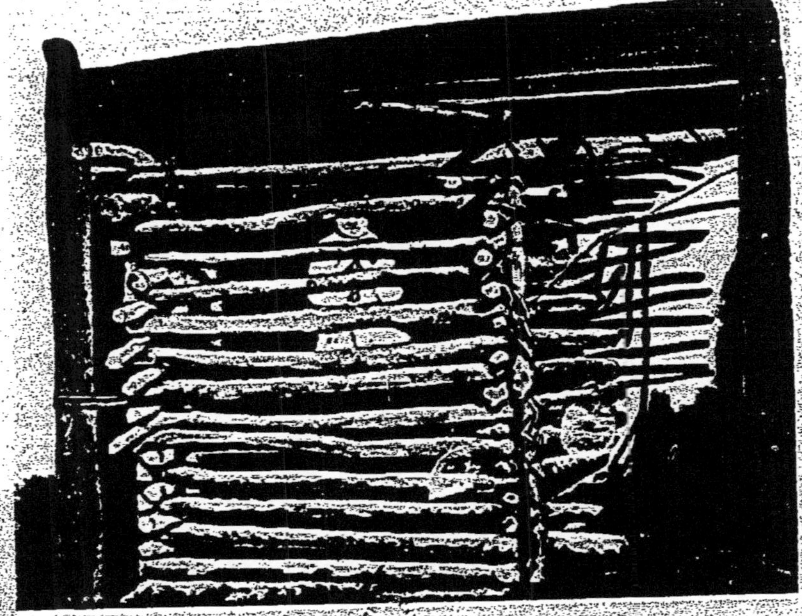

Fig. 13. — CAGE CONTENANT UN ALIÉNÉ (SIAM ET LAOS)

(DUE A L'OBLIGEANCE DU Dr JEANSELME)

jourd'hui, peut-être à tort, aux pires criminels : il ne rece- lumière, la lumière du jour, la seule qui puisse donner un joie, éveiller une douce sensation chez ces malheureux, que porte épaisse, percée d'un guichet, et ouverte toute grande ent de temps en temps, peut-être seulement quand on y

e vie aussi misérable, à notre époque, ne peut se continuer elle est ignorée. La connaître, c'est la réprouver. Aussi la a-t-elle le devoir de créer, sans plus tarder, un établisse- où le droit à la lumière, le droit à la vie matérielle soit res- puisque les jouissances morales et intellectuelles sont refu- ces déshérités du sort et de la nature. » (*Le Courrier saïgon-* vendredi 14 octobre 1910.)

ajouter à de tels accents, si justes, si éloquents, si profondé- émouvants, et n'est-il pas pénible de voir que rien n'a été é, aujourd'hui encore, au triste tableau qu'ils nous dépei- nt?

utons que le docteur Rangé, dans son rapport, signale la nde faite par lui, au nom du service de santé, de la construc- l'un modeste asile à Tourane pour les indigènes aliénés de -Chine, avec annexe pour les Européens atteints de mani- ions délirantes en expectative de rapatriement. Les dépenses construction seraient supportées par l'emprunt de 100 mil-

aque groupe de l'Union y enverrait ses malades et rembour- t à l'établissement les frais de traitement, et les divers services s et militaires ayant des unités atteintes de troubles mentaux raient les y faire admettre en vue d'un traitement, en atten- le moment le plus favorable à leur rapatriement.

s administrations et services intéressés rembourseraient à blissement les frais de traitement de leurs malades.

n attendant la réalisation de l'un de ces projets, qui témoignent au moins que la question est mûre, que des efforts sont tentés u'il suffirait d'un rien pour les faire aboutir, disons un mot de t de choses actuel, si lamentable soit-il.

o Européens. — Les aliénés européens sont reçus dans des ux de force, faisant partie des cinq hôpitaux du service général noï, Quan-Yen, Haïphong, Saïgon, Tourane) et de l'hôpital al de Pnom-Penh, locaux qui leur sont communs avec les enus.

Il en est à peu près ainsi également, en ce qui concerne le corps d'occupation de Chine. Dans un bâtiment annexe de l'hôpital de Tien-Tsin se trouvent deux cellules d'isolement pour aliénés agités. Ces deux cellules ne possèdent aucun aménagement.

En dehors de ces cellules, les aliénés sont traités à l'hôpital même, soit dans un pavillon séparé du corps de bâtiment principal, soit dans les salles communes de malades.

Cela peut suffire, à la rigueur, à la nécessité d'une contention temporaire ; mais cela ne représente en rien un lieu ou un mode de traitement.

2° Indigènes. — Pour ce qui est des indigènes, nous passerons en revue les locaux qui leur sont affectés dans les diverses colonies.

a) *Annam.* — Il n'existe en aucun point de l'Annam de bâtiments spéciaux pour le traitement des indigènes atteints de troubles cérébraux. Leur hospitalisation, quand ils sont agités, se fait dans des cabanons annexes des locaux disciplinaires, ou dans les chambres qui reçoivent les prisonniers admis dans les ambulances ou à l'hôpital indigène.

Ce dernier type est réalisé dans le nouvel hôpital provincial de Thanh-Hoa, et à l'hôpital mixte de Hué, où les cabanons comprennent une salle de 5 mètres de long sur 3 mètres de largeur et 3 mètres de hauteur avec deux fenêtres et deux cellules longues de 2 m. 50 avec une fenêtre chacune. Mais ces locaux sont, comme nous le disions tout à l'heure, des locaux disciplinaires et non des chambres pour le traitement d'aliénés. A Vinh-Quinhon, Phantiet, on dispose de locaux analogues, locaux de fortune dans lesquels l'aliéné dangereux est mis dans l'impossibilité de nuire, mais où il ne saurait être méthodiquement traité.

Dans ces conditions, les autorités indigènes, suivant le code annamite, laissent les aliénés à la garde de leur famille ou font entraver les malheureux déments. On construit alors une véritable cage à bêtes fauves, en bambou, à deux compartiments séparés par une cloison mobile en bambou et l'on fait passer l'interné d'un compartiment dans l'autre pour procéder au nettoyage. C'est le système employé dans les ménageries (voy. *fig.* 13).

Le procédé le plus fréquemment en usage, c'est l'entrave mise soit à l'un des membres inférieurs, soit aux deux réunis.

b) *Cambodge.* — Une note détaillée du médecin-major de 1re classe des troupes coloniales Prouvost, qui revient du Cambodge où il résida plusieurs années, nous renseigne exactement sur l'état de l'assistance des aliénés dans cette colonie :

« Jusqu'à la fin de l'année 1908, il n'existait au Cambodge aucun lieu spécial affecté au traitement ou à l'hospitalisation des aliénés européens ou indigènes.

« Pour les indigènes, une petite salle isolée de 3 mètres sur 2 m. 50 comportant deux lits et dont les parois étaient capitonnées, avait été aménagée dans le bâtiment de l'hôpital mixte de Pnom-Penh où étaient traités les indigènes atteints d'affections chirurgicales ou générales. Ce local, pourvu de barreaux, servait pour les prisonniers en traitement, les aliénés et les enragés.

« Pour les Européens, aucune salle spéciale n'avait été prévue. Au premier étage du pavillon de traitement se trouvent des chambres qui à l'occasion auraient pu recevoir provisoirement des aliénés européens, mais sans installation d'aucune sorte.

« A la fin de 1908, dans l'enceinte *virtuelle* de l'hôpital indigène annexé à l'hôpital mixte, hôpital indigène qui comprenait alors deux pavillons (hommes, femmes), une cuisine et une paillote de contagieux, un petit pavillon neuf fut édifié, composé de :

« Une salle centrale contenant quatre lits ; quatre cellules capitonnées de 2 mètres sur 2 m. 50 environ, pourvues de sièges à la turque avec chasse d'eau. Ces quatre cellules (munies de barreaux) occupant les quatre angles de la salle centrale ont été munies de portes à judas ouvrant sur la véranda circulaire large de 2 mètres qui entoure le bâtiment.

« Cette construction, exclusivement réservée aux indigènes, sert indistinctement aux prisonniers, aux aliénés et à tous ceux dont l'état exige une surveillance coercitive.

« Lorsqu'un cas de folie se produit chez un Chinois, au Cambodge, le chef de la congrégation prend toutes les dispositions nécessaires pour faire rapatrier le malade aux frais de la congrégation.

« Quant aux Européens, il ne s'est pas présenté de cas d'aliénation mentale pendant mon séjour. Un seul individu, alcoolique, sujet à des crises de fureur, fut arrêté pour grivèlerie et incarcéré dans « la chambre cédée par le gardien de la prison » et dont l'individu en question eut rapidement démoli les portes et les cloisons. Le médecin de la prison ne pouvait naturellement pas surveiller cet homme, son service le retenant à l'hôpital et les visites à la prison n'ayant lieu que deux fois par semaine. Si cet homme n'avait été détenu pour grivèlerie et n'avait pas été incarcérable, l'hôpital n'aurait eu aucun local pour le recevoir et le traiter. »

c) *Cochinchine.* — Aucune province de la Cochinchine ne possède de local spécial à l'usage des aliénés : seul l'hôpital de Choq dispose de quatre cabanons où l'on enferme momentanément, p dant leur période de délire furieux, les déments les plus agités

En l'absence de locaux spéciaux, l'internement se pratique p tout de la même façon : les aliénés dangereux sont enfermés s dans une cellule de la prison du lieu (prison municipale ou pris militaire), soit dans le local que l'hôpital réserve aux prisonniers, où existe une formation sanitaire.

d) *Laos.* — Il n'y a rien au Laos pour recevoir et hospitalis les aliénés. Les malades de cette catégorie sont traités par les inc gènes de deux façons :

Lorsque le fou est *inoffensif*, il est simplement gardé par famille qui l'empêche autant que possible de s'éloigner, tout en l laissant une grande liberté pour circuler autour de la maison. n'est pas enfermé. Au Laos, toutes les maisons sont indépendante les unes des autres et chaque maison est entourée d'un espac libre, souvent clôturé par une palissade en bambou. Dans la pro vince de Luang-Prabang, les aliénés inoffensifs vivent dans le pagodes sous la surveillance des bonzes.

Si l'aliéné est *dangereux*, l'isolement est pratiqué sur l'ordre de autorités indigènes. Dans le bas et le moyen Laos, les aliénés sont enchaînés dans leur maison même et restent ainsi sous la surveillance de leur famille. Dans le haut Laos, tout aliéné reconnu dangereux est emprisonné. Ce mode d'isolement est peu employé. Rouffiandis rapporte que pendant un séjour de cinq années, il n'a vu ce système appliqué qu'une fois.

e) *Tonkin.* — Au Tonkin, comme dans les autres colonies de l'Union, même absence d'établissements spécialement installés pour les aliénés.

Le médecin de Haïphong réclame un asile pour la région. A Hanoï seulement il existe dans l'enceinte de l'hôpital indigène un pavillon destiné à abriter les aliénés. Quand le protectorat acquit cet hôpital de la mission, le 1er avril 1904, il renfermait déjà un certain nombre d'aliénés, agités ou déments, parqués collectivement dans un pavillon tombant en ruine et que le barreautage des vérandas distinguait seul des autres locaux.

Le premier directeur de cet établissement s'empressa de signaler à l'autorité supérieure, en prenant ses fonctions, l'urgence de procéder à la réfection de ce quartier et à sa reconstruction selon un plan plus moderne. La construction d'un pavillon neuf fut décidée ;

c'est lui qui constitue à l'heure actuelle le seul refuge pour les aliénés indigènes de l'Indo-Chine. Mais ce pavillon n'a jamais été conçu pour servir de véritable asile ; c'est un local d'attente, prévu pour des besoins limités ; il serait insuffisant, et comme locaux et comme aménagements, si l'on voulait en faire un asile central.

III. — **La folie en Indo-Chine.** — Disons quelques mots maintenant de la fréquence et des caractères de la folie en Indo-Chine, autant que le permettent les statistiques, forcément très imparfaites, des établissements hospitaliers que nous venons de passer en revue.

1° Chez les EUROPÉENS, d'abord :

a) *Annam, Tonkin.* — D'après les registres des rapatriements, l'*hôpital de Lanessan* a renvoyé en France, dans ces dix dernières années, 112 cérébraux, 13 civils et 99 militaires.

Pendant la même période, l'*hôpital de Quang-Yen* a hospitalisé 108 aliénés, dont 19 civils. Sur ces 108, l'établissement en a rapatrié 97, dont 78 militaires.

En ne tenant compte que des statistiques de ces deux grands établissements, 209 aliénés ont été renvoyés en France dans ces dix dernières années. Les civils seraient donc au nombre de 32 et les militaires atteindraient le chiffre de 177.

Les statistiques nous fournissent quelques autres renseignements :

Elles nous montrent qu'il existe dans l'élément *civil* une moyenne annuelle de trois cas d'aliénation mentale nécessitant le rapatriement.

Elles nous montrent aussi que pour les cinq premières années de la décade (les chiffres des cinq dernières n'ont pas encore été publiés) il s'est produit 94 *cas* de troubles cérébraux chez les *militaires* européens de l'Annam-Tonkin, en plus des 14 cas signalés chez les indigènes, tirailleurs tonkinois.

Ces 94 cas ont entraîné 67 rapatriements et un décès. Ils se répartissent par corps de la façon suivante :

Infanterie coloniale : 48 cas, dont 33 rapatriements ; artillerie : 9 cas, dont 6 rapatriements ; légion étrangère : 30 cas, dont 21 rapatriements et un décès ; gendarmerie : un cas, suivi de rapatriement ; génie : un cas, également suivi de rapatriement ; section de discipline : 3 cas, tous rapatriés ; bataillon d'Afrique : 2 cas, avec rapatriement.

On compterait donc une moyenne annuelle de 18 individus attei de troubles cérébraux dans le corps d'occupation du Tonkin, aya nécessité entre 13 et 14 rapatriements par an.

L'effectif du corps d'occupation étant de 7 624 hommes, il aurait donc une moyenne de 2,3 aliénés pour 1 000 hommes d troupe, ce qui est une proportion relativement élevée.

Tels sont les chiffres concernant les Européens en Annan Tonkin.

Il n'est pas aisé d'établir d'une façon précise l'étiologie des ca enregistrés.

Dans l'élément militaire on trouve quelquefois l'insolation, sou vent l'intoxication éthylique, les influences combinées de la ten sion des forces nerveuses sur un point unique (surveillance inces sante dans les postes de la haute région, sentiment exagéré de la responsabilité chez les chefs), le tout accompagné de tares patho logiques acquises ou héréditaires.

b) *Cochinchine.* — En ce qui concerne l'élément *civil*, le Conseil de santé de la Cochinchine a rapatrié au cours de l'année 1910 deux fonctionnaires atteints de troubles mentaux, inoffensifs, maniaques, tranquilles. Ce sont les seuls cas de fonctionnaires européens à signaler sur un effectif moyen de 1 192.

A Mytho, en deux ans, on signale deux cas de folie chez des passagers atteints de délire de persécution.

Chez les *militaires*, le médecin du 5e d'artillerie coloniale n'a vu que 4 cas d'aliénation mentale sous forme de délire de persécution. Des soldats atteints, trois étaient alcooliques ; le dernier avait contracté une insolation à la suite de laquelle il avait perdu la raison.

Le médecin chef de l'ambulance du Cap signale, en 1910, 9 cas de troubles mentaux pour un effectif moyen de 900 hommes (1 0/0). La cause principale est l'alcoolisme.

Le médecin du détachement de Tay-Nimb (11e colonial) en 1910, sur un effectif moyen de 100 hommes, a constaté deux cas de délire alcoolique (2 0/0).

Parmi ces délirants, plusieurs n'ont présenté que des troubles passagers, car 6 militaires seulement ont été rapatriés par le Conseil de santé de la colonie pour troubles mentaux : 3 pour manie aiguë ; 1 pour troubles mentaux sans caractéristique spéciale ; 2 pour mélancolie ; tous imputables à l'alcoolisme, qui semble être, en l'espèce, le facteur étiologique prépondérant.

c) *Cambodge.* — De 1902 à 1909 inclus, on n'a trouvé que 8 cas étiquetés troubles cérébraux, chez des malades évacués d'abord sur Saïgon et de là sur la métropole.

d) *Corps d'occupation de Chine.* — En deux ans, cinq militaires européens appartenant au corps d'occupation de Chine, qui compte 1 200 unités, ont dû être rapatriés ; l'un pour dégénérescence et alcoolisme chronique ; le second pour accès dipsomaniaques chez un dégénéré ; deux autres pour délire d'interprétation (1) ; le cinquième enfin pour alcoolisme aigu.

Comme chez presque tous les soldats de l'armée coloniale, les troubles psychopathiques proviennent soit de la dégénérescence, soit de l'alcoolisme chronique, souvent des deux combinés (note du docteur Fauré, médecin des troupes coloniales, au corps d'occupation de Chine.)

2° Chez les Indigènes. — Avant d'indiquer les résultats, malheureusement incomplets, de l'enquête que M. le médecin inspecteur Rangé a bien voulu provoquer, province par province, en vue du Congrès, nous croyons devoir reproduire ici les quelques considérations générales dont il a fait précéder ces résultats dans son rapport.

« Les populations asiatiques de notre colonie d'Indo-Chine, dit-il, ignorant encore presque tout de la civilisation occidentale, impassibles, indifférentes aux questions d'avenir qui nous passionnent, opposant une quiétude conservatrice de l'équilibre mental à l'agitation incessante de l'Européen, encore indemnes, mais pour peu de temps encore, des tares et de la dégénérescence engendrées par l'intoxication alcoolique, ces populations doivent donc fournir de rares sujets d'étude à l'aliéniste.

« La rareté de l'aliénation est la même dans l'élément militaire indigène que dans le milieu civil. On relève, dans une période de cinq ans, 14 indigènes atteints de troubles mentaux, sur un effectif de 10 000 hommes, soit 0,28 0/000.

« Peut-être pourrait-on invoquer pour expliquer cette immunité relative, avec l'absence de l'alcool, l'usage de l'opium. Depuis plusieurs générations, ce produit n'a-t-il pu exercer son action modératrice sur le système nerveux de nos indigènes et le rendre moins excitable...

---

(1) L. Fauré, Délire systématisé d'interprétation chez un dégénéré supérieur; quelques considérations sur les psychopathes dans l'armée. (*Annales d'Hygiène et de Médecine coloniales*, 1911, n° 3, p. 609.)

« ... Sans considérer absolument l'opium comme un agent conservateur de l'équilibre mental chez les indigènes, on peut reconnaître qu'il n'exerce pas chez eux une action appréciable dans la production des manifestations morbides cérébrales. En revanche, il y a lieu de rapporter à l'étiologie de l'aliénation les lésions nerveuses de la syphilis, et, chez les femmes, certaines fonctions physiologiques, grossesse, accouchement, qui s'accompagnent de vésanies, très certainement curables si elles étaient méthodiquement traitées. »

Nous ne ferons qu'une seule réserve à ces considérations si intéressantes, c'est en ce qui concerne la rareté de la folie chez les indigènes de l'Annam, rareté certainement beaucoup plus *apparente* que *réelle*, à notre avis, ainsi que le démontreront les enquêtes ultérieures, au fur et à mesure qu'elles pourront approcher de la vérité.

Un mot maintenant sur les troubles psychiques observés chez les indigènes dans chacune des régions de l'Union indo-chinoise.

a) *Annam.* — L'épilepsie, l'hystérie sont souvent confondues avec l'aliénation ; malgré cette confusion, le nombre des cas signalés par les autorités annamites est encore fort restreint.

Dans la province de *Nghê-An*, on relève deux cas depuis 1907.

Dans le *Hatinh*, les autorités indigènes signalent 42 cas, dont 22 femmes, 15 hommes et 5 de sexe non déterminé, mais dans ce total on a introduit 10 cas d'épilepsie ou d'hystérie.

A Donghoï, un seul cas en 1907.

A Hué et dans le Thua-Tien, l'aliénation est rare : actuellement 3 cas dus au tertiarisme syphilitique, chez deux hommes et une femme.

Si nous ne considérons que les cas venus à la connaissance des médecins de l'assistance ou traités par eux, il y aurait eu, en 1910, en Annam, 13 indigènes atteints d'aliénation mentale ou de troubles cérébraux, dont 6 femmes avec les diagnostics ci-dessous : folie hystérique, 1 ; troubles mentaux, 2 ; manie aiguë, 2 ; confusion mentale, 1 ; et 7 hommes, sans diagnostic.

En Annam, la consommation d'opium est de 1 gr. 50 par habitant.

b) *Cambodge.* — De 1902 à 1909 inclus, on aurait traité 23 indigènes pour troubles cérébraux.

Sur ces 23 malades, 4 sont morts à l'hôpital, les autres ont été remis à leur famille ou évacués sur leur pays d'origine : Cochinchine, Tonkin, Chine, Annam.

Au Cambodge, la consommation de l'opium est de 8 grammes par habitant.

c) *Cochinchine.* — Il est difficile de donner ici un chiffre indiquant le pourcentage des maladies mentales dans la population. Même dans les centres, les familles ne s'adressent que rarement au médecin européen ; le sorcier seul est consulté, et souvent même le dément est relégué dans un coin, s'il est inoffensif, et enfermé dans une cage en bambou s'il est jugé dangereux. Ce n'est que par hasard que l'on est informé de son existence.

Les chiffres ci-dessous, donnés par les médecins de province, ne sont pas comparables entre eux. Les uns notent seulement les cas qu'ils ont observés eux-mêmes à l'hôpital, les autres notent tous les cas qui leur ont été signalés par les notables près desquels ils se sont informés, sans avoir pu procéder à une vérification.

Dans ces conditions, il était plus sage et plus prudent de ne se livrer à aucune approximation et de rapporter simplement les cas signalés province par province.

Donnons auparavant la statistique des aliénés admis de 1902 à 1911 à l'hôpital de Choquan, près de Saïgon, qui dispose, comme nous l'avons vu, de 4 cabanons où l'on enferme temporairement les agités, statistique laborieusement établie le 22 mars 1911 par le médecin directeur de cet hôpital, le docteur Brochet.

L'hôpital de Choquan a reçu : en 1902, 23 aliénés ; en 1903, 32 ; en 1904, 41 ; en 1905, 30 ; en 1906, 11 ; en 1907, 22 ; en 1908, 17 ; en 1909, 18 ; en 1910, 15 ; soit, en neuf ans, un total de 209 ou 23,2 par an.

Les diagnostics portés sont malheureusement très imprécis et se bornent pour la plupart à la vague mention de « troubles mentaux », « aliénation mentale », « idiotie ».

« Les statistiques des provinces, dit le docteur Rangé, sont encore plus incomplètes. Cinq aliénés ont été signalés à Rachgia en 1908 ; 6 à Mytho en 1909 et 3 en 1910 ; 1 à Sadec en 1906 et 2 en 1909 ; 7 à Cantho en 1907, 3 en 1908, 17 en 1910 ; 1 à Chaudoc en 1909 ; 1 à Cocong en 1906, 1 en 1908, 1 en 1909.

« Il y a lieu de penser, continue le docteur Rangé, que l'hôpital de Choquan a servi de centre vers lequel ont été dirigés les malades atteints d'aliénation. Nous n'avons pu réunir en Cochinchine d'autres documents que ces quelques chiffres, et je ne puis m'empêcher de constater avec regret que nos confrères de l'assistance dans les provinces n'ont pas mis beaucoup d'empressement à répondre au questionnaire qui leur avait été adressé.

« Ces aliénés ont donc été très probablement renvoyés dans leur village après avoir subi une période d'isolement à Choquan.

« La population de la Cochinchine est de 3 000 000 d'habitants environ. Quantité d'opium consommé : 43 360 kilogrammes. Moyenne annuelle d'aliénés signalés ; 28,3, soit 0,09 par 10 000 habitants, ou environ 1 par 100 000. Consommation de l'opium 14 grammes par habitant. »

d) *Laos.* — Le nombre total des aliénés au Laos est sans doute très faible. Les formes d'aliénation seraient presque toujours des formes subaiguës sans manifestations maniaques.

Il existe actuellement à la connaissance des autorités une trentaine d'aliénés vivant sans danger pour l'entourage au milieu de leur famille : dans la province de Vientiane, 2 ; dans le Traninh, 2 ; 6 dans celle de Packsé ; et 20 dans la province de Luang-Prabang.

Il y aurait lieu de rattacher l'hystérie et l'épilepsie à ces cas.

La première est assez fréquente, il est probable que dans le total des statistiques on a fait entrer des hystériques. Rouffiandis (si malheureusement noyé depuis dans l'accident que l'on sait) déclare en avoir annuellement constaté une douzaine de cas dans la province de Traninh.

Les ambulances du Laos, en raison de la rareté des cas aigus, n'ont pas l'occasion de traiter les aliénés. Aucun cas n'est signalé à Khong ni à Packés ; un cas à Packinboung, un à Vientiane et quatre à Luang-Prabang de 1903 à 1910.

La population du Laos s'élève à 800 000 habitants. Nous en tenant aux déclarations des autorités locales, nous aurions 54 aliénés, soit 0,6 pour 10 000.

La consommation d'opium rapportée à la population donne 7 grammes par tête.

e) *Tonkin.* — Ici encore les résultats de l'enquête sont tout à fait incomplets et disparates. Indiquons-les néanmoins, tels qu'ils sont :

Provinces de : *Hadong, Nam-Dinh, Bac-Ninh, Lang-Son, That-Khé.* — Quelques cas de démence chez des femmes, cas se rattachant à la parturition.

Son-Tay. — Les autorités provinciales ont déclaré deux aliénés.

Moncay. — Deux femmes chinoises et une femme annamite.

Yen-Bay. — De 1900 à 1906, aucun cas signalé dans les rapports. En 1907, on a observé 3 cas, dont 2 décès. Ces aliénés provenaient d'un groupe de Chinois réformistes.

Phu-Lang-Thuong. — Un recensement récent de la province a révélé l'existence de 15 aliénés : 8 hommes et 7 femmes pour une population de 200 000 habitants. Parmi ces malades, deux présentaient du délire d'origine toxique, délire alcoolique, l'autre du délire systématisé avec hallucinations.

Quang-Tchéou-Wan. — L'aliénation est excessivement rare. Les missionnaires établis depuis trente ans dans la région n'en auraient jamais constaté un cas. La vie terne, monotone, dépourvue d'activité, d'ambition et de souci de la part d'indigènes, cultivateurs en majorité, expliquerait dans ce coin de territoire la rareté de la folie.

Lao-Kay. — Deux cas d'aliénation mentale chez des femmes syphilitiques.

Thaï-Nguyen. — Un seul cas.

Hagiang. — Un seul cas depuis douze ans.

Cao-Bang. — Un hystéro-épileptique.

Viétri. — Depuis dix années, le nombre d'aliénés notés est de 21, dont 16 hommes et 5 femmes.

Haïduong. — Trois aliénés dans la province, 2 hommes, 1 femme.

Quang-Yen. — Trois hommes.

Haïphong. — Le nombre approximatif des aliénés traités à l'hôpital indigène, de 1906 à 1910, a été de 22 (8 hommes, 14 femmes). Haïphong a reçu les malades de diverses provinces, les a recueillis dans des salles communes ou isolés dans les locaux disciplinaires quand ils étaient agités.

Rien à signaler dans les provinces de Bac-Kan, Vinh-Yen, Phu-Tho, Hao-Bunh, Hongay.

D'une façon générale, il semble que chez l'Annamite les affections mentales caractérisées par les manifestations délirantes soient plus rares que celles caractérisées par la faiblesse psychique.

Si nous faisons le total des aliénés du Tonkin qui nous ont été signalés, nous arrivons au chiffre de 54 pour une population de 10 000 000 d'habitants environ, soit 0,05 pour 10 000 habitants.

La quantité d'opium consommé s'élève à 38 236 kilogrammes, soit 3 gr. 8 par tête d'habitant.

« De cet exposé, conclut le docteur Rangé, dont nous regrettons les nombreuses lacunes, on peut tirer certaines déductions, toujours contingentes comme tous les résultats que fournit la statistique, ayant trait à la fréquence de la folie dans les diverses colonies de l'Union indo-chinoise.

« Le parallèle de la consommation de l'opium dans ces divers groupes nous démontre qu'il n'existe aucune relation de cause à effet entre les nombreuses manifestations délirantes et la quantité de l'opium consommé. »

	Proportion d'aliénés pour 10 000 habitants.	Quantité d'opium consommé par indivi[du]
	—	—
		gr.
Tonkin	0,05	3,8
Laos	0,6	7
Cochinchine	0,09	14,4
Cambodge............	0,15	8,7
Annam	0,02	1,5

Classement des groupes pour la fréquence de la folie : Laos Cambodge, Cochinchine, Tonkin, Annam.

Classement des groupes pour la consommation d'opium : Cochinchine, Cambodge, Laos, Tonkin, Annam.

« Ces résultats ne sont, il faut le reconnaître, que des approximations, mais tels qu'ils sont, ils permettent de tirer néanmoins une conclusion positive, à savoir que l'action causale de l'usage de l'opium dans la genèse de la folie est encore à démontrer. La Cochinchine qui marche la première parmi les consommateurs de l'extrait d'opium, n'occupe pour l'aliénation que le troisième rang, quoique sa consommation dépasse celle du Tonkin, de l'Annam et du Laos réunis. »

IV. — **Rapatriements.** — Nous avons vu que les aliénés européens de l'Indo-Chine, civils et militaires, étaient, pour la plupart, rapatriés en France, après un séjour aussi court que possible dans les établissements hospitaliers de la colonie. Nous avons vu aussi que ces rapatriements, relativement rares en ce qui concerne les civils, colons ou fonctionnaires, étaient au contraire assez fréquents en ce qui concerne les militaires.

Ces rapatriements s'effectuent actuellement suivant les prescriptions portées au cahier des charges des navires affrétés, transportant malades et convalescents. La Compagnie exige que l'aliéné soit accompagné. Il est isolé dans une chambre capitonnée et le prix du passage est doublé pour lui.

En dehors de cet isolement assuré par les soins du bord, il n'est question pour l'aliéné d'aucun traitement durant la traversée. Le rôle du médecin ne peut que se borner à calmer sa surexcitation, à estimer si sa folie est compatible avec une certaine liberté, à le faire isoler complètement dans le cas où il pourrait devenir dangereux pour l'entourage.

Les rapatriements s'opèrent de même pour les aliénés du corps d'occupation de Chine. Ces aliénés sont rapatriés comme des passagers ordinaires. Tous les quinze jours, il y a un départ régulier et il est exceptionnel que quelques sous-officiers ou quelques hommes ne soient aussi rapatriés à chaque courrier soit pour fin de séjour, soit pour libération.

Le chef du détachement prend alors tous les renseignements nécessaires à l'effet de surveiller le malade pendant toute la traversée jusqu'à Marseille.

Tous ces aliénés sont dirigés sur l'hôpital militaire de Marseille, en passant par le dépôt des isolés.

Il convient de remarquer que ces malades sont en quelque sorte livrés à eux-mêmes. Ils sont rapatriés sous la seule responsabilité du médecin, sans aucune garantie. C'est le médecin qui fait exercer de sa propre initiative la surveillance actuelle, en somme rudimentaire. (Note du docteur Fauré.)

V. — **Les aliénés de l'Indo-Chine dans les asiles de la métropole.** — Nous avons vu que les aliénés indigènes de l'Indo-Chine n'étaient pas exportés en France et restaient dans la colonie, insoignés.

Nous avons vu aussi que parmi les aliénés européens rapatriés, il existait un assez grand nombre de militaires et très peu de civils.

Les militaires sont tous admis, après leur débarquement, à l'hôpital militaire de Marseille, d'où, après un temps d'observation et d'examen plus ou moins long, ils sont transférés à l'asile Saint-Pierre, de Marseille, ou dans tout autre asile d'aliénés, notamment à l'asile de Pierrefeu.

Des aliénés civils, quelques-uns entrent directement à l'asile Saint-Pierre. Voici la statistique qui nous a été obligeamment fournie par le docteur Alombert-Goget.

L'asile a reçu de Cochinchine : en 1903, 2 aliénées femmes (manie) ; en 1904, 3 (mélancolie, débilité mentale, manie) ; en 1905, 3, 2 hommes et une femme (paralysie générale, démence, mélancolie) ; en 1910, un cas (excitation maniaque).

Sur ces 9 aliénés, 4 sont morts, 5 sont sortis, dont 4 guéris et un amélioré.

CHAPITRE VI

COLONIES DU PACIFIQUE (1)

Nouvelle-Calédonie. — Iles Wallis. — Nouvelles-Hébrides. — Tahiti.

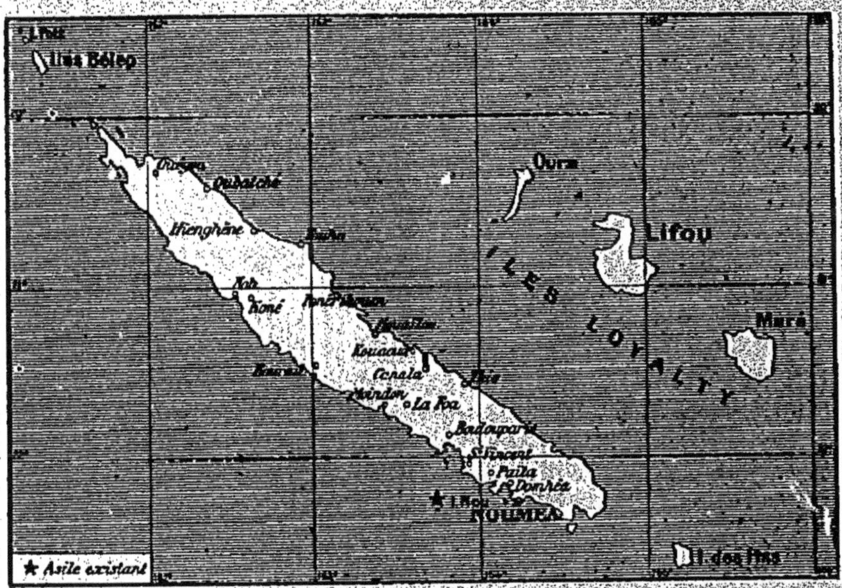

Fig. 15. — NOUVELLE-CALÉDONIE

NOUVELLE-CALÉDONIE

Situation géographique. — Hémisphère austral; à 1 415 kilomètres de la côte est de l'Australie, 400 kilomètres de longueur sur 80 de largeur. Superficie : 19 823 kilomètres (trois fois la Corse).

Population. — Civile et militaire : 12 993. Pénitentiaire : 10 506. Engagés océaniens ou asiatiques, 3 748. Indigènes vivant en tribus : 27 854.

Nature et relief du sol. — Terrains primitifs dans la région septentrionale de l'île; terrains secondaires le long de la côte orientale; terrains modernes d'alluvions quaternaires. Roches éruptives de très grande importance;

---

(1) Les renseignements contenus dans ce chapitre sont tirés : pour la Nouvelle-Calédonie (population blanche libre, militaires, indigènes), les îles Wallis, les Nouvelles-Hébrides, du rapport de M. le docteur Ortholan, directeur du service de santé, en date du 11 février 1911; pour la Nouvelle-Calédonie (population pénale), du rapport du docteur Chartres, médecin-major de deuxième classe des troupes coloniales (2 février 1911) et de la notice sur l'asile d'aliénés de l'administration pénitentiaire par le médecin-major des troupes coloniales, A. Pichon (30 juin 1910); documents auxquels sont venus s'ajouter quelques notes du médecin aide-major des troupes coloniales, Cozanet, sur l'aliénation mentale en Nouvelle-Calédonie, et les statistiques des docteurs Meilhon (médecin-directeur de l'asile d'aliénés de Quimper) et Rolland (médecin préposé responsable de l'asile d'aliénés de Morlaix), sur les aliénés de la Nouvelle-Calédonie dans les asiles de la métropole; pour Tahiti, enfin, de la lettre que nous a écrite, le 12 décembre 1910, le docteur Valleteau de Moulliac, médecin de la marine.

gisements surtout de nickel. Sol élevé et très montagneux.

Climat. — Tempéré. 1° Saison chaude de mi-décembre à fin mars ; température moyenne 26 degrés. Maximum 32 à 35 degrés; nuits toujours assez fraîches. 2° Saison fraîche de mai à octobre; température moyenne 20 à 21 degrés, nuits les plus froides 8 degrés, vent alizé du sud-est.

Pluies surtout abondantes en janvier et février; souvent assez longue sécheresse (octobre à janvier). Ouragans et cyclones de décembre à fin mars.

Population. — Deux races.

1° Papous ou Nègres mélanésiens qu'on trouve à la Nouvelle-Calédonie, aux îles Loyalty et aux Nouvelles-Hébrides.

2° Polynésiens qui vivent dans toutes les îles situées à l'est du 180° degré. Le terme « canaque » qui veut dire homme n'a aucun sens ethnique et s'applique à tous les insulaires.

Organisation administrative. — Ni pateur, ni député. Un délégué au Conseil supérieur des colonies, élu par les colons, au suffrage universel, pour trois ans.

Gouverneur. Administrateurs à la tête d arrondissements ou cercles. Administration pénitentiaire.

Conseil municipal à Nouméa et dans dix-sep centres.

Villes principales. — Nouméa, capitale Canala, Houaïlou, Touho, Ouégoa, Bourail.

Dépendances. — Ile des Pins, îles Loyalty îles Huon, îles Chesterfield, îles Wallis, île Horn, îlot Clipperton, Nouvelles-Hébrides, un des plus importants archipels de l'Océanie.

Communications. — Compagnie des Messageries Maritimes. Départ de Marseille tous les vingt-huit jours. Durée moyenne de la traversée, trente-six jours.

Escales : Port-Saïd, Suez, Colombo, Fremantle, Adélaïde, Sydney.

I. — Nouvelle-Calédonie.

Ce qui fait l'intérêt particulier de l'assistance des aliénés, en Nouvelle-Calédonie, c'est la population pénale de cette colonie. Nous passerons donc rapidement sur les autres parties de cette assistance, beaucoup moins importantes, pour étudier de façon plus détaillée l'aliénation mentale et son traitement chez les transportés, après avoir dit, une fois pour toutes, qu'il n'existe en Nouvelle-Calédonie, pas plus que dans les autres îles du Pacifique, aucune législation concernant les aliénés.

I. — **Population libre.** — Sous ce titre, nous comprenons : les *Européens*, les *Indigènes*.

A) Européens. — Les aliénés européens sont *civils* ou *militaires* ;

1° *Civils.* — Le chiffre moyen de la population européenne libre est de 13 000 habitants. Les aliénés, dans cette population, sont très rarement gardés dans leur famille. On les transporte d'habitude à Nouméa, où il n'existe d'ailleurs aucune installation spéciale destinée à ce genre de malades.

a) *Etablissements locaux.* — L'hôpital ne possède, en effet, que quatre cellules situées contre un magasin dépendant de la pharmacie centrale. Ces cellules occupent le milieu même de l'hôpital, d'où gêne considérable pour les autres malades, placés soit dans les salles, soit dans les chambres particulières. Ces quatre cellules l'ouvrent sur une véranda entièrement close de persiennes. Deux d'entre elles, celles des extrémités, ont une fenêtre munie de barreaux de fer et sont bien éclairées. Celles du centre sont très sombres, ne recevant le jour que par une imposte au-dessus de la porte.

Ces cellules mesurent environ 5 mètres de long sur 4 de large et 4 de hauteur. Elles ont un plancher en ciment ; les murs en maçonnerie sont blanchis à la chaux.

Seuls, les malades dangereux ou trop gênants pour des voisins y sont placés, les autres sont dans des chambres communes ou dans les chambres particulières des différents pavillons répondant à la catégorie pour laquelle ils payent.

Le service des cabanons est assuré en général par le médecin résident de l'hôpital et par un infirmier appartenant à un des services du rez-de-chaussée.

On ne peut, bien entendu, garder ces malades indéfiniment. Aussi les envoie-t-on en France lorsque leur état de folie se prolonge.

La colonie a pour cela des traités avec l'asile d'aliénés de Quimper pour les hommes, avec celui de Morlaix pour les femmes, au prix de 1 fr. 40 par jour pour le premier et de 1 fr. 25 pour le second.

Nous ne possédons pas la statistique des Européens civils admis, durant ces dernières années, dans les cellules de l'hôpital de Nouméa. Nous donnerons plus loin celle des aliénés transportés dans les asiles de Quimper et de Morlaix.

b) *Rapatriements.* — La Nouvelle-Calédonie n'est desservie régulièrement que par les paquebots-poste des Messageries Maritimes, sur lesquels n'existe absolument aucune installation pour recevoir ni des malades ni des aliénés.

Aussi est-on obligé de recourir aux grands voiliers qui viennent charger du nickel, et sur lesquels, après marché avec le consignataire, on pratique les aménagements nécessaires.

Le prix du passage exigé par les capitaines en 1905 et en 1908 a toujours été de 1 000 francs par tête. Ces voiliers rentrent en France en doublant le cap Horn, et la traversée dure ainsi cent vingt jours en moyenne. (Nous verrons plus loin qu'elle peut durer jusqu'à six mois.)

Les malades aisés pourraient être rapatriés en quarante-cinq jours par les paquebots des Messageries Maritimes, mais cette Compagnie exige que chaque malade soit sous la garde de deux personnes, ce qui fait trois passages à payer. Et encore, les commandants de paquebots font-ils des difficultés.

Il est à noter que les voiliers transportant les aliénés n'ont médecin ni infirmiers et que les femmes sont également renvoy en France par ce moyen.

Les traités avec les asiles départementaux de Quimper et Morlaix et les dispositions relatives au transport des aliénés France sont réglés par la lettre ministérielle (sous-secrétariat c Colonies) du 3 juillet 1889.

c) *Les aliénés de la Nouvelle-Calédonie en France.* — Not excellent ami le docteur Meilhon nous a transmis les renseignemen détaillés suivants sur les aliénés hommes de la Nouvelle-Calédon reçus à l'asile de Quimper de 1879 à ce jour. Ces aliénés sont e nombre de neuf.

Le premier, M..., originaire de la Meuse, est entré à l'asile le 16 ma 1879 sur ...été du préfet du Finistère et certificat médical du médecin major du vaisseau *le Tage*, à bord duquel M... a débarqué à Brest. « Mani chronique. » Décédé le 8 mai 1911.

Quatre malades ont été admis, le 4 août 1903 sur arrêté du préfet d Finistère du 30 juillet 1903 et certificat du docteur Lefèvre, médecin major de deuxième classe à Nouméa, du 20 avril 1903.

Leur transport de Nouméa au Havre s'est fait par voilier et dur quatre-vingt-six jours. Les cabines étaient assez confortables, mais le aliments préparés grossièrement, le pain pas cuit, le vin mauvais chaque malade n'avait qu'un demi-seau d'eau par semaine pour se laver

Ces aliénés ont séjourné seize jours à l'hôpital du Havre avant d'être transférés à Quimper. Ils y étaient bien installés.

Un cinquième était décédé durant la traversée. (Ces renseignements ont été donnés par l'un des malades.)

De ces quatre aliénés, entrés en 1903, deux sont morts à l'asile : l'un, originaire de Nouméa, en mars 1904, de démence épileptique avec gâtisme; l'autre, originaire des Deux-Sèvres, en janvier 1907, de démence organique. Deux sont encore à l'asile : D..., originaire de la Réunion, atteint de dégénérescence avec démence et idées de grandeur; C..., originaire de l'Hérault, atteint de folie morale avec alcoolisme.

Trois malades sont entrés à l'asile le 25 octobre 1905, sur arrêté du préfet du Finistère et certificat du docteur X..., de Nouméa, du 9 avril 1905.

Ces malades furent également transférés à l'asile de l'hôpital du Havre. La traversée, effectuée par voilier, avait duré cinq mois, au dire .e l'un d'eux.

Deux de ces malades sont encore présents à l'asile : A..., originaire de Corse, atteint de débilité mentale, et B..., atteint de délire systématisé. Le troisième, L..., originaire d'Australie, atteint de délire chronique avec tendance à la systématisation, est sorti guéri en mai 1907 et, après des démarches longues et difficiles, a obtenu lui-même son rapatriement pour Nouméa, où il est mort depuis.

Le neuvième malade est entré le 16 septembre 1908, sur arrêté du préfet du Finistère du 15 juillet 1908 et certificat du docteur Morel, de Nouméa, médecin-major de première classe des troupes coloniales, du 27 mars 1908. Ce malade, atteint de délire chronique des dégénérés, est mort de phtisie en avril 1911. Comme les précédents, il avait été transféré du Havre, où le voilier l'avait débarqué.

Le docteur Meilhon ajoute que, de façon générale, ce long transport n'aggrave pas l'état physique et moral des malades. Ils n'arrivent pas trop fatigués à l'asile et leur état mental ne semble pas avoir trop souffert du voyage.

L'arrêté d'internement du préfet du Finistère est basé sur : 1° le rapport du gouverneur de la Nouvelle-Calédonie tendant au placement dans un asile d'aliénés ; 2° le certificat médical du médecin de la Nouvelle-Calédonie.

« Par Saint-Servan, observe avec raison le docteur Meilhon, l'admission est très régulière, car là, c'est le médecin de l'hôpital qui établit le certificat servant de base à l'arrêté préfectoral. Et c'est toujours ainsi que cela devrait se faire. »

On comprend, en effet, sans qu'il soit nécessaire d'insister longuement, ce qu'a de défectueux, on peut même dire d'anormal, un arrêté d'internement basé sur un certificat médical datant de plusieurs mois.

Le docteur Rolland, médecin préposé responsable de l'asile d'aliénées de Morlaix, où sont dirigées les aliénées femmes de la Nouvelle-Calédonie, nous a écrit, de son côté, ce qui suit :

Nous avons reçu de Nouvelle-Calédonie deux aliénées en 1905, trois en 1908, toutes européennes. Deux étaient atteintes de manie alternante, deux de lypémanie, une d'imbécillité. Trois sont décédées à l'asile : deux de cachexie organique et une de congestion pulmonaire. Une est retournée guérie en Nouvelle-Calédonie. La cinquième, en état de démence, est encore à l'asile.

L'embarquement se fait à Nouméa, le débarquement au Havre. Le transfert a lieu par voilier. Aucune des personnes chargées d'aller prendre les malades au Havre n'a visité le bateau, le transfèrement s'opérant aussitôt. J'ai toutes raisons de supposer que l'installation du bord doit être une installation de fortune : à ma connaissance, aucun personnel spécial n'accompagnait les malades.

En consultant le dossier de la seule aliénée restant à l'asile, je trouve que le bateau qui l'a transportée a quitté la colonie le 28 avril ; la dépêche signalant l'arrivée au Havre est du 16 octobre ; la traversée aurait donc duré tout près de six mois.

Sur les trois aliénées faisant l'objet du dernier transfert, l'une, signalée comme gâteuse au départ, est arrivée très cachectisée, les deux autres étaient en très bon état physique et l'une d'entre elles présentait une grande amélioration au point de vue mental.

Les pièces que je trouve dans le dossier sont :

1° Un certificat médical rédigé la veille du départ de Nouméa ;

2° Une lettre du gouverneur de la colonie au directeur de l'hospice de Morlaix, signalant le départ de la colonie et l'informant qu'il écrit au ministre des colonies en le priant de prendre les mesures nécessaires au transfert de Morlaix dès l'arrivée au Havre ;

3° Une copie de l'acte de naissance et de l'acte de mariage.

L'arrêté d'internement est pris par le préfet du Finistère après connaissance du certificat délivré par le médecin de l'hospice de Morlaix.

2° *Militaires.* — On doit comprendre sous ce titre non seulement les hommes du bataillon d'infanterie coloniale, mais encore les surveillants militaires de l'administration pénitentiaire, les gendarmes et les marins des bateaux de guerre stationnaires.

Dans cette dernière catégorie, il convient de signaler, au commencement de 1910, deux cas de confusion mentale survenus à la suite d'une attaque de dengue chez deux hommes de l'aviso *Kersaint* (1).

Chez les surveillants militaires et les gendarmes, il s'est produit quelques cas de neurasthénie.

En revanche, chez les soldats de l'infanterie coloniale, on peut noter assez souvent des troubles psychiques, caractérisés surtout par les signes propres à la dégénérescence. La forme morbide la plus fréquente était la neurasthénie avec chez quelques-uns tendance à la mélancolie. En trois ans, cinq ou six hommes ont dû être rapatriés avant la fin de leur séjour, l'un pour mélancolie, les deux autres pour neurasthénie.

Chez ces hommes, la fréquentation de l'élément pénal (libérés, relégués) semble avoir une certaine influence. Il convient de noter enfin les troubles, plus ou moins légers, dus à l'alcoolisme chronique.

B) Indigènes. — Le nombre des indigènes canaques (îles Loyalty comprises) est d'environ 27 000.

---

(1) Valleteau de Moulliac et Cozanet, Troubles psychiques de la dengue. (*L'Encéphale*, janvier 1911.)

« D'une façon générale et lorsque la chose est possible, les indigènes aliénés sont rendus à leur famille.

« Les autres indigènes (canaques, annamites, javanais) employés chez les colons, les industriels, sont soignés en cas de maladie dans une petite formation sanitaire appelée « l'Orphelinat ».

« Deux médecins civils de Nouméa sont attachés à cet hôpital qui appartient au service local. Cet établissement comporte, outre des salles communes, quelques petites pièces pouvant servir à isoler soit des contagieux, soit des aliénés.

« Le docteur Le Scour, qui a été médecin de l'Orphelinat pendant quinze années consécutives, n'a observé que deux indigènes atteints d'aliénation mentale.

« On peut donc penser que les affections mentales sont très rares chez les Calédoniens.

« Mais ce n'est là qu'une impression, car, en Nouvelle-Calédonie, les médecins ne pénètrent guère dans les milieux indigènes et ne savent pas ce qui s'y passe. Ils sont fort mal reçus dans les tribus, les Canaques craignant toujours que le médecin ne vienne faire un recensement des lépreux et les enlever de vive force.

« La question de l'alcoolisme est trop liée à celle de l'aliénation mentale pour qu'on n'y prête pas attention.

« Au contact des Européens, encouragés par les traitants et beaucoup de colons qui y voient le plus clair de leurs bénéfices, les Canaques s'adonnent passionnément à l'alcool.

« Aussi leur nombre va-t-il en décroissant tous les ans.

41 000	dont	19 000	aux Iles Loyalty	en 1887.
33 000	—	12 000	—	1891.
26 658	—	11 978	—	1901.
27 475	—	11 313	—	1906.
27 354	—	11 192	—	1908.

« Il est probable que les habitudes alcooliques sont pour beaucoup dans cette diminution si rapide de la population, décimée en outre par la tuberculose et la lèpre.

« Depuis quelques années, l'administration a pris le parti d'interdire d'une façon absolue le commerce des spiritueux aux Iles Loyalty (le vin excepté). Dans ces îles, l'administration n'est pas gênée par les traitants et les colons. Mais, en Nouvelle-Calédonie, rien n'est fait pour empêcher les progrès de l'alcoolisme et la moindre mesure prohibitoire soulèverait les plus vives protestations des personnes intéressées à débiter leur alcool. » (Docteur Ortholan.)

II. — **Population pénale.** — Les indications qui suivent, relatives à l'aliénation mentale dans la population pénale de la Nouvelle-Calédonie, et au traitement dont elle y est l'objet, sont tirées du rapport du médecin-major de deuxième classe des troupes coloniales Chartres et de la note du médecin-major de deuxième classe des troupes coloniales A. Pichon.

Établissement spécial de l'ile Nou. — Les folies, dit le docteur Chartres, ont tenu de tout temps une place importante dans les maladies du bagne ; très souvent simulées, le plus ordinairement réelles, ces folies ont été si nombreuses dès l'installation pénitentiaire en Calédonie qu'il a bien fallu songer à créer un établissement spécial pour les isoler, les dépister et les soigner.

L'installation pénitentiaire en Calédonie date de 1864, par l'occupation exclusive de l'île Nou. Peu à peu, quelques centres pénitenciers sont créés (dont le premier Bourail) et le besoin d'un hôpital général se faisant sentir, l'hôpital du Marais est créé et il commence à fonctionner en 1871 par l'ouverture de trois salles.

C'est là qu'on soigne tout d'abord les aliénés ou ceux considérés comme tels, mais l'isolement étant insuffisant, on décide de créer à côté de l'hôpital une annexe exclusivement réservée au traitement des maladies mentales.

Commencé en 1871, cet asile a été terminé en 1881 et depuis lors il fonctionne normalement.

L'établissement, assez vaste, s'élève dans le prolongement est de l'hôpital, sur le bord de la mer, s'interposant ainsi bien malencontreusement entre celle-ci et le logement des médecins.

Sur un vaste quadrilatère enclos par un mur élevé s'élèvent perpendiculairement l'un à l'autre deux bâtiments principaux. Le premier, parallèle au bord de la mer et à une trentaine de mètres de celle-ci, a 45 mètres de long sur 15 de large et 6 de haut. Il comprend une grande salle commune pouvant contenir 30 lits, une antichambre servant de dortoir aux infirmiers, une petite salle commune de 12 lits, 8 cellules sur deux rangs de quatre séparées par un petit couloir, et une infirmerie de 8 lits.

Le deuxième bâtiment, situé au fond de la cour, a 40 mètres de long sur 12 de large et 6 de haut. Il comprend deux rangées de 12 cellules séparées par un couloir central, une salle de douches et un vaste préau promenoir de 15 mètres de long sur 8 mètres de large.

Les cellules ont 1 m. 50 de largeur, 2 m. 75 de long et 3 m. 75 de haut. Complètement fermées par une porte massive et des murs épais, elles ne reçoivent de la lumière et de l'air que par une grille et un grillage. La grille est située près du plafond au sommet du mur faisant face à la porte, et le grillage est situé au milieu de la porte.

Quatre cellules seulement sont convenablement comprises. Une vaste grille remplace le mur du fond, et comme ces cellules font face à la mer, toute la journée les malheureux internés jouissent à profusion de l'air, de la lumière et d'une jolie vue.

Une allée bordée de flamboyants s'étend du portail d'entrée à l'extrémité de l'asile et de chaque côté de cette allée deux grands jardins bien cultivés donnent à l'établissement un cachet de bien-être et de confortable.

L'asile est alimenté en eau par deux puits assez saumâtres en certaines saisons et deux vastes citernes d'une contenance ensemble de 153 mètres cubes.

Les pluies étant assez abondantes en Calédonie depuis quelques années, l'eau ne vient jamais à manquer.

En dehors des pavillons pour les aliénés, il y a au fond de l'asile un petit bâtiment de 15 mètres de long sur 5 mètres de large comprenant un magasin et la cuisine.

Deux égouts font écouler à la mer les eaux provenant du lavage, des latrines et des urinoirs.

Le matériel est tiré de l'hôpital et il est assez rudimentaire.

Cette année, l'hôpital ayant reçu de France 200 lits neufs, on a pu faire passer aux asilés tranquilles quelques literies en assez bon état.

Les autres couchent dans les cellules, sur des cadres, de petits matelas ou de simples couvertures, suivant leur degré d'excitation ou l'usage qu'ils peuvent faire de leur literie.

L'asile est destiné à recevoir tous les aliénés d'origine pénale : condamnés, relégués, libérés de 2e section ou de 1re section.

Ces effectifs ayant été autrefois considérables, le mouvement des entrants a été par moments assez intense, mais actuellement tous les effectifs ont bien diminué, les transportés sont presque tous vieux et déprimés et les entrées deviennent assez rares.

Le médecin-major chef de l'île Nou est directeur de l'asile.

Il lui est adjoint pour la bonne marche du service : un surveillant militaire ; trois infirmiers ; un cuisinier.

Tous ces derniers résident dans l'établissement. Le surveillant habite un pavillon situé près de l'entrée, avec porte donnant directement sur la cour de l'asile.

L'établissement prévoit trois catégories d'aliénés : les fous tranquilles qui sont placés dans deux salles communes, les fous dangereux enfermés dans les cellules, et les gâteux ou les infirmes placés à l'infirmerie quand leur état ne permet pas ou n'exige pas l'évacuation sur l'hôpital ou sur un asile d'incurables.

Les aliénés peuvent être admis au régime ordinaire ou au régime spécial.

Dans le premier cas, ils sont nourris par les soins du pénitencier de l'Ile Nou et leurs vivres, touchés chaque matin à la cambuse, sont préparés à la cuisine de l'asile. Le régime est le même que celui des condamnés.

Dans le deuxième cas, ils sont admis aux divers régimes d'hôpital et leurs aliments sont préparés par la cuisine de l'hôpital.

Admissions. Sorties. — En Calédonie, il n'existe comme asile d'aliénés que celui de l'administration pénitentiaire installé à l'Ile Nou en tant qu'annexe de l'hôpital, et ne recevant bien entendu que les individus d'origine pénale : condamnés, relégués et libérés.

Les réhabilités et les libérés de 2e section peuvent y être admis, mais sur leur demande expresse ou sur la demande d'un de leurs proches, et on leur applique en la circonstance les dispositions prévues pour les lépreux et qui font l'objet des circulaires ministérielles de 1901 et 1903. (*Bull. off.* de l'Administration pénitentiaire 1901, p. 166 et 1903, p. 54.)

L'administration pénitentiaire envoie d'office à l'hôpital tout individu d'origine pénale qui se livre en public à des extravagances, qui ne paraît pas jouir de la plénitude de ses facultés ou qui menace par aliénation mentale la sûreté des personnes.

Les circonstances qui motivent cette évacuation sont énoncées ordinairement dans les rapports des gendarmes saisis de plaintes par les particuliers.

L'individualité de la personne est constatée par les soins de l'administration pénitentiaire qui fournit les pièces nécessaires.

Les formalités relatives à l'internement des malades sont réduites au minimum.

Après une mise en observation à l'hôpital plus ou moins longue, le médecin-major de l'Ile Nou décide l'internement et établit un certificat médical en attestant la nécessité.

Pour les libérés ce certificat est envoyé par la voie administrative au gouverneur, qui est ainsi appelé en dernier ressort, de même qu'en France le préfet, à approuver l'internement.

Mais, alors qu'en France il faut mettre en branle tout l'appareil administratif pour obtenir l'internement d'un aliéné, alors qu'on perd souvent un temps précieux à attendre cet ordre ou cette autorisation, en Calédonie l'aliéné est enfermé immédiatement et quand le certificat revient approuvé, les bienfaits du traitement approprié, c'est-à-dire de l'isolement, se sont déjà fait sentir.

Or, plus tôt le malade est soigné, plus il a de chances de guérison, sinon l'affection ne tarde pas à entrer dans le stade d'incurabilité.

Pour la sortie de l'asile un certificat médical constatant la guérison est signé de deux médecins et adressé, toujours pour les libérés seulement, par la voie administrative au gouverneur qui approuve la sortie.

Traitement. — Par sa situation au bord de la mer et par ses jardins, l'asile de l'île Nou offre deux ressources fondamentales : l'hygiène et le travail.

Une alimentation suffisante, une aération bien comprise pour les salles communes, mettent certains aliénés dans d'excellentes conditions et ceux qui veulent se donner la peine de cultiver la terre et d'entretenir les jardins arrivent rapidement à une amélioration notable.

Le travail est ce que nous avons vu de mieux comme traitement de certaines folies. C'est une distraction pour l'individu, c'est une occupation qui lui permet d'apprécier son utilité et l'arrache à ses idées délirantes.

Mais ces ressources ne peuvent s'appliquer qu'aux aliénés tranquilles et de bonne volonté ; les autres sont perdus dans des cellules beaucoup trop rigoureuses, véritables locaux disciplinaires où, privés d'air et de lumière, ils se privent souvent par surcroît de nourriture.

Alors le scorbut souvent ou une maladie intercurrente s'empare d'eux et les conduit à leur fin.

Nous avons vu ainsi un cas très grave de scorbut avec induration ligneuse de tout le membre inférieur. Le malade, un Arabe, a mis près de deux mois à guérir dans une salle d'hôpital.

Pendant tout son séjour à l'hôpital il a été si tranquille, présentant seulement un peu de mélancolie, que nous avons voulu le mettre exeat non seulement de l'hôpital, mais de l'asile. Le jour même de sa sortie, sans rime ni raison, il a failli tuer un camarade et il a fallu l'interner à nouveau.

Pour ces aliénés dangereux, il n'existe que la balnéation et des médicaments bien aléatoires. Une baignoire permet de donner des bains plus ou moins prolongés et une pompe à incendie avec lance au jet puissant sert plutôt à infliger une correction à base hydrothérapique qu'à appliquer un véritable traitement.

Cependant nous ne pouvons que reconnaître son efficacité dans certains cas, notamment dans la simulation ou l'exagération des symptômes.

Desiderata. — Il manque à l'asile une cellule capitonnée pour y recevoir les fous dangereux.

La seule mesure qu'on puisse prendre contre eux et pour eux est de les étendre sur un lit de camp, pieds et mains allongés et bouclés.

Ainsi ligotés, les malheureux ne peuvent plus bouger, mais ils se consument en lamentations et ils offrent au médecin un spectacle pitoyable.

A ce procédé barbare il faudrait substituer la cellule capitonnée, réclamée par tous les médecins qui se sont succédé à l'île Nou.

Les cellules sont beaucoup trop rigoureuses. La moitié au moins devraient avoir le côté opposé à la porte complètement grillagé avec des barreaux solides et doublés la nuit de volets fermant bien.

Il faudrait de plus constituer à l'asile un vestiaire, une lingerie.

Rien n'est prévu pour les libérés et lorsqu'ils arrivent dénués de tout vêtement et de toute ressource, il faut s'ingénier à leur trouver du linge et des vêtements.

Les condamnés et les relégués touchent régulièrement de l'administration pénitentiaire ce à quoi ils ont droit, mais les libérés qui n'ont plus d'effets à toucher ne reçoivent jamais rien et ils ne sont habillés que par la charité qu'on peut leur faire.

Enfin le personnel devrait être choisi avec soin et même rétribué.

Il faut, en effet, beaucoup de douceur et de patience aux infirmiers, il leur faut un dévouement absolu et une compréhension intelligente de leur rôle, et ce n'est pas au petit bonheur, dans le choix quelconque des condamnés, qu'on peut trouver ces éléments. Avec de bons infirmiers l'asile est bien tenu, les malades sont bien soignés, bien nourris ; étant toujours satisfaits, ils sont plus calmes, et comme la thérapeutique en médecine mentale se juge par la nutrition et par le repos, avec des auxiliaires bien choisis, avec des locaux bien aménagés, le directeur de l'asile est certain d'assurer pour le mieux le sort des malheureux qui lui sont confiés.

Fréquence et causes présumées des maladies mentales. — Il y a eu toujours à l'asile une moyenne de 60 à 70 individus, ce qui n'a rien d'excessif pour une population de transportés qui fut aussi dense à un certain moment. Actuellement, ce sont les libérés qui constituent la plus grande partie des entrées. Si l'on prend la statisque des quatre dernières années, nous voyons que les entrées se répartissent ainsi :

	Condamnés.	Libérés.	Relégués.	Total.
1907........	16	18	5	39
1908........	11	13	6	30
1909........	14	17	7	38
1910........	3	9	7	19

Pendant longtemps, les condamnés ont donné la plus forte proportion d'entrées et c'est chez eux que se sont toujours trouvés les simulateurs, surtout parmi ceux astreints à rester en cellule (réclusionnaires et punis de cachot).

Il est fort possible du reste que par suite d'anémie cérébrale la réclusion cellulaire puisse déterminer certains troubles mentaux. Mais ces troubles sont augmentés encore par l'absence de toute lumière, par le régime insuffisant et par les excès de masturbation auxquels ces condamnés se livrent dans leur cachot.

A ces causes particulières aux condamnés, s'ajoutent pour tous les deux grandes tares : l'*alcoolisme* et la *syphilis*, sans compter les tares héréditaires, souvent lourdes chez tous ces transportés. La *syphilis* est assez rare en Calédonie, mais elle existe encore et si les accidents primaires et secondaires échappent souvent, on voit nombre d'affections dont le traitement explique la nature. Au cours de nombreuses autopsies pratiquées à l'île Nou, nous avons eu souvent l'occasion de relever des gommes cérébrales.

Mais la cause primordiale est l'*alcoolisme*, qui sévit partout en Calédonie. Qu'ils travaillent dans les mines ou chez les colons, les libérés sont presque forcés de dépenser en boissons tout ce qu'ils gagnent, et suivant que l'alcool portera son élection sur le cerveau ou sur un autre organe, il en résultera tôt ou tard pour le libéré une entrée à l'hôpital ou à l'asile.

Certaines entrées sont de courte durée, certaines folies ne sont que passagères et l'aliéné sort momentanément guéri jusqu'à une prochaine rechute. Nous relevons dans les entrées jusqu'à six fois le même nom, l'individu revenant parfaitement à lui sous l'influence du traitement, du repos et de l'isolement, puis rentrant dans son milieu, retombant à son vice et recommençant à divaguer.

Certaines folies sont incurables et nous voyons nombre d'individus en traitement à l'asile depuis 10 ans, 15 ans, et même 20 ans. L'un d'eux, qu'on appelle « le doyen », y est depuis 1880.

Dans un passage de sa note, déjà cité plus haut, le docteur A. Pichon ajoute à cela des réflexions fort justes. « Quelques-uns individus internés à l'asile des aliénés de l'Ile Nou sont, dit-il, alcooliques, et leurs troubles cérébraux peuvent être dus à fluence de l'alcool. Mais la plupart de ces aliénés sont des dégén héréditaires. Cela se conçoit d'ailleurs quand on songe qu'ils recrutent parmi les forçats en cours de peine ou libérés et relégués. La proportion d'aliénés est d'ailleurs considérable d ce milieu : il y en a en moyenne 75 à l'asile, sur moins de 4 000, qui fait environ 2 pour 100, et encore ce chiffre pourrait être dou si l'on voulait mettre à l'asile tous ceux qui sont indéniableme irresponsables, autrement dit qui ne jouissent pas de la plénitu de leurs facultés mentales, pour employer l'expression consacr aussi peu élégante que mauvaise. »

Formes principales. — La plupart des maladies mentales so représentées à l'asile, depuis la paralysie générale avec sa pério médico-légale de début, jusqu'à la démence, qui est la terminaiso de tous les délires qui n'ont pu ni guérir ni entraîner la mort.

Le *délire de persécution* se manifeste chez un grand nombr soit par les hallucinations de l'ouïe, soit par les hallucinations d goût.

Ces derniers trouvent aux aliments un goût bizarre et ils s'ima ginent aussitôt qu'on veut les empoisonner.

Alors, ou ils refusent de manger ou ils exigent qu'on leur laiss fabriquer leur cuisine qu'ils réduisent à la plus simple expression œufs, viande crue et lait en boîte. Il faut que l'eau soit claire e limpide et que la boîte de lait ne soit pas ouverte. Et puis, au bout de quelques jours, ce régime ne convient plus et il faut le varier constamment.

Ceux qui ont des hallucinations de l'ouïe sont les plus tourmentés et les moins tranquilles. Ils entendent constamment des bruits se manifestant jour et nuit, venant quelquefois de très loin et répondant à leurs pensées les plus intimes, à leurs moindres actes, à leurs moindres intentions. « On m'inquisitionne jour et nuit », dit l'un d'eux ; et comme tous ont eu affaire avec la police, c'est ordinairement vers la magistrature, vers la police, vers les agents de la pénitentiaire que leur attention est concentrée et que se précise l'idée de persécution.

Et ce sont des colloques à n'en plus finir, à voix basse d'abord, puis souvent à tue-tête.

L'un d'eux est devenu le chef de tous les forçats. Entendant jour et nuit des bruits de voix, il s'imagine que ce sont les forçats ui lui demandent des ordres et il hurle à tue-tête pour les commander.

L'affection la plus commune est la *paralysie générale progressive*, vec son polymorphisme de manifestations (admiration du moi, élires, affaiblissement progressif confinant à la démence, troubles moteurs, etc...).

En Calédonie, la plupart des libérés travaillant aux mines, le délire expansif de ces paralytiques a quelque chose de spécial. Leur richesse et leur grandeur sont dues au nombre fantastique de mines qu'ils possèdent et qui sont non des mines de nickel, mais des mines d'or, et pour puiser à même leurs richesses, ils creusent avec leurs mains le sol de leur cellule, enlèvent le revêtement en plâtre des murs et font des dégâts extraordinaires avec une force inimaginable.

Enfin, vu l'âge des sujets et la vie misérable que la plupart ont menée, l'usure sénile du cerveau se fait sentir chez quelques-uns avant même l'usure sénile du corps et la *démence sénile* provoque quelques entrées à l'asile.

C'est un état de faiblesse mentale caractérisée par de la torpeur et de l'inertie absolues et précédé souvent d'un délire de persécution plus ou moins net.

La nuit, ces malades, qu'on laisse dans les salles communes, vu leur tranquillité, se lèvent de leur lit, se promènent en faisant entendre des plaintes, et quand on les fait se coucher, ils ne retrouvent plus leur lit.

Peu à peu la confusion mentale augmente, le malade tombe dans le marasme et il est emporté soit par cachexie, soit par maladie intercurrente.

Certains passages de la note du docteur Pichon complètent ces intéressantes indications sur les formes de psychoses principalement observées dans la population pénale de la Nouvelle-Calédonie :

« Je dois citer ensuite les nombreux cas de *délire chronique diffus* ou *polymorphe*, dont un est particulièrement intéressant : c'est celui du régicide Bérézowski, qui tira sur le tsar Alexandre II, à Paris, en 1867. Il est depuis longtemps (plus de vingt ans) atteint de délire diffus avec spécialement le délire de l'invention, et un peu de délire érotique avec hallucinations visuelles et auditives. Il se rappelle dans les détails son attentat et son procès, mais il en parle presque avec indifférence et ne conserve plus les signes du délire des régicides. J'ai pu néanmoins me rendre compte d'une façon certaine d'un fait signalé par M. Régis à propos de cette catégorie de délirants, c'est que Bérézowski a préparé son tout seul, sans complices, sans même en avoir fait part à p sonne. Mais à la différence des autres régicides, il accepta diffic ment le « martyre » de l'incarcération, et c'est son avocat, Em nuel Arago, ainsi que Floquet qui l'empêchèrent de solliciter grâce, aussitôt après sa condamnation. »

« J'ai pu observer quelques cas de *délire par intoxication*, s cialement par le datura ; les troubles mentaux sont caractéris au moins à la période aiguë, par le délire onirique ce qui, ai que je l'ai montré ailleurs (1), est le fait des délires toxiques infectieux. Je n'ai pas vu ces délires passer à l'état chroniqu mais si j'en crois des renseignements que j'ai obtenus, plusieu cas de délire chronique général existant à l'île Nou auraient débu par du délire toxique dû au datura, poison fréquemment emplo dans le monde des forçats de Calédonie. Ce fait s'expliquer d'autant plus facilement qu'il s'agit déjà de dégénérés héréditair présentant un terrain propice.

« L'*épilepsie* a nécessité l'internement à l'asile de Nou de pl sieurs malades, à cause de la fréquence des accès et de troubl cérébraux permanents qui l'accompagnaient et qui entraînaie ces individus à des fautes et à des délits plus ou moins graves sévèrement réprimés, et pouvaient même les conduire à des crime

« Il y a quelques cas de *folie impulsive* à l'asile ; c'est un éta mental que présentent un grand nombre de forçats, mais on ne le enferme pas tant que leurs impulsions restent faibles et ne se mani festent que par des accès rares ou peu dangereux. Ils formen d'ailleurs la clientèle habituelle des commissions disciplinaires qu ne demandent presque jamais l'avis des médecins. Ce sont de individus à tendances instinctivement vicieuses, et c'est mêm pour cela qu'ils ont fini par le bagne.

« Certains d'entre eux présentent un type paroxystique ; ils ont des accès, dans l'intervalle desquels ils paraissent jouir d'un état mental normal, et c'est là qu'est le danger, car on consent alors à les renvoyer de l'asile, où ils reviennent ensuite, quelquefois après avoir commis un délit ou même un crime ; ce sont eux qui donnent lieu le plus souvent aux expertises médico-légales. »

---

(1) Notre élève, le docteur André Pichon, a en effet consacré sa thèse, dès 1896, à l'étude du délire onirique : A. PICHON, Contribution à l'étude des délires oniriques ou délires de rêve. (*Thèse de Bordeaux*, 1896.)

II. — Iles Wallis.

Le docteur Brochard, résident de France aux îles Wallis, peuées d'environ 5 000 Polynésiens, a déclaré que pendant son jour dans ces îles, il a eu l'occasion de connaître presque toute population.

Il n'a jamais observé ni entendu parler de cas d'aliénation ou de oute autre affection mentale. La population des Wallis ne connaît as l'alcool et boit le kawa, breuvage non alcoolique, dans la composition duquel entre le piper methepticum. (Rapport du doceur Ortholan.)

III. — Nouvelles-Hébrides.

Nous n'avons aucun renseignement sur les Nouvelles-Hébrides au point de vue de la fréquence de l'aliénation mentale. Nous avons seulement observé un colon français atteint de confusion mentale, probablement à la suite du paludisme qui sévit dans ces îles avec une haute intensité. (Rapport du docteur Ortholan.)

IV. — Tahiti.

Toute législation sur les aliénés fait défaut, bien entendu, ici comme ailleurs.

Établissements. — En ce qui concerne les établissements spéciaux, il y a à Papeete, nous dit le docteur Valleteau de Moulliac, un de nos anciens élèves de Bordeaux (1), un pseudo-asile, bâtiment situé dans l'enceinte de la prison, avec quelques cellules entourant une cour intérieure.

A l'hôpital, contre l'amphithéâtre d'autopsie, il y a également deux pièces servant pour les aliénés agités.

L'hôpital a deux médecins : un médecin civil et un médecin des troupes coloniales.

Il n'existe aucune surveillance efficace, ni de l'asile, ni du service

---

(1) Valleteau de Moulliac. L'âge critique chez l'homme. Troubles nerveux et psychiques. (*Thèse de Bordeaux*, 1907.)

spécial de l'hôpital, ce qui donne lieu parfois à des événeme fâcheux.

Le personnel infirmier est au-dessous de sa tâche et ignore co plètement ce qu'est un aliéné.

Rapatriements. — En ce qui concerne le rapatriement des aliéné Tahiti est en communication avec l'Europe par deux voies : l'u d'Amérique (Tahiti-San-Francisco-New-York-Le Havre) ; l'aut d'Australie (Tahiti-Nouvelle-Zélande-Sydney-Bombay-Marseill Cette dernière seule serait praticable.

« Pendant mon séjour à Tahiti, dit M. Valleteau de Moullia il ne s'est pas produit de rapatriements d'aliénés, mais je sa qu'autrefois l'aliéné était ainsi rapatrié, à condition d'être accom pagné.

« Les paquebots qui fréquentent cette ligne battent pavillo anglais de Tahiti à Sydney, et pavillon français de Sydney Marseille, mais aucun ne possède d'aménagements pour le trans port des aliénés. »

Quelques indications spéciales. — Le recensement de la popu lation des établissements français de l'Océanie au 30 juin 190 accuse neuf aliénés internés à l'asile de Papeete sur 30 974 habi tants. Cette proportion n'est certainement pas exacte.

En effet, beaucoup des îles constituant les établissements fran çais de l'Océanie sont très éloignées de Papeete, en sorte qu'on n'envoie leurs aliénés à Papeete que quand ils sont très dangereux et qu'on ne peut absolument plus les garder.

D'autre part, à Tahiti et dans toute l'Océanie, les aliénés vivent dans leur famille, chez des amis, ou s'éloignent des centres habités.

M. Valleteau de Moulliac a pu établir, chez les neuf aliénés de l'asile, les trois diagnostics suivants : un psychose de la grossesse, un psychose de l'insolation, un dégénérescence avec impulsions sexuelles.

« En outre, ajoute-t-il, j'ai vu, à mes divers passages à Papeete, six malades en traitement à l'hôpital : une femme blanche, atteinte de dégénérescence mentale ; un homme blanc, atteint de dégé nérescence mentale avec sclérose cérébrale et médullaire d'origine spécifique ; deux hommes blancs ayant du délire alcoolique ; deux indigènes, l'un dégénéré moyen, le second dégénéré profond.

« Dans les autres îles qui composent les établissements de l'Océanie, ajoute-t-il, j'ai vu aux Marquises, à Hiraoa, une folle qui habitait à l'écart dans une grotte, criant et gesticulant sur la che qui dominait la mer, près de sa grotte, et fuyant à toute pproche.

« Dans une autre île, aux Gambier, j'ai vu une mélancolique : était une religieuse soignée au couvent même.

« En Océanie, les maladies mentales les plus fréquentes semblent tre chez les Européens le délire alcoolique, et chez les indigènes dégénérescence.

« La paralysie générale est rare chez les indigènes, bien que la opulation soit très atteinte par la syphilis. »

CHAPITRE VII

GROUPE DES ANTILLES

Martinique. — Guadeloupe. — Guyane.

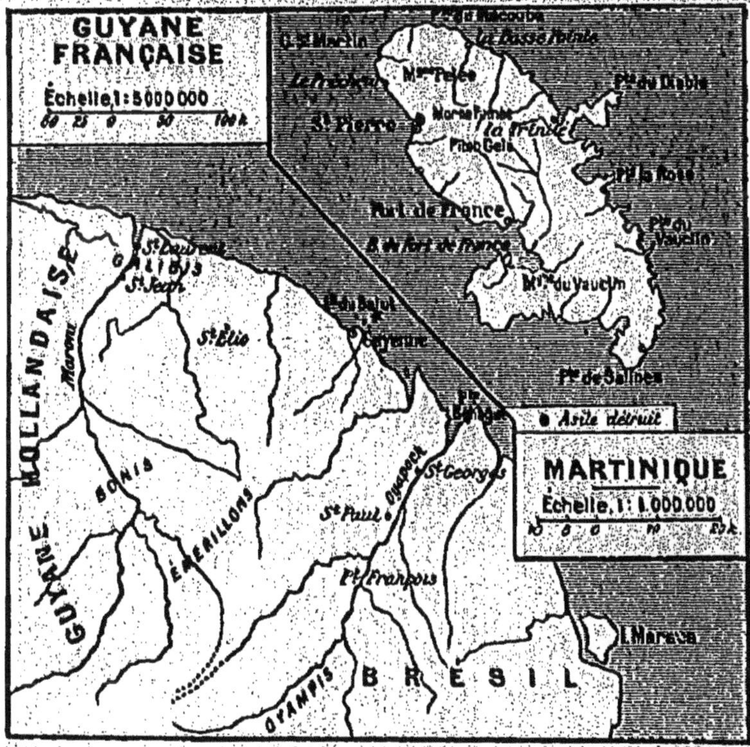

Fig. 18. — ANTILLES FRANÇAISES (GUYANE FRANÇAISE, MARTINIQUE)

MARTINIQUE

Situation géographique et aspect général. — Située dans le demi-cercle des Antilles, entre la Dominique et Sainte-Lucie (anglais). Région centrale hérissée de montagnes d'origine volcanique dont : Montagne Pelée, 1 350 mètres ; mont Carbet, 1 238 mètres.

De ces montagnes descendent des rivières qui ordinairement peu considérables deviennent des torrents à la saison des pluies.

Les côtes de l'île sont découpées de nombreuses baies.

Superficie. — 98 000 hectares environ.

Population. — 140 000 habitants environ.

Climat. — Deux saisons : chaude et humide de juin à novembre ou hivernage, période de pluies et d'orages.

Saison plus fraîche et plus sèche de novembre à mai.

Température à l'hivernage de 27 à 33 degrés.

Saison sèche de 21 à 25 degrés.

Température plus basse dans les régions hautes.

Violents ouragans, éruptions volcaniques, tremblements de terre.

Maladies principales. — Paludisme sous toutes ses formes, béribéri, lèpre, épidémies de fièvre jaune.

Organisation administrative. — Un gouverneur assisté d'un secrétaire général et d'un conseil privé.

Un sénateur, deux députés, conseil général, communes avec conseils municipaux.

Villes principales : Fort-de-France, Saint-Pierre.

* Asile d'aliénés existant à Saint-Pierre, disparu dans la catastrophe de 1902.

GUYANE FRANÇAISE

Situation géographique. — Bornée au nord et au nord-est par l'Océan Atlantique; à l'ouest par le Maroni qui la sépare de la Guyane hollandaise; à l'est par l'Oyapock qui la sépare du Brésil.

Aspect général. — Plan incliné descendant par gradins vers la mer, couvert d'une immense forêt vierge, sillonné du sud au nord par un grand nombre de cours d'eau.

Superficie. — A peu près 20 millions d'hectares, le tiers de la France.

Population. — Population civile : 21 806; troupes : 868; chercheurs d'or : 2 050; population sauvage : 1 885; population pénale : 6 200.

Recensement de 1901.

Climat. — Chaleur et humidité.

Saison sèche : de juillet à novembre.

Saison humide : de novembre à juin.

Thermomètre entre 20 et 35 degrés, li extrêmes; ordinairement de 26 à 30 degrés

Maladies principales. — Fièvre palud sous toutes ses formes, dysenterie, affectio foie, insolation, fièvre jaune, béribéri, lèpr

Organisation administrative. — Go neur assisté d'un conseil privé, composé de des diverses administrations.

Pas de sénateur, un député, conseil néral, conseils municipaux dans quatre munes.

Colonisation pénale. — Territoire pén tiaire au Maroni.

Principaux centres. — Cayenne, Oyap Approxage, Kourou, Sinnamary, Mana, Sa Laurent-du-Maroni.

Lignes de navigation. — Compagnie nérale Transatlantique; départ de Saint-Naz le 9 de chaque mois; escales à la Guadelou arrêt à Fort-de-France. Annexe de Fort France à Cayenne avec escales à Sainte-Lu la Trinité, Diciara, Surinam.

Communications intérieures par c tage sur les côtes ou par les cours d'eau.

* Asile d'aliénés existant aux îles du Sal pour les aliénés de la population pénale.

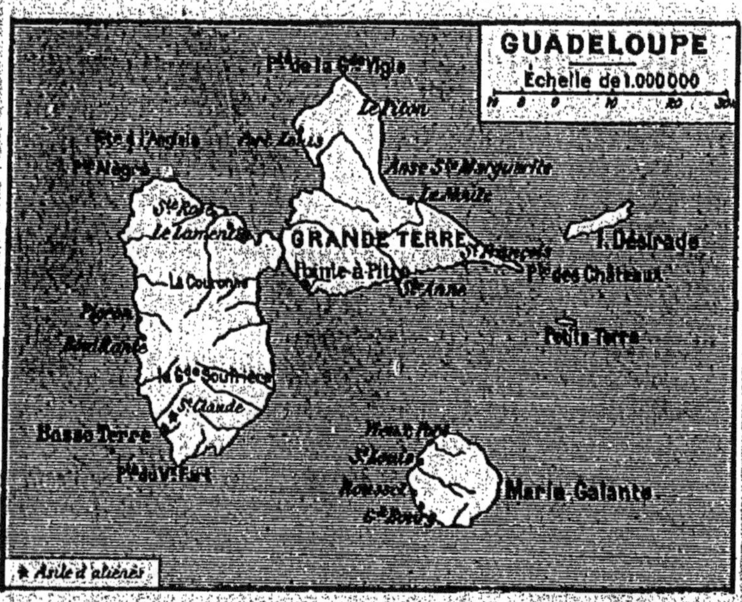

Fig. 16. — ANTILLES FRANÇAISES (GUADELOUPE)

GUADELOUPE

Situation géographique et aspect général. — Se trouve au centre du cercle formé par les petites Antilles. Divisée en deux parties par un bras de mer appelé Rivière-Salée, navigable que pour les navires d'un faible tonnage.

La partie située à l'ouest de ce détroit est la Guadeloupe proprement dite; la partie à l'est porte le nom de Grande-Terre.

Cinq dépendances : îles des Saintes, Marie-Galante, Saint-Martin, Saint-Barthélemy, Désirade.

Superficie. — Les deux îles qui forment la

Guadeloupe ont une superficie de 1780 kilomètres. Les dépendances ont une superficie de 77 kilomètres carrés.

Population. — Au 1er janvier 1903, 182 238 habitants.

Climat. — Relativement doux.

Température moyenne, 26 degrés, maxima, 30-32 degrés, minima 20-22 degrés. Dans les hauteurs, la température est naturellement moins élevée.

Deux saisons : saison fraîche, sèche, décembre à mai.

Saison chaude et humide : juin à novembre.

Maladies principales. — Paludisme, affections du foie, fièvre inflammatoire, béribéri, lèpre.

Organisation administrative. — Gouverneur assisté d'un secrétaire général et d'un conseil privé.

Un sénateur, deux députés, conseil général.

Deux arrondissements, 11 cantons, 34 communes avec conseil municipal.

Principaux centres. — La Pointe-à-Pitre (18 942 habitants); Le Moule (14 332); Basse-Terre (7 546); les Saintes, Saint-Martin (3 578); Saint-Barthélemy (2 272); la Désirade (1 399); Marie-Galante (15 182).

Lignes de navigation. — Compagnie Générale Transatlantique : Saint-Nazaire à Colon; escales à la Pointe-à-Pitre et à Basse-Terre; départ de Saint-Nazaire le 9 de chaque mois.

Communications intérieures. — Bateaux à vapeur entre la Pointe-à-Pitre, Basse-Terre par la Rivière-Salée, escales sur tous les points de la côte. Service de bateaux réguliers entre la Guadeloupe et ses dépendances.

* Asile d'aliénés existant à Saint-Claude, à 4 kilomètres de Basse-Terre.

I. — Martinique (1).

La perle des Antilles a eu l'honneur de posséder la première une « maison des aliénés ». Celle-ci fut fondée dès 1839, au lendemain du vote de la loi de 1838, par M. Lemaire, administrateur général des hôpitaux de la colonie et sous le gouvernement du contre-amiral de Moges, qui devait quelques années plus tard réclamer pour lui-même le secours de cet asile dont il dotait la colonie. « On vit s'élever, disent Rufz et de Luppé, dans la position la plus haute, la plus fraîche, la plus salubre de Saint-Pierre, encadrée dans le paysage le plus pittoresque, en face de la belle Savane du Fort, une maison vaste, commode, dont l'apparence surprenait, lorsqu'on venait à apprendre que c'était la maison des fous.

« Mais c'est vraiment trop beau pour des fous », disait en 1854 le gouverneur, amiral de Gueydon.

Rien n'avait été négligé pour que la maison, suivant l'heureuse expression d'Esquirol, fût en elle-même le principal instrument de la guérison des malades. Auparavant, les fous dangereux, et ceux-là seuls avaient droit à l'intérêt public, étaient renfermés dans un cloaque hideux dont l'aspect avait arraché des larmes aux membres de la Commission nommée pour l'inspecter (Rufz et de Luppé).

De 1839 à 1854, la maison de Saint-Pierre reçut 490 malades. Sur ce nombre, il y eut pendant cette période 189 décédés, 64 sortis non guéris mais pouvant être rendus à leurs familles, 173 sortis

(1) Les renseignements relatifs à la Martinique sont tirés des articles de RUFZ DE LAVISON sur l'asile de Saint-Pierre (*Annales d'hygiène*, 1856), et sur les maladies du système nerveux à la Martinique (*Archives de médecine navale*, t. XI), et de deux lettres en date du 27 novembre et du 9 décembre 1911 de M. le docteur GROGNIER.

guéris, 64 restaient en traitement au 1er janvier 1854. Ces chif représentent environ les deux tiers des aliénés de la Martiniq l'autre tiers n'a pas été interné et quelques rares malades ont envoyés en France. La mortalité (1/2,25 admis) y fut plus gra qu'en Europe ; les médecins l'attribuèrent justement, semble- à la misère physiologique des entrants. Le nombre des aliénés, rapport à la population totale, serait de 1 pour 853 habitants

Cet asile qui recevait aussi certains malades des îles voisines de la Guyane, a rendu aux Antilles les plus grands services. répondait tout à fait aux besoins de la population. Malheureu ment, il a disparu dans la catastrophe du mont Pelé, avec la vi de Saint-Pierre, en 1902, et n'a pas été remplacé.

Un effort, difficile à réaliser, semble cependant devoir se fai en ce sens, si l'on en juge par les précieux renseignements qui suive du docteur Grognier, directeur de la Santé :

Fort-de-France, 27 *novembre* 1911. — « L'année dernière, a moment de la discussion du budget au Conseil général c la Martinique, le docteur Costet, de Fort-de-France, conseille général, a demandé la construction d'une léproserie et d'u asile d'aliénés en ces termes : « Messieurs, puisque nous somme sur ce chapitre de l'assistance publique, je voudrais attire l'attention du Conseil sur la nécessité de la création de deu services hospitaliers d'une importance capitale, qui nous man quent ici : une léproserie et un asile d'aliénés. La lèpre fai dans notre pays des ravages de jour en jour plus considérables Les cas officiellement connus sont loin d'être les plus nombreux En qualité de médecins, nous sommes obligés de faire les décla rations des cas que nous rencontrons, mais nous manquons trè souvent à ce devoir dans un esprit d'humanité. Il nous serait trop pénible de condamner ainsi à l'exil les malheureux atteints de lèpre en les faisant expédier à la Désirade.

« Ne pourrions-nous pas, messieurs, à la Martinique même, trouver des endroits favorables à l'isolement des lépreux? Je prie l'administration d'examiner cette question. Il y a, par exemple, près des côtes de l'île, au François, au Robert, à Fort-de-France, de nombreux îlots qui conviendraient à cet usage. Il serait avantageux d'aménager une léproserie dans l'un d'eux.

« La même observation est à faire au sujet d'un asile d'aliénés, qui nous fait défaut ici. Depuis la disparition de Saint-Pierre, où existait l'établissement Dancenis, nous faisons faire aux aliénés deux étapes d'hospitalisation. Ils sont d'abord internés provisoiment à la maison centrale, où ils sont parqués dans des salles infectes pendant toute la durée de leur mise en observation, puis on les expédie à la Guadeloupe, d'où ils ne reviennent jamais.

« La colonie n'aurait pas de grandes dépenses à faire pour remédier à cet état de choses vraiment déplorable. L'hospice civil comprend d'immenses terrains inoccupés et bien pourvus d'eau pour l'hydrothérapie. On y pourrait construire un asile d'aliénés convenable. Je conclus donc en priant le Conseil général d'inviter l'administration à lui soumettre à la prochaine session un projet complet d'installation à la Martinique d'une léproserie et d'une maison coloniale de santé pour aliénés.

« M. LE SECRÉTAIRE GÉNÉRAL. — L'administration s'associe de tout cœur à la proposition formulée par M. le conseiller général Costet. Elle se tiendra à la disposition de la commission coloniale pour la préparation du projet d'installation d'une léproserie et d'un asile d'aliénés, qui seront pour la colonie d'une utilité incontestable.

« M. LE PRÉSIDENT. — Sous le bénéfice des observations de M. le secrétaire général, je mets aux voix la proposition de M. le docteur Costet tendant au renvoi à l'examen de la commission coloniale la création d'une léproserie sur un des îlots de la Martinique et d'un asile d'aliénés annexé à l'hospice civil de Fort-de-France.

« Adopté.

« Depuis ce temps, j'ai proposé l'aménagement de deux anciens fortins en léproserie ; l'un est dans un îlot et l'autre sur une espèce de presqu'île, mais la direction d'artillerie ne voulant pas les céder, la question a été soumise au département par le gouverneur.

« Quant à l'asile, je sais que le chef du service des travaux publics a fait le plan d'un asile d'aliénés à construire dans les terrains où se trouve l'hospice civil. Je dois avouer que je n'ai pas été consulté, mais M. Grimaud a dû prendre son modèle sur des établissements de ce genre et surtout il a dû s'inspirer du prix dont on peut éventuellement disposer. La question va être discutée ces jours-ci, car le Conseil général est actuellement réuni. Par le prochain courrier, je pourrai vous indiquer ce qui a été fait.

Fort-de-France, 9 *décembre* 1911. — « Voici ce que je lis dans le rapport général annuel de la Martinique en 1910 :

Asile provisoire des aliénés. — « L'asile provisoire des aliénés établi à Fort-de-France à l'effet de recevoir les aliénés en état d'observation et ceux reconnus dangereux, en attendant leur transfert à l'asile de Saint-Claude (Guadeloupe), a fonctionné pendant l'année 1910, dans les conditions prévues par l'arrêté local du 25 juin 19 portant création de cet établissement.

« L'asile est installé dans une dépendance de la maison d'ar de Fort-de-France. L'administration en est confiée au directe de la prison. Le reste du personnel se compose d'un médecin, d' comptable et d'infirmiers. Les malades y sont admis sur la pr duction des pièces suivantes :

« 1° Procès-verbal de la police ou de la gendarmerie relatant l faits d'aliénation mentale imputés à l'aliéné ;

« 2° Certificat du médecin qui a examiné et constaté son ét mental ;

« 3° Procès-verbal de la commission municipale, composée d maire et de deux conseillers, appelés à statuer tant sur les agisse ments de l'aliéné que sur sa position de fortune et celle de s famille.

« Le prix de la journée de traitement est fixé à 1 fr. 60 et la dépens est supportée par la commune où l'aliéné a son domicile de secours sauf recours contre la famille, si celle-ci est en mesure de payer

« Les frais du personnel de l'asile sont à la charge des communes de la colonie et se répartissent au prorata du chiffre de la population : ils se sont élevés pour 1910 à 5 104 francs.

Mouvement pendant l'année 1910 :

Le nombre d'aliénés en traitement à l'asile provisoire était au 1er janvier 1910 de	24
Les entrées au cours de l'année ont été de	64
Total	88
Le nombre de sortants a été de	36
Il a été transféré à l'asile de Saint-Claude (Guadeloupe)	19
Les évacués sur les hospices ont été de	10
Les décès dans l'établissement ont été de	3
Total	68
Restants au 31 décembre 1910	20

« Voici, d'autre part, ce que je lis dans le rapport sur le budget de 1912 fait au Conseil général par sa commission financière, qui vient de m'être adressé :

« Nous avons renouvelé le vœu tendant à l'établissement d'une léproserie et d'un asile d'aliénés pour le traitement et l'internement de ces malheureux. Nous sommes tributaires de la Guadeloupe et l'éloignement de ces infortunés de leur pays et de leur famille ne peut qu'accroître leur souffrance.

« Nous avons pensé qu'il serait facile à l'administration en dehors de l'Ilet à Ramiers et de la Pointe de Sable, dont la cession lui a été refusée par l'autorité militaire, de trouver dans une de nos nombreuses baies, un îlot sur lequel pourrait s'édifier une léproserie. Pour l'asile d'aliénés on pourrait, sans grandes difficultés, trouver sinon à l'hospice même de Fort-de-France, tout au moins dans les environs, un terrain pouvant se prêter à la construction de cet établissement.

« Voilà qui est enterré pour cette année et probablement pour un certain temps encore, car c'est l'argent qui manque le plus.

« Pourtant le gouverneur a demandé au ministère de trancher la question Ilet à Ramiers, car sans grands frais on pourrait transformer l'usage du fortin qui s'y trouve en léproserie. Quant à l'asile, il faut attendre des temps meilleurs. »

Nous n'avons rien à ajouter aux indications ci-dessus qui nous montrent l'état toujours précaire de l'assistance des aliénés à la Martinique depuis la malheureuse disparition de l'asile de Saint-Pierre en 1902.

II. — Guadeloupe (1).

La Guadeloupe possède un asile d'aliénés, l'asile du Camp-Jacob, fondé en 1882, sur le territoire de la commune de Saint-Claude, à quatre kilomètres de la Basse-Terre, chef-lieu de la colonie. Il est situé sur un vaste plateau, à 440 mètres au-dessus du niveau de la mer. Saint-Claude possède trois choses merveilleuses : l'air, l'eau, la végétation. Il semble qu'on n'ait pas tiré parti de l'harmonie de ces trois dons naturels, en ce sens qu'on ne les a pas distribués avec l'intelligence voulue. A l'asile des aliénés, cependant, cette critique ne saurait être appliquée. L'air et la lumière, l'eau et l'irrigation, l'ombre et la verdure sont admirablement répartis pour tous les besoins.

« Une bonne brise aère constamment l'établissement ; la végétation des alentours est luxuriante, le site est un des plus gracieux et des plus pittoresques qui se puissent rêver.

---

(1) Les renseignements concernant la Guadeloupe sont tirés de la thèse de feu le docteur GUILLOT : La folie aux colonies (*Thèse de Bordeaux*, 1897), et de la notice toute récente écrite à notre intention par le docteur SAUZEAU DE PUYBERNEAU, médecin-major de deuxième classe des troupes coloniales.

« L'exposition est nord-ouest-sud-est. Ce qui complète les avan-tages de cet établissement, c'est que la moyenne annuelle de la température est d'environ 20 degrés, le maximum étant 28 degrés et le minimum 14 degrés. Bien que le climat y soit humide, la salubrité du lieu est parfaite. » (Guilliod.)

C'est dire que l'administration qui a présidé, il y a quelque trente ans, à l'édification et à l'organisation de l'asile a été on ne peut mieux inspirée à tous les points de vue. Il serait à souhaiter que l'entretien des bâtiments et l'exploitation générale de l'asile continuent à bénéficier du même esprit de direction.

L'entrée de l'asile, fermée par une grille, est masquée par une petite construction qui devrait être réservée à un concierge. Elle conduit à la maison du régisseur, ample bâtisse à étages qui domine tout le reste. Deux cours latérales, sur le même plan qu'elle, comprennent deux vastes salles servant d'infirmeries (hommes et femmes) garnies d'une dizaine de lits chacune et deux petites dépendances disposées en cellules. Ces cellules sont destinées aux aliénés agités qui, atteints par exemple d'une affection organique passagère, ont besoin d'être isolés. On dirige sur les infirmeries tous les malades dont l'état nécessite des soins infirmiers constants.

Au second plan, se trouvent en une seule ligne deux grands bâtiments où sont répartis la lingerie, les magasins, les cuisines, les douches, etc. Les douches sont bien installées et comprennent tous les appareils en usage. Elles sont alimentées par l'eau de la rivière Malanga, torrent impétueux qui descend de la chaîne des montagnes de la Soufrière. L'eau coule à profusion sous une température délicieuse.

Un long préau fait suite à ce premier groupe de constructions. De chaque côté se dressent les bâtiments qui abritent les aliénés : à droite les hommes, à gauche les femmes. Trois bâtiments à droite, trois à gauche destinés les premiers aux pensionnaires (malades payants), les seconds aux fous tranquilles, les autres aux agités.

Chacun de ces bâtiments se compose : d'une vaste bâtisse divisée en trois grandes chambres parallèles et entourées de vérandas couvertes, d'une bâtisse annexe divisée en cellules, et d'une chambre isolée pour un gardien. Le tout s'élève dans une cour recouverte de gazon et pleine d'ombrage grâce à des arbres superbes et touffus. Chaque cour a son bassin, ses cabinets où l'eau coule sans cesse.

Dans les bâtiments des pensionnaires, chaque pensionnaire a sa chambre, sa literie, ses effets. Aux tranquilles, les lits sont disposés en dortoirs. Aux agités, les malades n'ont pas de lits, ils couchent ur des plans inclinés, solidement fixés et le nombre des cellules est beaucoup plus grand.

En résumé, les malades ont de la place pour se promener, peuvent s'abriter, se reposer et ne sont mis en cellule que s'ils deviennent dangereux. Ils ont à leur disposition des jeux inoffensifs et sont utilisés pour les corvées douces quand ils le demandent.

La surveillance exercée sur les aliénés est constante. Des escaliers extérieurs donnent accès à une plate-forme qui surplombe chaque cour. Les gardiens peuvent de là jeter les yeux sur les malades sans pénétrer au milieu d'eux. Des murs très hauts bordés d'un fossé assurent l'isolement et rendent les évasions presque impossibles.

L'établissement de Saint-Claude, surtout si on le compare à l'organisation existant dans d'autres colonies, est un asile modèle. Il n'est pas sans reproches.

La direction est confiée à un régisseur à côté duquel fonctionne un médecin chargé du service médical. Je suis surpris qu'aucun conflit grave n'ait éclaté entre ces deux autorités, fatalement amenées à absorber leurs prérogatives réciproques. C'est là un vice important. Tous les asiles d'aliénés devraient être dirigés par des médecins, avec obligation d'y demeurer. Autre vice : les gardiens employés à Saint-Claude sont pour la plupart d'anciens geôliers ; quelques-uns sont impotents, d'autres sont illettrés. En somme, le service auquel ils sont appelés n'est pas normalement fait. Ces agents devraient être de véritables infirmiers et non des gardiens ; ils ne devraient pas surtout être les bénéficiaires de tels postes de confiance en récompense de leur zèle politique.

Quant au régisseur, c'est un rouage absolument inutile, pour ne pas dire dangereux. S'il n'est pas intelligent, il paralyse le sain fonctionnement de cette délicate machine qu'est un « couvain » de fous. S'il est intelligent, il le fausse souvent. (Sauzeau de Puyberneau)

En ce qui concerne les cas de folie traités à l'asile Saint-Claude, comme nombre et comme formes principales, rappelons d'abord les indications fournies par le docteur Guilliod dans sa thèse :

« Nous tenons tout d'abord à faire remarquer que le nombre des aliénés de l'asile ne représente pas leur totalité, surtout en ce qui concerne la Guadeloupe. Quelques-uns restent dans leurs familles, d'autres sont placés dans les asiles de la métropole ou à la Martinique.

« La folie alcoolique est la plus commune. De 1891 à 1895, pour une population totale de 170 000 âmes, il est entré à l'asile 72 alcooliques, soit à peu près une moyenne de 15 par an. Parmi ce total, la plus grande partie relève de la race noire : nous n'avons poi à cet égard de chiffres fixes, mais de simples renseignement Cependant, comme nous le verrons à la statistique, quand on tie compte qu'il n'existe à la Guadeloupe que 8 000 blancs pou 160 000 gens de couleur, le pourcentage montre que la folie alcoo lique a un degré de fréquence à peu près égal dans les deux races

« Au point de vue général, la statistique de l'asile de Saint Claude donne matière à quelques considérations. Nous devron tout d'abord établir la proportion des différentes races habitan la Guadeloupe. Elles se répartissent ainsi :

1. — Blancs	8 000
2. — Hommes de couleur	147 000
3. — Hindous	15 000

« Depuis 1891 jusqu'en 1895, le nombre des entrées a été en augmentant d'année en année.

« En 1892, elles étaient de 41 ; en 1895 de 57, ainsi réparties pour la dernière année : 17 alcooliques ; 12 maniaques ; 12 lypémanies ; 6 manies de la persécution ; 1 manie des richesses ; 8 divers.

« Le mode de répartition pour les races est le suivant : 4 blancs, 7 métis, 40 noirs, 6 hindous.

« D'après cette seule année, qui représente une proportion moyenne, nous voyons que le pourcentage nous donne :

Race blanche	1 pour 2 000
Race hindoue	1 pour 2 500
Race africaine	1 pour 3 127 » (Guilliod).

Voici maintenant ce que dit Sauzeau de Puyberneau :

« Le nombre des malades en traitement à l'asile de Saint-Claude oscille entre 130 et 150. L'asile pourrait en contenir très facilement un chiffre double. Ces malades proviennent de la Guadeloupe, dont la population est d'environ 180 000 âmes, de la Martinique, qui y envoie tous ses fous, et de Haïti qui évacue tous les malades pouvant payer. En ce moment, il y a une dizaine d'Haïtiens et une quarantaine de Martiniquais. »

« Les principales affections mentales doivent être classées dans le cadre des psychoses progressives. Presque tous nos fous sont des alcooliques. La syphilis y ajoute ses effets, mais ils ne sont pas fréquents, quoi qu'on en dise. On trouve des délirants de toutes les formes dans toutes les races, dans toutes les classes de la société. L'alcool ravage l'espèce, quel que soit le sexe. Actuellement, l'asile compte une dizaine de blancs, créoles ou Européens. L'épilepsie est très fréquente, 30 0/0 environ du contingent total. La folie érotique — non pas essentielle — est presque générale chez les femmes. Les mystiques sont l'exception. Rares les dégénérés proprement dits. D'ailleurs, il est difficile d'avoir sur les antécédents des malades des renseignements convenables. A mon avis, on peut affirmer que si l'on supprimait à la Guadeloupe l'alcool qui s'y fabrique (la consommation individuelle est effrayante), on pourrait supprimer l'asile.

Voici quelques chiffres indiquant le mouvement des malades :

ANNÉES	EXISTANTS au 1er JANVIER	ENTRÉES	SORTIES	DÉCÈS	ÉVADÉS	RESTANTS au 31 DÉCEMBRE	ENTRÉES des RÉCIDIVISTES	OBSERVATIONS
1908...	128	80	39	37	»	132	10 %	La proportion des hommes et des femmes = 60 h., 68 femmes.
1909...	132	94	40	50	»	124	7 %	Mortalité élevée à cause épidém e gastro-entérite.
1910...	124	75	44	19	2	134	6 %	Proportion des restants : 64 hommes, 70 femmes.

En ce qui concerne les formalités de l'internement, voici une circulaire récente du gouverneur de la Guadeloupe (août 1910), nous montrant que ces formalités sont exactement celles de la loi de 1838, mais qu'il est parfois nécessaire de tenir la main à leur stricte application.

CIRCULAIRE AU SUJET DES PIÈCES A PRODUIRE POUR L'ADMISSION A L'ASILE DE SAINT-CLAUDE DES PERSONNES ATTEINTES D'ALIÉNATION MENTALE.

Le gouverneur de la Guadeloupe et dépendances à Messieurs les Maires.

L'article 2 de l'arrêté du 25 octobre 1877, sur le mode d'admission à l'asile du Camp-Jacob des personnes atteintes d'aliénation mentale, dispose que les demandes d'admission doivent être adressées au gouverneur par le maire de la commune du domicile de l'aliéné et qu'elles doivent être accompagnées des pièces suivantes :

1° Un état signalétique signé par le maire et faisant connaître les nom, prénoms, profession, âge, lieu de naissance et domicile de la personne dont le placement sera réclamé, ainsi que les renseignements sommaires recueillis sur les faits qui ont motivé la demande ;

2° Un certificat de médecin constatant l'état mental de la personne et indiquant les particularités de sa maladie et la nécessité de faire traiter la personne désignée dans un établissement d'aliénés et de l'y ten renfermée ;

3° D'un passeport ou de toute autre pièce propre à constater l'individualité de la personne à placer, par exemple un bulletin d'immatriculation.

J'ai pu remarquer que ces prescriptions étaient complètement perdues de vue depuis quelque temps. Dans la plupart des cas, en effet les aliénés sont envoyés en observation à l'hospice du chef-lieu, sans qu'aucune pièce les concernant soit expédiée à l'Administration, ou bien encore avec un dossier composé uniquement d'un certificat médical La conséquence de cet état de choses est que l'on se trouve parfois dans l'obligation d'admettre à l'asile des aliénés des personnes dont l'identité ne peut être établie.

Afin de remédier à cette situation, je vous serai obligé, Monsieur le Maire, d'observer strictement les dispositions de l'article 2 de l'arrêté du 25 octobre 1877 et de toujours fournir, lorsque vous aurez à faire interner un aliéné, l'état signalétique, le certificat médical et le bulletin d'immatriculation réglementaire. Lorsqu'un cas de folie furieuse se présentera, rendant nécessaire l'envoi immédiat en observation de celui qui en est atteint à l'Hôtel-Dieu de la Pointe-à-Pitre ou à l'hospice de la Basse-Terre, et que vous n'aurez pas de médecin pour faire établir le certificat médical, ce document pourra ne pas être fourni ; mais les deux autres pièces devront m'être envoyées.

Il en sera de même dans les communes privées de médecin.

Dans le cas où les prescriptions de la présente circulaire ne seraient pas observées et que les pièces ne seraient pas produites avec la demande d'internement, l'aliéné demeurerait en observation à l'hospice Saint-Hyacinthe et ses frais de traitement au delà de la période réglementaire de cinq jours fixée par l'arrêté du 25 octobre 1877 (art. 6) seront supportés par la commune où il est domicilié.

GAUTRET.

III. — Guyane (1).

L'assistance des aliénés de la Guyane se fait : pour la population libre, à l'hospice du Camp Saint-Denis, à Cayenne ; pour les militaires et fonctionnaires des diverses administrations, à l'hôpital colonial de Cayenne ; pour la population pénale, à l'hospice et à l'asile des îles du Salut.

---

(1) Les renseignements relatifs à l'hospice du Camp Saint-Denis proviennent des notes du docteur BRÉMOND, médecin-chef de cet hospice, transmises par le docteur MAS, médecin-major de première classe, chef du service de santé de la colonie ; ceux relatifs à l'hospice et à l'asile des îles du Salut, du rapport de M. le docteur MAS.

A) Population libre. — Il existe à l'hospice du Camp Saint-Denis un quartier spécial pour les malades atteints d'affections mentales.

Dans cette enceinte réservée sont installés cinq bâtiments spéciaux : deux pour les hommes et trois pour les femmes, avec une salle de bains et d'hydrothérapie.

L'un des bâtiments pour hommes comporte quatre cellules très aérées, avec portes sur les deux façades ; l'autre se compose de cinq cellules, moins aérées, n'ayant chacune qu'une porte avec un auvent dans le fond.

Du côté des femmes, même disposition, plus deux pièces attenant à la salle de bains qui forment le troisième bâtiment.

Ces cellules rappellent plutôt une prison qu'un établissement hospitalier. Elles sont garnies de lits de camp nus, avec matelas ou paillasse, suivant l'état du sujet. Chaque cellule reçoit deux et parfois trois malades, par suite de la nécessité d'en réserver une pour délirant très agité.

Lorsque l'état des malades le permet, ils sont placés dans des salles communes et jouissent d'une liberté relative dans l'établissement, qui a une superficie de plus de trois hectares.

Il y aurait peu à faire pour améliorer cette situation (des travaux d'amélioration seront d'ailleurs exécutés dans le courant de l'année 1911) : aérer les cellules qui ne le sont pas assez, les planchéier toutes, de façon à ne pas laisser les malades sur un sol pierreux lorsqu'ils sont trop agités et exigent d'être placés dans une cellule nue ; en créer de nouvelles pour pouvoir en affecter une à chaque malade ; perfectionner le système des bains et douches.

Le nombre des entrées de 1890 à 1899 a été de 22 hommes et 19 femmes. En 1900, la section abritait 22 malades : 14 femmes et 8 hommes.

Les races étaient ainsi réparties :

Asiatiques, 4 ; indigènes, 2 ; Chinois, 2 ; noirs, 17 ; sang-mêlé, 1.

La plupart étaient originaires de la Guyane et des Antilles. La « fièvre de l'or » a été signalée comme jouant un rôle dans l'étiologie de la folie en Guyane. Le docteur Clarac ne croit pas que ce rôle soit important, mais cependant il existe, aidé souvent par l'alcoolisme.

Les principales formes d'aliénation mentale observées sont : le délire aigu en plus grand nombre ; quelques cas de lypémanie et le délire de persécution.

L'étiologie du délire aigu est le plus souvent l'alcoolisme. Des déceptions, le chagrin paraissent engendrer les deux derniè formes. L'élément indigène ou créole d'autres colonies des Anti forme la majorité des malades.

Il ne m'a été donné d'observer que de rares cas chez les Eu péens. L'établissement n'en compte pas en ce moment.

Mouvement des malades aliénés de 1906 à 1911, traités à l'hospice civil du Camp Saint-Denis.

ANNÉES	EFFECTIF DU 1er JANVIER		ENTRÉES		SORTIES		DÉCÈS	
	hommes	femmes	hommes	femmes	hommes	femmes	hommes	femm
1906...........	9	22	6	6	3	1	2	3
1907...........	10	24	4	10	2	9	1	4
1908...........	11	21	17	26	9	12	4	7
1909...........	15	28	2	16	1	2	2	5
1910...........	14	37	14	12	8	10	3	7
1911...........	17	32	2	»	»	12	»	»
Effectif au moment actuel......	19	20	»	»	»	»	»	»

Étant donné le chiffre de la population libre de la Guyan française (23 124 habitants), chiffre du dernier recensement, l'assis tance aux aliénés et délirants de la colonie est, dit le docteur Bré mond, assurée convenablement et d'une façon suffisante à l'hos pice du Camp Saint-Denis.

« Une somme de 20 000 francs est inscrite dans les dépenses obligatoires du budget de la colonie pour le service des aliénés et des enfants assistés. »

B) Militaires et fonctionnaires. — A l'hospice colonial de Cayenne, il existe deux cabanons bien installés pour les militaires et fonctionnaires des diverses administrations devenus aliénés.

C) Population pénale. (*Transportés et relégués.*) — Tous les transportés ou relégués présentant des troubles mentaux sont dirigés sur l'*hôpital des îles du Salut*, qui seul possède quelques cellules propres à la mise en observation des malades de cette catégorie. Là sont concentrés les renseignements pouvant parvenir sur ces malades et c'est de l'hôpital qu'ils sont dirigés sur l'asile, soit internés définitivement, soit en observation lorsque le manque de place à l'hôpital n'a pas permis de les conserver assez longtemps pour une observation minutieuse. Si par contre leur tat ne motive pas un internement, ils sont renvoyés sur leur pénitencier.

L'internement à l'asile est prononcé par le directeur de l'administration pénitentiaire, sur rapport du médecin chargé du service, rapport qui est soumis à l'approbation du chef de service de santé de la colonie.

Le désinternement des malades guéris ou améliorés est soumis aux mêmes formalités.

De l'*asile d'aliénés des îles du Salut*, on peut dire qu'il est insuffisant au point de vue de la place et n'est à proprement parler qu'un quartier cellulaire spécial, à discipline moins sévère que celle du camp. Les malades ne peuvent guère y recevoir de traitement. Nous avons vu plus haut qu'il sert à la fois à l'internement et à la mise en observation de malades atteints de troubles mentaux. Son insuffisance ne permet d'ailleurs d'y conserver que les malades présentant des symptômes aigus d'aliénation mentale ou qui à certains moments semblent devoir être dangereux.

Ce quartier d'aliénés se compose d'un bâtiment allongé, comportant un service de cellules disposées autour d'un couloir central et d'une cour servant à la promenade des malades.

Le nombre total des cellules est de 10, dont 3 sont utilisées, l'une comme salle de douches, l'autre comme cellule de force, la troisième pour le planton de l'asile.

Le personnel de surveillance de l'asile se compose d'un surveillant militaire et de deux gardiens transportés, choisis parmi les hommes de bonne conduite.

Les aliénés en traitement reçoivent la ration du camp. Ils ne sont astreints à aucun travail et lorsqu'ils sont calmes sont autorisés à séjourner la plus grande partie de la journée dans la cour de l'asile. Lorsqu'ils manifestent des symptômes d'agitation, ils sont isolés dans leur cellule. En cas de crises sérieuses, ils sont enfermés et mis à la camisole dans la chambre de force. C'est le seul moyen dont on dispose pour eux.

Il est prévu un agrandissement de l'asile actuel. Les travaux sont commencés. Au bâtiment qui existe actuellement sera adjoint un nouveau bâtiment qui augmentera de dix le nombre total des cellules et par conséquent des places dont on disposera pour les aliénés.

Le plan primitif prévoyait seulement cette augmentation du nombre de cellules sans modifications de l'état de choses actuel. Nous avons pu obtenir : 1° l'installation d'une salle de visite-infirmerie, à laquelle sera attachée un infirmier, qui sera dressé spécialement à donner des soins aux aliénés ; 2° une installati plus complète de la salle de douches, à laquelle sera adjoint réservoir d'eau assez spacieux et surélevé permettant de donner d douches sous pression, avec tuyauterie spéciale pour les douch en jet et en pluie.

Les aliénés de la population pénale doivent être étudiés parı les malades de l'hôpital et parmi ceux de l'asile des îles du Salut.

1° La mise en observation des malades à l'hôpital est parfo assez prolongée, car on trouve parmi les transportés des simul teurs cherchant à se faire interner à l'asile soit pour ne pas travaille soit pour échapper à une punition de prison ou de réclusion.

Dans le courant de l'année 1910, 16 transportés ou relégués or été envoyés en observation à l'hôpital des îles pour trouble mentaux.

Sur ce nombre, 5 ont été internés à l'asile, dont l'un sorti depuis 4 ont été mis en observation à l'asile (deux y sont encore, les deu autres sont sortis, l'un guéri, l'autre avec la mention : simulation) 5 ont été renvoyés directement à leur pénitencier, n'ayant pa présenté de troubles ou ayant été reconnus comme simulateurs 2 enfin sont décédés à l'hôpital, l'un de cachexie paludéenne, l'autre de pneumonie.

2° Le mouvement des malades traités à l'asile pendant l'année 1910 a donc été le suivant :

GENRE DE MALADIE	RESTANTS au 1er JANVIER 1911	ENTRÉES	SORTIES	RESTANTS au 1er JANVIER 1911
Délire de persécution.......	4	2	3	3
Délire mystique...........	1	»	1	»
Mélancolie................	1	»	»	1
Débilité mentale...........	3	»	1	2
Délire maniaque avec crises furieuses............	2	»	»	2
Paralysie générale..........	»	»	2	3
En observation............	»	4	1	2
Simulateur...............	1	»	»	»
TOTAL...........	12	9	8	13

Une des affections le plus souvent traitées a été le délire de persécution. Trois de ces malades sont sortis de l'asile très améliorés et remis sur leur pénitencier avec indication de les isoler le plus tôt possible de leurs codétenus, et de les faire coucher seuls dans une cellule. Il en est de même pour un homme atteint de délire mystique qui avait présenté autrefois des crises furieuses à la suite des tracasseries dont il était l'objet de la part de ses codétenus. Cet homme est actuellement parfaitement calme. Les autres malades ne présentent rien de particulier à signaler. Nous ferons une mention spéciale pour les 6 hommes qui ont été en observation à l'asile : 2 en sont sortis ; 1 était un simulateur ; 1 présentait des crises furieuses consécutives à une intoxication chronique et lente par un alcaloïde végétal (datura probablement) ; 2 restent en observation (l'un est un mélancolique avec idées de persécution et monomanie du suicide, l'autre paraît devoir être classé dans la catégorie des déments précoces).

A ces indications, nous croyons devoir ajouter une observation relative à la fréquence de la paralysie générale, notée trois fois sur les neuf entrées de l'année. Déjà nous avons pu constater la même particularité à la Nouvelle-Calédonie, ce qui semble établir que la paralysie générale est loin d'être raredans la population pénale transportée aux colonies. Il serait intéressant d'avoir des détails sur les faits de ce genre et de savoir notamment si la paralysie générale, dans ces cas, survient surtout chez les nouveaux transportés, parmi les condamnés ou les relégués, ou si, au contraire, c'est plus ou moins tard et chez les anciens qu'elle se manifeste.

CHAPITRE VIII

AUTRES COLONIES

Djibouti (Côte des Somalis). — Comores-Mayotte. — La Réunion. — Inde française. — Saint-Pierre et Miquelon.

DJIBOUTI (Côte des Somalis).

La colonie, en dehors du territoire d'Obock, comprend le sultanat de Tadjourah, le Gubbet-Kkrab et la côte des Somalis avec Djibouti comme centre principal.

L'arrière-pays est sous l'action du Négus d'Abyssinie.

Djibouti est le centre le plus important de cette possession. Le port est un des meilleurs de ces parages; il est parfaitement protégé en toutes saisons; les abords en sont faciles.

La population de Djibouti est d'environ 6 000 habitants très mélangés, comprenant des Européens, Egyptiens, Syriens, Arméniens, Indiens, Somalis, Abyssins, Arabes, Soudanais.

Climat. — La contrée peut être classée parmi les régions les plus sèches de l'Afrique, car il n'y pleut jamais. De mai en septembre, chaleur torride de 35 à 40 degrés; de novembre en mars, saison la moins chaude, le thermomètre descend rarement au-dessous de 25 degrés à l'ombre.

Principales maladies. — Affections du foie, de l'estomac, paludisme, insolation.

Organisation administrative. — Un gouverneur assisté d'un conseil d'administration et d'un secrétaire général.

Lignes de navigation. — Djibouti est une escale de nombreuses lignes : Messageries Maritimes (lignes de Madagascar, de Chine), Compagnie Nationale de Navigation, Compagnie des Vapeurs de charge, Compagnie Havraise Péninsulaire, Compagnies étrangères, cargo-boats.

Communications intérieures. — Chemin de fer en construction. Djibouti devient ainsi le point de départ et l'aboutissement d'un chemin de fer qui sera la principale voie de communication de l'Abyssinie avec le reste du monde.

LA RÉUNION

Situation géographique et aspect général. — Située entre Madagascar et l'île Maurice.

Pyramide de formation volcanique, s'élevant de la mer jusqu'à 3 000 mètres de hauteur. Sur les différents gradins de ce cône on trouve un échantillon de tous les climats et de tous les produits de la terre : zone torride, climat fiévreux du littoral, climat âpre et froid de la Plaine des Cafres, région glacée du Piton des Neiges (3 069 mètres).

Superficie — Évaluée à 208 108 hectares, la moitié d'un département français moyen.

Population. — Environ 173 000 habitants, surtout d'élément créole. En outre, commerçants chinois, Hindous, travailleurs d'origine indienne, Cafres, Indo-chinois, Comoriens, Malgaches.

Climats. — Très variés par suite de la configuration. Sur le littoral, température moyenne de 24 à 27 degrés. Ces températures s'abaissent à mesure qu'on s'élève.

Températures variables suivant les deux saisons : saison chaude, novembre à mars avec pluies et cyclones.

Saison fraîche de mai à octobre.

Différences encore suivant la partie du vent et la partie sous le vent.

Principales maladies. — Fièvre paludéenne, dysenterie, typhoïde, tuberculose, lèpre, béribéri.

Organisation administrative. — Gouverneur assisté d'un secrétaire général et d'un conseil privé.

Un sénateur, deux députés. Conseil général, conseils municipaux, comme dans un département français.

Villes principales. — Saint Denis, la Pointe-aux-Galets, Saint-Benoît, Saint-Louis, Saint-Paul, Saint-Pierre, Lalazie.

Lignes de navigation. — Messageries Maritimes, départ de Marseille deux fois par mois. Escales : Port-Saïd, Suez, Djibouti, Aden, Zanzibar, Mayotte et Comores, Madagascar, Réunion et Maurice. Compagnie Havraise Péninsulaire de navigation à vapeur.

Communications intérieures. — Autrefois, lignes de cabotage.

Actuellement, chemin de fer qui fait les deux tiers du tour de l'île.

Routes le long du littoral et à l'intérieur de l'île,

Nous dirons très rapidement un mot, dans ce chapitre, de l'assistance des aliénés dans quelques autres colonies françaises, d'importance beaucoup moindre, pour la plupart.

I. — Djibouti (1).

Aucune législation concernant les aliénés n'existe, bien entendu dans la Somalie française.

A Djibouti, capitale du protectorat et qui compte seulement 6 000 habitants, les bâtiments primitifs de l'hôpital comportaient une cellule d'isolement pour aliénés, cellule exiguë, rudimentaire, insuffisamment aérée et intolérablement chaude en été. Ce local, utilisé pendant plusieurs années, a disparu avec les bâtiments anciens, en 1908-1909.

Son remplacement est prévu. Mais des dépenses urgentes, auxquelles l'Administration s'est vue obligée de faire face, ont retardé l'exécution des travaux.

On n'a pas jugé devoir, pour le moment, affecter un pavillon spécial aux aliénés. On se contente de prélever, en l'isolant autant que possible, la pièce nord du bâtiment projeté ; mais l'aménagement en est prévu pour sa destination spéciale.

On peut compter que les travaux seront achevés avant la fin de l'année 1911.

Les documents intéressant l'hôpital de Djibouti sont forcément limités.

Le docteur Vitalien, ancien interne des asiles d'aliénés, médecin de la Compagnie des chemins de fer, dans son « rapport médical sur Djibouti et la côte des Somalis », publié en 1901, signale un certain nombre de cas de psychopathies, la plupart chez des individus employés à la construction du chemin de fer.

Depuis 1901, deux malades de la colonie seulement ont été traités à l'hôpital, l'un pour excitation maniaque, probablement symptomatique de paralysie générale au début, l'autre pour délire alcoolique avec agitation.

En revanche, l'hôpital a reçu sept aliénés étrangers à la colonie, débarqués des navires à leur escale dans le port de Djibouti.

Les *indigènes* n'ont pas recours aux médecins européens dans les affections mentales.

---

(1) Renseignements fournis par le docteur Creignou, médecin-major de première classe des troupes coloniales.

A l'exception d'un petit nombre d'Abyssins employés à Djibouti, la population indigène est en effet musulmane. C'est dire que la croyance populaire attribue la folie à une influence démoniaque, à la possession par un esprit. Pour elle, les aliénés ont passé par un endroit où se trouvait un démon, ou ont été frôlés au passage par « le vent d'un esprit », etc.

Il est donc naturel que, par analogie avec ce qui se passait chez nous jadis, on mène ces malades au prêtre (ouadda). Celui-ci ouvre le Coran, en copie des formules qui, enfermées dans des sachets de cuir, sont attachées au cou ou au bras du sujet, à prix d'argent, bien entendu.

Lorsque l'aliéné est tranquille, on le laisse en liberté. S'il paraît agité ou dangereux, on l'attache avec des cordes ou même avec des chaînes. La bastonnade vient, le cas échéant, renforcer l'action coercitive. Chez les Somalis qui nous avoisinent, les coups n'ont qu'un but défensif ou s'efforcent d'agir par la peur sur le malade. Chez les Danâkils et parmi certaines tribus somalies qui avoisinent l'Agaden, les coups sont administrés avec l'arrière-pensée de chasser l'esprit. Dans les mêmes tribus, les sorciers partagent avec les prêtres le droit de soigner (?) les déments. Certains se voient amener de fort loin les malades, qui souvent sont laissés pendant un certain temps sous leur surveillance. On trouve à Rahesta (en Érythrée) au Mont-Goda, voisin de Tadjouah, ces embryons de maisons de santé. Ajoutons que dans les points où cette pratique est possible, l'immersion prolongée des déments dans la mer fait partie de la thérapeutique spéciale.

Quant à la fréquence des troubles psychiques, on ne peut formuler de chiffres, même vagues. Il paraîtrait cependant qu'ils sont fréquents. La folie mystique serait commune, ce qui s'explique par les croyances musulmanes et les pratiques de sorcellerie signalées déjà chez ces indigènes. Enfin si l'intoxication alcoolique n'existe pas, elle est remplacée dans une certaine mesure par celle que détermine le « khott », dont on mange, en les mastiquant doucement, les jeunes pousses, et dont l'action est assimilable à celle du haschisch.

Les *rapatriements* des aliénés européens sont effectués sur les courriers d'Indo-Chine et de Madagascar touchant à Djibouti et dont nous avons déjà parlé à propos de ces deux grandes colonies.

II. — Comores-Mayotte.

Nous n'avons rien à dire des Comores (Grande Comore, Mohéli, Anjouan) et de Mayotte, qui comprennent environ 85 000 habitants.

Bornons-nous à signaler, d'après les renseignements de notre élève et ami le docteur Fauré, aide-major de première classe des troupes coloniales, que la folie ne paraît pas être commune en ces pays ; que les cas aigus sont traités à l'hôpital ou à l'ambulance ; que les aliénés indigènes chroniques sont renvoyés dans leur village, où ils restent sous la surveillance de leurs parents ; enfin que les Européens sont rapatriés sur les courriers faisant le service de Madagascar.

III. — La Réunion.

L'île de la Réunion (180 000 habitants) possède un asile d'aliénés à Saint-Paul. C'est tout ce que nous savions jusqu'à ces jours derniers. Heureusement, les renseignements demandés par nous, les seuls qui nous manquaient encore, viennent de nous parvenir. Nous pouvons donc, grâce toujours à deux médecins des troupes coloniales, M. le médecin principal Merveilleux et M. le médecin-major A. Vincent, actuellement à Saint-Denis de la Réunion, donner des indications quelque peu précises sur l'assistance psychiatrique dans la colonie.

L'île de la Réunion, comme les anciennes colonies françaises des Antilles, vit sous le régime de la loi de 1838 sur les aliénés.

Son asile d'aliénés, fondé en 1852, se trouve à Saint-Paul, dans un endroit où le paludisme sévit avec intensité.

Les bâtiments affectés aux hommes comprennent deux sections :

La première, dont l'emplacement est de 150 mètres de longueur sur 55 mètres de largeur, renferme quatre constructions (rez-de-chaussée) contenant trente cellules et une salle commune qui peut recevoir une douzaine de malades.

La deuxième section se compose de trois constructions (rez-de-chaussée) avec un total de quinze cellules. Une des constructions, avec ses quatre cellules, est close de murs et peut servir de pavillon d'isolement.

Les bâtiments des femmes occupent un emplacement de 80 mètres de longueur sur 60 mètres de largeur (rez-de-chaussée). Ils comptent trente cellules et une salle commune pouvant recevoir dix à douze malades.

L'asile a donc au total soixante-quinze cellules et deux salles communes de dix à douze places.

Depuis le 15 mai 1872, l'administration de l'asile, qui dépendait jusque-là de la marine, est devenue civile. Dans le procès-verbal de remise, il a été spécifié que l'établissement serait tenu de recevoir les aliénés des services métropolitains et de la marine de commerce, sauf remboursement des frais du traitement.

Le directeur est un ancien pharmacien de la colonie.

Le service médical est assuré par l'un des deux médecins de Saint-Paul. L'autre est médecin suppléant.

Le budget de l'asile s'élève à 48 060 francs (maximum prévu par décret du 28 décembre 1909 : 54 000 francs); soit : traitement du personnel, 20 060 francs ; médecin, 2 000 francs ; matériel, 26 000 francs.

Le prix de journée est de 1 fr. 35. Depuis 1852 jusqu'au 31 décembre 1911, l'asile de Saint-Paul a reçu 3 285 malades, dont 2 040 hommes et 1 245 femmes, ainsi répartis : Européens, 6 hommes, 0 femme ; immigrants, 150 hommes, 0 femme ; créoles mulâtres, 1 500 hommes, 1 000 femmes ; créoles blancs, 384 hommes, 245 femmes.

De 1897 à 1902, et en 1911, le mouvement de l'asile a été le suivant :

ANNÉES	EXISTANT au 1er janvier		ENTRÉES		GUÉRISONS		ÉVASIONS		DÉCÈS		RESTE au 31 décemb.	
	hommes	femmes	hommes	femmes	hommes	femmes	hommes	femmes	hommes	femmes	hommes	femmes
1897..	37	30	17	8	9	2	»	»	7	7	38	29
1898..	38	29	23	9	11	7	»	»	5	2	45	27
1899..	45	29	12	7	2	2	»	»	8	4	47	30
1900..	47	30	11	5	3	4	»	»	7	0	48	31
1901..	48	31	15	4	5	»	»	»	14	4	44	31
1902..	44	31	»	»	»	»	»	»	»	»	»	»
1911..	29	39	18	4	12	4	»	»	5	1	30	33

Quant aux principales formes observées en 1911, nous trouvons : delirium tremens, 15 hommes, 0 femme ; anémie cérébrale, 18 hommes, 10 femmes ; lypémanie, 7 hommes, 10 femmes ; démence, 5 hommes, 6 femmes ; épilepsie, 2 hommes.

Comme causes principales, il faut signaler, avant tout, l'alcoolisme, soit local par abus de rhum, soit de provenance malgache par abus de l'absinthe. D'après le directeur de l'asile, les alcooliques locaux guériraient plus facilement que les autres. Viennent ensuite, comme facteurs étiologiques : l'anémie cérébrale, qui dérive surtout de la misère physiologique et qui est très curable, l'hérédité les chocs moraux, etc. Les épileptiques sont assez rares (en vingt ans, seulement huit) (docteur Vincent).

Le docteur Merveilleux, qui insiste aussi sur le rôle prépondérant de l'alcoolisme, calcule que la consommation de la colonie en alcool pur de 1897 à 1902 a été de 4 litres 27 par individu, chiffre certainement bien au-dessous de la vérité.

Il calcule en outre que si les aliénés de l'asile Saint-Paul représentent tous ceux de la colonie, le rapport avec la population de l'île serait environ de 4,33 pour 10 000 habitants, chiffre relativement élevé, comme on le voit.

En ce qui concerne les améliorations que réclame l'asile, le docteur Vincent note que l'installation est assez bonne, mais que les bâtiments deviennent trop petits pour le nombre des malades internés et qu'il est question de les agrandir. Il souhaite également qu'on les aménage pour lutter contre le paludisme.

IV. — **Inde française.**

L'Inde française (Pondichéry, Chandernagor, Yanaon, Karikal, Mahé) a 276 000 habitants. Elle ne possède pas d'asile d'aliénés.

Il résulte des renseignements fournis par le docteur Camail, médecin principal de deuxième classe des troupes coloniales, ancien chef de service aux Indes, que les aliénés de Pondichéry sont envoyés à l'asile anglais de Madras, établissement luxueux recevant à la fois les indigènes et les Européens, et que ceux de Chandernagor vont, eux, à Calcutta, où existe également un asile.

Il y a environ deux ou trois aliénés entretenus ainsi annuellement par la colonie dans ces établissements anglais.

V. — **Saint-Pierre et Miquelon.**

Tout ce que nous savons de l'aliénation mentale à Saint-Pierre et Miquelon (7 000 habitants avec l'île aux Chiens), nous le devons aux renseignements du docteur Meilhon.

Les aliénés de cette colonie sont en effet transférés à l'asile de Quimper.

Le voyage se fait par voilier et dure environ trois mois. Le débarquement a lieu ordinairement à Saint-Malo et les malades passent tout d'abord à l'hôpital de Saint-Servan avant d'être envoyés à asile de Quimper. L'un d'eux cependant, débarqué par voilier à Bordeaux, fut transporté par vapeur de Bordeaux à Brest, où les gents de l'asile allèrent à bord le chercher.

Les aliénés de Saint-Pierre et Miquelon sont internés par arrêté du préfet du Finistère basé sur : 1° un arrêté de l'Administration de Saint-Pierre et Miquelon prescrivant l'envoi et l'hospitalisation à l'asile des aliénés de Quimper ; 2° le certificat du médecin de la colonie (ayant le plus souvent trois mois de date), mais parfois aussi sur un nouveau certificat du médecin de l'hôpital de Saint-Servan-Saint-Malo.

Sept aliénés de Saint-Pierre et Miquelon ont été ainsi admis à l'asile de Quimper de 1889 à ce jour : deux en 1899 ; un en 1902 ; trois en 1906 ; un en 1909. Ils se composaient de trois dégénérés, un confus dément précoce, un périodique, un dément, enfin un paralytique général qui, entré le 7 janvier 1906, mourut après un séjour d'un peu plus d'un mois, le 26 février 1906.

TROISIÈME PARTIE

PROGRAMME A RÉALISER

Nous avons, dans la deuxième partie de ce rapport, tracé le tableau de la situation actuelle de l'assistance des aliénés dans chacune de nos principales colonies.

Au risque de paraître long, nous n'avons pas craint d'entrer dans quelques détails et de reproduire, en cet exposé, tous les renseignements intéressants qui nous sont parvenus sur l'état de cette assistance et sur les nombreuses questions qui s'y rattachent, notamment, sur l'idée que se font les indigènes de la folie, leurs coutumes thérapeutiques en ce qui concerne cette maladie et les mesures qu'ils ont édictées contre elle dans leurs législations locales.

Nous nous sommes efforcés, en un mot, de présenter un document à consulter aussi exact et aussi complet que possible. Si nous sommes arrivés, même très imparfaitement, à nos fins, c'est, nous ne saurions trop le répéter, grâce à l'aimable obligeance de nombreux collègues, grâce surtout à celle, si compétente et si précieuse, des médecins des troupes coloniales qui ont vu et observé sur place, en tous les points du monde, les choses vécues qu'ils nous ont transmises.

La conclusion qui ressort de cette vaste enquête n'a rien, il faut le reconnaître, de bien satisfaisant. Elle établit nettement, en effet, que l'assistance des aliénés n'est pas encore sérieusement organisée dans les colonies françaises. A l'exception de nos vieilles possessions, où cette assistance existe, bien qu'encore à améliorer pour certaines (Guadeloupe, Réunion), à reconstituer pour d'autres (Martinique), aucune des colonies nouvelles, même l'Algérie, déjà presque centenaire, n'a institué comme il convient le traitement médical et légal des aliénés.

Partout, certes, un effort se fait ou tend à se faire, et il est visible que toutes nos colonies importantes comprennent actuellement la lacune existante à cet égard et la nécessité de la combler au plus tôt. Quelques-unes même, comme Madagascar, ont déjà pris les devants dans cette voie.

Il importe donc, au point de vue des diverses administrations coloniales, qui vont créer sans retard, nous l'espérons, des organisations psychiatriques adaptées à leurs besoins, comme au point de vue de l'Administration centrale, appelée à encourager et à coordonner, dans une certaine mesure, ces organisations locales, d'examiner brièvement ici le programme de l'œuvre à accomplir.

Ce n'est pas un plan complet et détaillé de cette œuvre, soit dans son ensemble, soit à plus forte raison pour chaque colonie, qu'on attend de nous et que nous nous proposons de dresser. Notre rôle est plus modeste et plus simple : il consiste à indiquer sur quels principes doit s'appuyer cette œuvre pour aboutir à une solution à la fois prompte et pratique.

Nous examinerons pour cela les points principaux suivants : 1° *formation de psychiatres coloniaux;* 2° *établissement, aux colonies, d'une législation sur les aliénés*; 3° *création et organisation, aux colonies, d'établissements spéciaux pour les aliénés;* 4° *rapatriement et transport des aliénés coloniaux en France;* 5° *assistance des aliénés des troupes coloniales, en temps de paix, en temps de guerre*; 6° *lutte préventive contre les psychoses coloniales. L'alcoolisme aux colonies.*

I. — FORMATION DE PSYCHIATRES COLONIAUX

Si nous plaçons en tête de ce programme la formation de psychiatres coloniaux, c'est que nous considérons cette formation comme la première des étapes à poursuivre, comme le premier des progrès à réaliser.

La chose est facile à comprendre. On aurait beau en effet édicter aux colonies les lois les plus parfaites sur les aliénés ou y élever des asiles nombreux et irréprochables, sans psychiatres, tout cela resterait lettre morte et n'aboutirait à rien qu'aux pires résultats.

Créer tout d'abord, au contraire, un corps de médecins coloniaux spécialisés, sinon spécialistes, c'est non seulement assurer pour l'avenir le succès de la réforme, mais c'est aussi, pour le présent, en préparer et en hâter, dans les meilleures conditions possibles, l'avènement.

La longue histoire que nous avons contée dans la seconde partie de cette étude est très probante à cet égard. Partout où se sont trouvés nos élèves particuliers de Bordeaux, ceux à qui nous avions pu inculquer la connaissance et le goût de la psychiatrie, ils ont créé autour d'eux un foyer d'action, un mouvement d'opinion, s'étendant peu à peu à leurs camarades, à leurs supérieurs, à l'Administration même ; et alors qu'on était resté jusque-là indifférent au misérable sort des aliénés, dans la colonie, ils arrivaient à obtenir qu'on s'y intéressât à eux, qu'on s'en occupât, qu'on créât même à leur intention des locaux d'examen et de traitement plus ou moins importants, voire, comme à Madagascar, un véritable asile, sur le côté technique desquels ils donnaient opportunément leur avis.

Si quelques médecins des troupes coloniales, simplement initiés aux choses de la psychiatrie, ont pu coopérer de façon aussi active au mouvement actuel et y prendre une aussi large part, que sera-ce lorsque tous leurs camarades des générations nouvelles auront une notion générale suffisante des maladies mentales et que certains d'entre eux seront aptes à remplir à cet égard les fonctions de spécialistes? Ce jour-là la réforme, si elle n'est pas faite, sera bien près de s'accomplir.

Cette formation psychiatrique des médecins des troupes coloniales, si promptement souhaitable, est d'ailleurs très facile à réaliser. Voici comme, nous semble-t-il.

On sait que la circulaire du 23 décembre 1909, qui a organisé la psychiatrie dans la marine, a rendu le stage dans le service clinique des maladies mentales obligatoire pour tous les élèves de l'École principale de santé de la marine de Bordeaux, qui est commune aux coloniaux et aux marins, l'option ne se faisant qu'à la sortie de l'École et suivant le rang. Il en résulte que les futurs médecins des colonies reçoivent tous en cours d'études une première instruction psychiatrique, poussée même assez loin chez ceux qui passent six mois ou un an de leur externat dans le service de psychiatrie.

Reçus docteurs et l'option faite, les médecins de la marine se rendent à l'École d'application de Toulon où ils font, dans le service de délirants de l'hôpital Saint-Mandrier, sous la direction du docteur Madon et du docteur Laurès, un nouveau stage, complété, aux épreuves de sortie, par un examen probatoire spécial (rédaction d'un rapport de médecine mentale). Ceux d'entre eux qui, ultérieurement, désirent se spécialiser et devenir experts-psychiatres de la marine, subissent un examen théorique et clinique de neuro-psychiatrie avec nouveau stage de perfectionnement de six mois.

Ces dernières parties de la formation psychiatrique font défaut chez les médecins des colonies. Il serait très aisé de les établir. Il suffirait, pour cela, de charger le professeur de médecine légale de l'École d'application de Marseille (le titulaire actuel, le docteur

Gustave Martin, est tout à fait désigné à ce point de vue) des al nés coloniaux, inculpés ou non inculpés, de l'hôpital militaire, en f sant des cellules, où ils se trouvent toujours en plus ou moins gra nombre, un service de clinique médico-légale psychiatrique. serait le pendant du service de Saint-Mandrier et les élèves trou raient là, après la clinique psychiatrique à la fois générale et sp ciale de Bordeaux, une clinique psychiatrique plus spéciale enco et faite pour eux, c'est-à-dire essentiellement militaire et colonial Sans compter que le professeur pourrait, à l'exemple de M. Rebo quand il occupait ce poste avant son départ pour l'Annam, co duire régulièrement ses élèves à l'asile d'aliénés de Marseille, où i recevraient certainement le meilleur accueil de la part des méd cins en chef.

Il ne resterait plus qu'à autoriser certains médecins des troupe coloniales à se spécialiser comme experts psychiatres, dans le mêmes conditions que ceux de la marine.

Les choses étant ainsi, tous les médecins des troupes coloniales sans exception, connaîtraient assez les maladies mentales pou suffire au dépistage et à la pratique ordinaire et courante de ce maladies aux colonies. Quant aux médecins spécialisés, aux expert psychiatres, ils seraient naturellement chargés, de préférence, au point de vue clinique comme au point de vue médico-légal, de asiles coloniaux ou des services de délirants annexés aux hôpitaux coloniaux et, de façon générale, de toutes les tâches psychiatriques souvent si délicates, de la médecine coloniale.

Il va de soi qu'une même connaissance de la psychiatrie serait exigée de tous les médecins civils de l'assistance coloniale et que certains d'entre eux pourraient aussi, dans des conditions à établir, être pourvus du titre d'expert et diriger, par suite, les services de délirants ou d'asiles d'aliénés des colonies.

Tout cela, pour donner les meilleurs résultats, suppose le maintien de l'autonomie du corps de santé des troupes coloniales, à laquelle, nous l'espérons, on ne commettra pas la faute de toucher.

II. — LÉGISLATION SUR LES ALIÉNÉS AUX COLONIES

L'état de la législation sur les aliénés, dans nos colonies, est tout à fait défectueux. Il varie d'ailleurs suivant les colonies, qu'on peut, à cet égard, diviser en deux groupes : 1° les anciennes colonies (Guadeloupe, Guyane, Martinique, Réunion) auxquelles l'ensemble le notre législation civile et pénale paraît avoir été appliqué par le sénatus-consulte qui les régit et par les actes postérieurs, bien que nous n'en ayons pas la certitude et que Dislère, qui fait autorité en la matière, n'en parle pas dans son *Traité de législation coloniale* (3e édition) ; 2° les nouvelles colonies et pays de protectorat, où le nombre de lois françaises promulguées est restreint et ne comprend pas la loi de 1838.

1° Dans les colonies du premier groupe, dotées, semble-t-il, de la même législation que la métropole, toutes les mesures concernant les aliénés applicables en France sont donc possibles et licites, et l'Administration locale a le droit de réclamer la stricte exécution des prescriptions édictées par la loi de 1838 au sujet de l'internement, lorsqu'on vient à s'en écarter. C'est, comme nous l'avons vu, l'objet de la circulaire d'août 1910 du gouverneur de la Guadeloupe.

Nous ne signalerons, pour ce qui est de ces colonies, qu'une particularité qui nous a frappés.

A la Guyane, l'internement d'un aliéné de la population pénale est prononcé par le directeur de l'Administration pénitentiaire, sur rapport du médecin chargé du service, rapport qui est soumis à l'approbation du chef de service de santé de la colonie. Le désinternement des malades guéris ou améliorés est soumis aux mêmes formalités.

Nous ne savons si le directeur de l'Administration pénitentiaire de la Guyane a des pouvoirs spéciaux, lui permettant de décider l'internement d'un transporté ou d'un relégué dans un asile d'aliénés. Mais, en France, l'internement d'un prisonnier ne diffère en rien des autres : seul, le préfet a qualité pour le prononcer. Les tribunaux ne possèdent même pas ce droit, et lorsqu'un inculpé est l'objet, au cours de l'instruction, en chambre correctionnelle ou en assises, d'une ordonnance de non-lieu pour irresponsabilité, tout ce que peut faire le magistrat, c'est de mettre cet aliéné à la disposition de l'autorité préfectorale, qui prend ou non à son égard un arrêté d'internement.

2° Les colonies du second groupe sont celles, avons-nous dit, qui ne vivent pas sous le régime de la législation française sur les aliénés. Ici, c'est en quelque sorte un état de choses spécial et différent pour chaque colonie.

En Algérie, par exemple, la loi de 1838 existe, puisqu'elle y a été promulguée par décret du 5 octobre 1878.

Mais l'absence de tout établissement local d'aliénés rend son application très restreinte et la limite aux arrêtés d'internement pris par les préfets des trois départements de l'Afrique du Nord.

A Madagascar, la situation est plus particulière encore.

Dans cette colonie, les décrets du 28 décembre 1895 et du 9 j 1896 ont promulgué implicitement la loi de 1838, comme tou les lois antérieures à l'occupation française.

Ainsi, l'article 3 du décret du 28 décembre 1895 dit : « En tou matière, les tribunaux français de Madagascar appliquent les l françaises qui sont et demeurent promulguées dans l'île et s dépendances ainsi que les lois locales visées pour exécution par résident général. »

Et l'article 38 du décret du 9 juin 1896 dit à son tour : « Sero promulguées selon les formes prescrites les dispositions des lo et des codes français qui sont rendus applicables à Madagascar. »

En principe donc, la loi de 1838 sur les aliénés se trouve exist à Madagascar; mais en fait, aucune disposition n'a jamais ét prise pour l'y rendre applicable. C'est sous ce régime un pe imprécis que vit la colonie. On a pu remarquer d'ailleurs que su un point essentiel, la loi de 1838 n'y est pas suivie : le placemen à l'asile de tout aliéné indigène n'a d'abord qu'un caractère pro visoire et l'arrêté d'internement n'est pris qu'après cette mis en observation et la production des certificats de vingt-quatr heures et de quinzaine, établis par le médecin de l'asile et visés par le médecin inspecteur.

En Tunisie, il n'y a aucune législation sur les aliénés et le placement des délirants dans les établissements existants n'est pas encore légalement réglementé, ce qui entraîne parfois, comme font remarquer Porot et Bouquet, de sérieuses difficultés.

Au Sénégal, pas de législation non plus, si bien que le gouverneur base ses ordres d'internement non pas sur une loi spéciale, mais sur une ordonnance organique d'ordre général, celle du 7 septembre 1840. Cette ordonnance qui se borne en effet à définir les pouvoirs du gouverneur en matière de police générale et d'administration publique, ne contient rien qui vise spécialement les aliénés. Elle indique seulement que le gouverneur peut prendre toutes mesures utiles à l'égard des personnes susceptibles de troubler la tranquillité publique.

Il est possible que, légalement, cela donne le droit au gouverneur du Sénégal de faire enfermer des aliénés, mais c'est à la condition de leur appliquer une mesure de police et non une mesure d'assistance et de les assimiler, chose qui a disparu de nos codes et de nos mœurs depuis de longues années, à des délinquants.

Dans toutes les autres colonies, la situation est la même, sinon pire encore, et tous les actes de l'autorité vis-à-vis des aliénés ne reposent sur aucune légalité précise. A la Nouvelle-Calédonie, les aliénés de l'élément pénal sont internés sur un simple certificat du médecin de l'hôpital, soumis, après l'internement seulement, à l'approbation du chef de la colonie. Ils quittent l'asile dans les mêmes conditions. « De sorte qu'en fait, l'internement et le désinternement d'un individu de l'élément pénal dépend entièrement du médecin du pénitencier. » (Le Scour.)

En ce qui concerne les colonies qui exportent en France leurs aliénés indigènes ou qui y rapatrient leurs aliénés européens, et ce sont les plus nombreuses, nous avons vu comment se passaient les choses. Le gouverneur de la colonie rend un ordre d'internement basé nous ne savons trop sur quoi, probablement, comme au Sénégal, sur les ordonnances qui définissent l'ensemble de ses pouvoirs au regard de la tranquillité publique. Il est clair que l'ordre d'interner un aliéné, même moins sujet à discussion que celui-là, ne saurait être valable en France, surtout au bout de six mois, après que le malade a été transporté et ballotté à travers tous les océans. Il n'est pas plus valable que le certificat médical qui l'accompagne, certificat visant un état mental qui a eu plus de cent fois le temps de se modifier ou même de guérir, au cours d'une si longue traversée.

Et cela est si vrai qu'une nouvelle procédure est instituée, d'ordinaire, au lieu du débarquement et qu'avant de colloquer l'aliéné à l'asile, que le malheureux, on peut le dire, a bien gagné, on le fait passer par un hôpital où il est l'objet d'un nouvel examen, d'un nouveau certificat médical et d'un nouvel arrêté d'internement pris, cette fois, par le préfet du département en conformité de la loi de 1838. C'est ce qui se pratique, nous l'avons vu, pour les aliénés de la Nouvelle-Calédonie et de Saint-Pierre et Miquelon, lors de leur halte à l'hôpital du Havre ou de Saint-Malo, avant leur admission à l'asile de Quimper.

De tout cela il résulte que la plupart de nos colonies ne possèdent pas de législation concernant les aliénés et qu'il y a là une lacune importante et grave, qu'il importe au plus tôt de combler.

Plusieurs moyens s'offrent pour cela : l'un consiste à laisser chaque colonie libre d'avoir une législation à elle sur les aliénés, comme les colonies anglaises, telles que le Cap et l'Australie. Système peu praticable que celui-là, parce que nos colonies ne sont point assez indépendantes pour pouvoir édicter des lois de cette importance et parce que, le pouvant, beaucoup sans doute s'abstiendraient.

Un autre moyen, c'est de promulguer intégralement, dans toutes nos colonies, la loi de 1838 et les ordonnances et règlements qui la complètent. Ce serait là assurément une unité souhaitable, mais que la diversité infinie de nos possessions, à tous les points de vue, rend impossible.

Il ne reste donc qu'une solution : c'est de promulguer dans toutes nos colonies les parties essentielles de la loi de 1838 et de ses annexes, en laissant à chacune d'elles le soin de les adapter, par des règlements appropriés, à sa situation locale.

Cela nous paraît la meilleure voie à suivre et si, comme nous le pensons, c'est aussi l'opinion du Congrès, il ne resterait plus qu'à faire établir par les pouvoirs compétents, au besoin après avis d'une commission technique, les points généraux et fondamentaux de la législation à imposer partout, et les points spéciaux laissés aux décisions de chaque individualité coloniale. Ce serait, si l'on peut dire, le régime de l'autonomie dans l'unité législative.

Notre distingué collègue M. Sauvaire-Jourdan, professeur de législation et d'économie coloniales à la Faculté de droit de Bordeaux, qui a bien voulu examiner pour nous la question, exprime ains son opinion, à peu près conforme, comme on va le voir, à celle que nous venons personnellement d'émettre avec, seulement, plus de latitude et de liberté pour les pouvoirs locaux des colonies :

« Ce qu'il y a à faire me paraît être simplement d'exiger la création d'asiles pour les aliénés dans nos colonies, ou tout au moins de leur affecter des bâtiments dans des établissements d'assistance déjà existants.

« Les principes généraux de la loi de 1838 (sur les internements d'office, sur les placements volontaires, sur les mesures pour empêcher les séquestrations abusives) seraient appliqués ; mais tout cela devrait être réglé sur place par des arrêtés du gouvernement sous le contrôle du ministre des colonies. La politique de décentralisation me paraît la seule bonne en matière coloniale ; le ministère doit être seulement un organe de contrôle et de coordination. Cela est surtout vrai dans une matière comme celle-ci qui touche de très près aux mœurs, aux habitudes, aux préjugés des indigènes ; des règles uniformes trop minutieuses pourraient avoir ici de sérieux inconvénients. La politique de réglementation à outrance par le pouvoir central nous a fait beaucoup de mal ; ici, elle serait désastreuse.

« En ce qui concerne la marche à suivre, le ministère pourrait rédiger (après discussion par une commission extra-parlementaire compétente) une circulaire où il indiquerait les raisons qui imposent la création d'asiles d'aliénés dans nos colonies ; où il résumerait les principes généraux de la loi de 1838 et laisserait à chaque gouverneur ainsi éclairé le soin de régler la question pour sa colonie. »

III. — ÉTABLISSEMENTS POUR ALIÉNÉS AUX COLONIES

Après tout ce que nous avons dit, dans la première partie de ce rapport, sur l'importance de l'assistance des aliénés aux colonies et, dans la seconde, sur l'état précaire de cette assistance dans la plupart de nos possessions d'outre-mer, il nous paraît inutile d'insister sur la nécessité urgente d'y créer des établissements spéciaux.

Il est superflu également, autant qu'impossible, d'envisager la question colonie par colonie, et d'indiquer, pour chacune d'elles, l'organisation à établir à ce point de vue.

Notre tâche, dans une étude d'ensemble comme celle-ci, doit consister surtout à présenter des indications générales sur la meilleure façon de comprendre et d'instituer le traitement hospitalier des aliénés aux colonies, indications applicables à toutes, sans exception, sur les précisions de détail fournies par les médecins locaux. Plusieurs de ces desiderata se trouvent déjà consignés, d'ailleurs, dans les rapports spéciaux à chaque colonie reproduits par nous dans les chapitres précédents.

Ce sont donc ces indications générales que nous allons tracer, en nous bornant, après, à désigner à l'examen du Congrès et de l'Administration les grands centres coloniaux où, à notre avis, la création d'un asile d'aliénés s'impose surtout et avant tout.

Indications générales. — Le principe de la loi française qui prévoit et prescrit la création d'un asile d'aliénés dans chaque département, n'est pas applicable aux colonies, sauf à l'Afrique du Nord et à ses divisions.

Si l'on veut tenir compte des conditions spéciales dans lesquelles se pose le problème, l'assistance des aliénés aux colonies doit reposer essentiellement sur la base suivante : 1° création d'une première ligne d'assistance, représentée par des services d'aigus, annexés aux formations sanitaires de l'intérieur et multipliés autant que possible, de façon à recueillir et à traiter en quelque sorte sur place les délirants ; 2° création de services plus importants ou d'asiles d'aliénés, dans les grands centres coloniaux, en des points géographiques, démographiques et administratifs tels qu'ils soient en communication relativement facile, par voie terrestre, ferrée fluviale, avec les formations sanitaires de première ligne en mê temps qu'avec les autres colonies ou la métropole.

Ce système d'assistance à deux degrés est celui que préconise unanimement, tous les médecins coloniaux qui ont étudié question.

On comprend facilement le mécanisme de ce système.

Un délirant quelconque, indigène ou européen (civil ou mil taire) vésanique, éthylique, paludéen, insolé, trypanosomé, etc se manifeste dans une colonie. Si c'est proche d'un grand centr il est placé dans l'établissement psychiatrique de ce centre (quar tier d'hôpital ou asile d'aliénés); si c'est dans l'intérieur, dans u village, dans la brousse même, il est dirigé sur le local spécial de l formation sanitaire la plus voisine. Là, il est examiné, observé pa le médecin attaché à cette formation, déjà muni de l'instructio psychiatrique générale et coloniale de Bordeaux et de Marseille S'il s'agit, comme c'est souvent le cas, d'un délire aigu toxique, infectieux, et plus ou moins passager, le délirant est traité là, sans déplacement fâcheux; s'il s'agit, au contraire, d'un état psychopathique grave et durable, l'aliéné est transféré, par les soins du médecin de la formation et par les voies les plus faciles, dans le quartier ou dans l'asile du centre colonial.

C'est là le meilleur moyen d'assurer le traitement rapide et prompt de tous les cas qui peuvent se présenter, par suite, d'augmenter très notablement leurs chances de guérison, en même temps que d'épargner à une foule de délirants aigus, symptomatiques, l'internement non nécessaire dans un asile d'aliénés et de restreindre, par suite, le nombre des grands asiles coloniaux à édifier et de places à y créer.

On remarquera que le système d'assistance des aliénés à deux degrés, que nous préconisons aux colonies, est celui qu'ont adopté les nations qui nous ont devancés dans l'organisation de cette assistance. Toutefois, dans les colonies anglaises, les formations psychiatriques de première ligne sont généralement situées elles-mêmes dans les grands centres, comme celles de deuxième ligne : en sorte qu'elles sont aussi peu abordables que celles-ci pour les aliénés de l'intérieur. Les médecins inspecteurs ont noté eux-mêmes les inconvénients de cette situation augmentés par les difficultés de communication existant dans les colonies. C'est pour faire mieux et pour approprier davantage les formations psychiatriques de première ligne à leur destination que nous proposons de les multiplier et de les disséminer à l'intérieur de la colonie partout où cela est possible ; de façon à former une sorte de réseau d'assistance, fait de postes avancés se suffisant à eux-mêmes dans les cas aigus et urgents, et reliés aux organisations centrales, sur lesquelles ils déverseraient, en connaissance de cause, les cas graves et durables.

L'importance des locaux réservés aux délirants doit varier nécessairement suivant l'importance de leur action. En principe, ils doivent constituer une gamme croissante d'organismes, depuis ceux des formations sanitaires les plus reculées, qui peuvent se réduire à quelques chambres d'isolement, jusqu'à l'asile d'aliénés autonome et complet, en passant par les divers intermédiaires des quartiers ou des pavillons d'hôpitaux. Ce principe est d'ailleurs subordonné aux circonstances locales, car il peut se faire au contraire qu'une endémie particulière à une région nécessite un plus gros effort du côté de la périphérie de ce réseau d'assistance, c'est-à-dire dans les régions les plus reculées de l'intérieur. Il en est ainsi par exemple au Congo où la maladie du sommeil crée un tel nombre de délirants, que Gustave Martin préconise justement, dans les camps de ségrégation ou villages d'isolement prévus par le gouverneur général Merlin, des quartiers spéciaux pour les trypanosomés-psychopathes à surveiller.

Ici comme en toutes les parties de l'œuvre, par conséquent, les indications générales doivent, pour les détails, s'adapter aux conditions spéciales du milieu.

Ce qu'il ne faut pas perdre de vue, c'est que les locaux psychiatriques de petite et de moyenne importance, ceux des simples formations sanitaires et des hôpitaux généraux, sont surtout destinés à l'alitement des malades qu'ils recevront : alitement d'observation pour les entrants, à peu près sans exception ; alitement thérapeutique pour ceux, les plus nombreux, dont le délire est lié à une intoxication ou à une infection aiguë (alcoolisme, paludisme, insolation, etc.). Il faut donc qu'ils soient conçus dans cet esprit et qu'ils comprennent soit des chambres isolées d'alitement, pour les locaux les plus minimes, soit des chambres isolées et des dortoirs d'alitement, pour les locaux plus importants. C'est ce qu'a si bien compris et réalisé le docteur Porot dans son pavillon de l'hôpital français de Tunis.

Quant aux asiles d'aliénés, là où il en sera créé, ils devront être situés, autant que possible, auprès des grands centres, en communication facile à la fois avec l'intérieur, pour recevoir les aliénés provenant des formations de première ligne, et avec l'extérieur, en vue des rapatriements, dont nous parlerons tout à l'heure.

Ces asiles, du type pavillonnaire, suivant le principe aujourd'hui généralement adopté, viseront surtout à être simples et pratiques.

Pas de palais, pas d'architecture, pas de luxe superflu et gênant comme on n'a que trop tendance à faire ailleurs pour les misérables pensionnaires des hôpitaux, des asiles ou des prisons. Un établissement adapté à son but, ainsi qu'à la condition sociale et au genre de vie habituel des sujets qu'il est destiné à recevoir, voilà exactement ce qui convient. Cela coûtera moins cher et cela sera mieux, à tous les points de vue. Les asiles de Java paraissent être à cet égard, autant que nous en puissions juger, des exemples à imiter.

Il va de soi que l'asile devra comprendre une exploitation agricole et des éléments d'occupations diverses appropriées à la contrée ; le travail étant pour l'aliéné curable un moyen précieux de traitement, pour l'aliéné incurable une distraction bienfaisante, en dehors même de l'allégement de dépenses qui peut en résulter pour le budget toujours chargé de l'établissement.

L'asile d'aliénés colonial doit, comme partout où il existe déjà, être un asile mixte, c'est-à-dire en état de recevoir non pas seulement les indigènes, auxquels il est surtout destiné, mais aussi les Européens. Suivant l'importance numérique de la population métropolitaine de la colonie, un ou plusieurs pavillons, séparés des autres et spécialement aménagés, seront donc toujours réservés à ses aliénés.

Le personnel de l'asile, à tous les degrés, nécessitera une attention très particulière, car, aux colonies, son recrutement présentera forcément certaines difficultés. Le médecin en chef, choisi parmi les experts psychiatres des colonies, militaires ou civils, dirigera l'asile, médicalement et administrativement, sans coexistence d'un directeur, rouage inutile et coûteux, dont on peut et on doit faire ici l'économie. Un secrétaire de direction suffira, comme dans beaucoup d'asiles français.

Le médecin en chef, toujours européen, sera secondé par un ou plusieurs médecins adjoints, de race indigène, reçus docteurs et instruits psychiatriquement, soit dans une faculté française, soit dans une faculté coloniale, comme celle heureusement instituée à Madagascar.

Quant au personnel secondaire, il pourra être pris parmi les infirmiers militaires européens pour les aliénés européens, ou même parmi les indigènes ; parmi ces derniers exclusivement pour les aliénés indigènes. Gustave Martin nous écrit au sujet des trypanosomés délirants du Congo : « On doit assurer le service des aliénés par des infirmiers noirs ayant reçu une éducation particulière. Or il est très facile de dresser des indigènes dans ce but en leur expliquant ce que l'on attend d'eux. Nous avions à notre service des auxiliaires noirs qui traitaient avec beaucoup de patience et de douceur nos aliénés. Sous la direction d'un Européen, car on ne doit jamais cesser de contrôler les aides indigènes, les infirmiers nous feront d'excellents surveillants. »

Le personnel d'infirmiers hommes peut donc être composé en majeure partie d'indigènes, avec un Européen, ancien infirmier ou gradé militaire, comme surveillant en chef.

La formation d'infirmières indigènes, dirigées également par une surveillante en chef européenne, sera sans doute possible dans les mêmes conditions. La fréquence de la folie indigène est d'ailleurs sensiblement moindre chez les femmes que chez les hommes.

Asiles à créer. — Pour terminer ce qui a trait aux établissements d'aliénés aux colonies, nous devons indiquer le nombre et le lieu des asiles proprement dits à prévoir dès maintenant.

Nous ne prétendons pas formuler à cet égard un programme ferme et surtout définitif. Ce sont de simples vues personnelles, basées sur les divers documents recueillis et que nous soumettons à l'examen du Congrès, comme un simple point de départ pour la discussion.

A notre avis, sept asiles d'aliénés devraient, sans tarder, être construits dans nos colonies : trois en Algérie, un pour chacun de ses trois départements, comme cela existe en France, et comme on en avait conçu à un moment l'idée en Algérie même ; un en Tunisie, de préférence à caractère international, ainsi que le propose Porot ; un en Afrique occidentale française ; un à Madagascar, un enfin en Indo-Chine.

L'asile d'aliénés de l'Afrique occidentale française pourrait être édifié aux environs de Dakar ou de Konakry. Dakar serait préférable. C'est une ville plus importante, siège du gouvernement général. Son port est d'accès plus facile. Les voies de communication avec l'intérieur, déjà aisées, le deviendront davantage encore par l'achèvement des voies ferrées. Celles qui la relient à la métropole sont très nombreuses. Enfin, le pays est sain, et il existe là des terrains qui conviendraient très bien à la création d'un asile.

Au reste, le projet a déjà été examiné par le conseil général du Sénégal qui, dans sa session de décembre 1910, a adopté sans discussion le vœu suivant : « Le conseil général demande la création par le gouvernement général d'un asile central d'aliénés à Dakar ou aux environs, avec contribution aux dépenses par les colonies de l'A. O. F. »

L'asile d'aliénés de Madagascar ne rentre pas, à proprement parler, dans les asiles à construire, puisqu'il est déjà en bonne voie d'achèvement. Nous avons vu, dans le chapitre consacré à cette colonie, qu'il était judicieusement conçu et répondait bien à sa destination. Il faut seulement l'agrandir et lui donner, aussitôt que possible, des proportions plus vastes.

Comme complément de l'assistance des aliénés dans notre grande île africaine, il conviendrait de faire, en ses diverses régions, ce qui se fait à Farafangana, sous l'impulsion de Roussy, c'est-à-dire d'établir des locaux et quartiers spéciaux dans les ambulances et les hôpitaux, notamment à Majunga, Tamatave, Diégo-Suarez, etc.

Pour l'asile d'aliénés de l'Indo-Chine, on pourrait suivre l'avis de M. le médecin-inspecteur Rangé et l'installer à Tourane qui est d'un accès facile pour toutes les colonies du groupe, par voie ferrée ou maritime.

Cela le mettrait en rapport avec les formations secondaires de première ligne, disséminées dans les divers points de la Cochinchine, de l'Annam, du Tonkin, du Cambodge et du Laos, en même temps qu'avec la métropole.

En dehors de ces asiles, à édifier de toutes pièces, il faudrait aussi remplacer celui de la Martinique, détruit par le cataclysme de 1902, améliorer et compléter ceux existants à Saint-Claude (Guadeloupe), à Saint-Paul (Réunion), à l'île Nou (Nouvelle-Calédonie), aux îles du Salut (Guyane).

Au Maroc, il suffirait de suivre le programme tracé par Lwoff et Sérieux et résumé ainsi par eux : 1° utilisation et amélioration progressive des Moristans (Tanger, Fez, Casablanca, Marrakech, etc.) qui seront spécialement consacrés aux aliénés indigènes, avec service médical assuré par les médecins du gouvernement français ; 2° création à Tanger, Fez, Casablanca de trois infirmeries d'aliénés plus particulièrement réservées aux Européens.

En Afrique équatoriale française et en attendant l'organisation de la colonie, on pourrait se contenter d'annexer un pavillon ou des salles de délirants aux hôpitaux de Libreville et de Brazzaville et d'organiser, dans les villages de ségrégation pour les trypanosomés, les quartiers de délirants réclamés par Gustave Martin.

Pour les colonies du Pacifique, on pourrait se borner également à des formations secondaires, d'une importance proportionnée aux besoins, à Papeete (Tahiti), aux îles Wallis et aux Nouvelles-Hébrides.

Pour les autres colonies, enfin, il suffirait d'une installation spéciale convenable à l'hôpital de Djibouti, aux Comores, à Pondichéry.

Tout cela ne constitue, nous le répétons, qu'un programme minimum susceptible de se modifier et de s'étendre à volonté, suivant le résultat d'études locales plus approfondies.

IV. — RAPATRIEMENTS ET TRANSPORTS

Nous avons déjà assez longuement parlé, au cours de cette étude, du transport des aliénés des colonies en France et des conditions dans lesquelles s'opère ce transport. Nous pouvons donc ici nous permettre d'être bref.

Transports des indigènes. — En ce qui concerne les aliénés indigènes, un mot suffit : Il faut absolument que leur transport des colonies en France cesse au plus tôt. Il n'est pas décent, il n'est pas humain, il n'est pas digne de la France, d'arracher à leur pays, à leur famille, à leurs coutumes, des malheureux privés de raison qui, convoyés misérablement en des traversées plus ou moins longues et pénibles, viennent échouer dans des asiles où ils ne retrouvent ni leur climat, ni leur nourriture, ni leurs vêtements, ni leur religion, ni leur langue, où personne ne les comprend, où ils ne peuvent être traités efficacement, et où la plupart finissent par mourir de la maladie de misère morale et physique par excellence : la tuberculose.

Cette pratique, condamnée par tous les esprits éclairés, n'a que trop duré : elle doit, sans retard, prendre fin. Il faut interdire aux colonies, à partir d'une date à fixer, aussi prochaine que possible, d'exporter leurs aliénés dans les asiles de la métropole. Ce sera, du reste, un moyen de les contraindre à assurer au plus tôt, localement, l'assistance de ces malades.

Rapatriement des Européens. — C'est une question délicate à résoudre que celle de savoir s'il faut rapatrier les aliénés européens ou les traiter sur place, dans les colonies. Nous pensons que cela dépend surtout des cas.

En principe, lorsqu'il s'agit de psychoses aiguës, de confusions mentales, de délires oniriques hallucinatoires, de délires fébriles, etc., l'indication paraît formelle : il faut traiter immédiatement le malade et ne pas risquer d'aggraver son état ou de compromettre sa vie en l'expédiant au loin.

Au contraire, dans les cas de vésanies, surtout de folies systématisées, de mélancolies passives ou de paralysies générales, le rapatriement peut s'effectuer. Il est préférable et s'impose même quand on est en présence de psychopathies climatiques et paludéennes pour lesquelles rien ne vaut le retour au pays natal.

On doit tenir compte aussi de toutes les circonstances contingentes, en particulier, de la situation de l'aliéné, de sa qualité de fonctionnaire, de militaire, de sa condition sociale, du désir de la famille, etc., etc.

En somme, et tandis que l'expatriation des aliénés indigènes ne se légitime pas, le rapatriement des aliénés européens a parfaitement sa raison d'être. Il est du reste pratiqué dans les autres pays, notamment en Angleterre, suivant les renseignements du secrétaire du Comité des asiles, que vient obligeamment de nous transmettre, le 3 janvier 1912, notre collègue et ami le docteur W. Mott, l'éminent pathologiste des asiles d'aliénés de Londres et en Hollande, comme nous le confirme, en sa lettre du 8 février 1912, le distingué docteur J.-A. Romeyn, psychiatre expert de l'armée de terre des Pays-Bas, médecin en chef de l'hôpital militaire de Venlo.

C'est au médecin spécial, à l'expert psychiatre des colonies chargé de l'observation et des premiers soins à donner à l'aliéné européen, civil ou militaire, dans une des formations prévues plus haut, à spécifier, d'accord avec l'autorité et les familles, quels sont les malades qui peuvent ou doivent être rapatriés, et à quel moment. Ce ne sera pas là la partie la moins difficile de sa tâche.

Mais il ne suffit pas de décider du transfert d'un aliéné : il faut encore l'effectuer de façon convenable. Nous avons vu qu'actuellement il est loin d'en être toujours ainsi, surtout quand ce transfert a lieu à bord de voiliers et dure plusieurs mois.

La plupart des courriers ne possèdent aucun local affecté aux aliénés. Ils n'acceptent pas d'ailleurs, le plus souvent, ce genre de malades. Parfois cependant ils y sont contraints lorsque, par exemple, l'aliéné est un passager porteur d'une réquisition de l'État. En cette occurrence, c'est vers l'infirmerie, très modeste, que le malade est dirigé. Or ce local ayant un autre usage, le médecin du bord se trouve fort gêné et sa responsabilité est grande.

Ce sont surtout les Compagnies des Chargeurs Réunis et des Messageries Maritimes qui transportent nos aliénés. L'État a passé avec la première, le 19 janvier 1909, une convention dont l'article 26 vise le transport des disciplinaires, des malfaiteurs et des aliénés (Côte occidentale d'Afrique). Il a établi avec la seconde, pour les lignes d'Indo-Chine, Japon, Australie, Nouvelle-Calédonie, un projet de convention non encore ratifié par le Parlement. Nos anciens élèves de Bordeaux, le docteur de Verduzan et le docteur Desourteaux, qui ont longtemps fait le service médical sur les bateaux de ces Compagnies, nous ont donné à leur sujet les indications suivantes :

« En ce qui concerne les Chargeurs Réunis, les navires de la ligne d'Indo-Chine (type *Amiral-Olry*) ont deux cabines spéciales à l'usage des aliénés, cabines matelassées, comparables aux cabanons d'isolement des asiles. Ces deux cabines, séparées par une cabine de gardien, sont situées dans le faux pont, sur le côté tribord, en avant et isolées des aménagements destinés aux troupes.

« Sur la ligne de la côte occidentale d'Afrique, les transports des aliénés sont effectués par *l'Europe* et *l'Afrique*.

« *L'Europe* a une cabine d'aliénés (matelassée, etc.) située sur le pont arrière, dans le groupe des cabines affectées au service médical. Une des cabines d'isolement de l'infirmerie, cabine très suffisamment confortable, pourrait en outre être transformée en cabine supplémentaire d'aliéné, si besoin était. » (Dr de Verduzan.)

« Les Messageries Maritimes offrent à la disposition des aliénés des cabines spéciales, matelassées et ne servant qu'à cet usage. Elles sont assez bien comprises, spacieuses et, en principe, suffisamment aérées par un hublot. Nous disons en principe, parce que placées la plupart du temps dans une batterie, le hublot, qui a une dimension évidemment restreinte pour empêcher une tentative d'évasion ou de suicide, ne peut être ouvert par tous les temps. Ainsi, au retour d'Indo-Chine, par exemple, quand les cabines siègent à tribord et qu'on est en saison des moussons nord-est, le hublot est fatalement condamné de Singapour à Gardafui. Aussi la chaleur est-elle considérable.

« L'affrété *Annam* possède deux cabines de ce type ; elles sont situées à bâbord dans la batterie et elles offrent, en plus de l'inconvénient précédemment cité, celui d'être placées auprès d'une boulangerie et d'une cambuse de distribution où a lieu un continuel va-et-vient d'hommes pour lesquels le spectacle d'un aliéné enfermé est une distraction. Aussi, par le judas de la porte, leur curiosité, alors qu'elle se bornerait à n'être que contemplative, est-elle très souvent une cause d'excitation pour le malade. » (Dr Desourteaux.)

En somme, certains bateaux (les courriers, par exemple) refusent généralement de rapatrier des aliénés en France. Certaines Compagnies (notamment des voiliers) acceptent de traiter de gré à gré et à forfait pour ce transport. D'autres (les Messageries Maritimes, les Chargeurs Réunis) ont, dans ce but, des traités avec l'État. Ces dernières sont les seules à posséder des installations spéciales et à peu près convenables pour les passagers aliénés.

La situation paraît être à peu près la même pour l'Angleterre. Le secrétaire du Comité des asiles nous dit, en effet, qu'il ne connaît pas d'aménagements spécialement destinés aux aliénés sur les bateaux anglais et que beaucoup de lignes font de grandes difficultés pour transporter ce genre de malades.

De même en Hollande. Les aliénés, militaires ou civils, sont rapatriés aussitôt que possible. On choisit une cabine confortable et bien située, mais il n'existe à bord ni aménagements spéciaux, ni surveillance particulière, ni médecin psychiatre, ni infirmier. Les personnes aisées sont souvent accompagnées et soignées par un parent.

A leur arrivée en Hollande, les malades sont, si leur état le demande, placés aussitôt dans un asile : les militaires et les employés dans un asile de l'État, les autres dans l'asile de la région habitée par leur famille. (Docteur Romeyn.)

En résumé, le service de rapatriement des aliénés coloniaux en France existe, à peu près tel que dans les autres pays ; mais il est incomplet, défectueux et doit être amélioré.

Il suffit pour cela, à notre avis :

1° Que chaque aliéné à rapatrier soit désigné par un expert psychiatre, avec certificat de lui visé par l'Administration ;

2° Qu'un convoyeur choisi par le directeur du service de santé ou agréé par lui accompagne l'aliéné à rapatrier ;

3° Qu'il y ait obligation, pour le capitaine du bateau, d'accepter l'aliéné ainsi présenté ;

4° Que soit inscrite dans le cahier des charges et chartes-parties des Compagnies de navigation l'obligation d'aménager, sur les courriers comme sur les cargo-boats, au moins une cabine d'isolement.

Nous insistons tout particulièrement sur l'absolue nécessité d'un convoyeur, et d'un convoyeur compétent et sûr. Chez les Anglais, il y a toujours une escorte d'infirmiers dressés (*trained attendants*), quelquefois un, mais le plus souvent deux.

V. — ASSISTANCE DES ALIÉNÉS DES TROUPES COLONIALES

Les troupes coloniales fournissent un nombre relativement important d'aliénés. Nous l'avons constaté dans la première partie de ce rapport et nous en avons donné les principales raisons (proportion plus grande de déséquilibrés engagés volontaires, alcoolisme, paludisme, insolation, fatigue physique et morale, maladies coloniales diverses, etc.).

Avec les moyens trop restreints dont on dispose aujourd'hui, ces aliénés ne peuvent être utilement traités aux colonies. Aussi se hâte-t-on le plus souvent de les rapatrier en France.

Inutile de redire ce qu'une telle solution a de défectueux. Il suffit de rappeler que chez beaucoup de ces malades, il s'agit de psychoses aiguës, nécessitant une hospitalisation et une cure immédiates.

Lorsque les installations spéciales de première et de seconde ligne prévues par nous auront été organisées, les choses changeront de face et les militaires coloniaux seront les premiers à bénéficier de ces installations. Désormais, en effet, il sera possible d'observer et de soigner sur place, dans les formations psychiatriques secondaires, mais surtout dans les formations principales, les sujets atteints de délire aigu plus ou moins passager et de n'envoyer en France que ceux présentant une forme morbide durable et compatible avec un long transport par bateau. Le chiffre des guérisons s'élèvera certainement ainsi de façon marquée.

Le récent exemple de la Russie est là pour prouver que nous pouvons être appelés un jour à soutenir une guerre en l'une de nos possessions lointaines. Nos troupes coloniales n'ont cessé du reste, depuis trente ans, d'être en conflit armé sur l'un ou l'autre des points de nos possessions nouvelles, depuis la Tunisie et le Tonkin jusqu'au Maroc, en passant par Madagascar et par le Soudan. Or, en temps de guerre, les cas de psychoses se multiplient, à ce point que depuis la guerre russo-japonaise, on a reconnu, avec Jacoby, la nécessité d'une assistance psychiatrique des armées en campagne. Déjà, en 1905, l'un de nous traçait les grandes lignes de cette assistance, aussi bien pour les colonies que pour la métropole (1). D'autres auteurs, tels que Roubinovitch (2), Granjux (3), sont revenus depuis sur cette question, que traitait tout récemment encore le médecin principal Simonin, dans une conférence à l'Union fédérative des médecins de réserve et de l'armée territoriale sur

---

(1) E. Régis, *Précis de psychiatrie*, 3e édition, p. 953-955 ; 4e édition, p. 1069-1073.

(2) Roubinovitch, *l'Aliénation mentale dans les armées en campagne*. (Congrès des aliénistes et neurologistes. Nantes, août 1906.)

(3) Granjux, *l'Aliénation mentale dans l'armée*. (Rapport au Congrès des aliénistes et neurologistes. Nantes, août 1906.)

« les psychoses en temps de guerre et l'assistance psychiatrique en campagne (1) ».

L'organisation du réseau d'assistance psychiatrique préconisé par nous dans nos colonies et que pourraient compléter, en cas de guerre, de nouvelles formations annexées aux hôpitaux de campagne, avec convois d'évacuation, suffirait, pensons-nous, à toutes les éventualités.

Il va de soi que, en temps de paix comme en temps de guerre, les délirants de la Marine pourraient être admis et traités dans les établissements spéciaux des colonies voisins de la mer, par exemple à Tourane, à Farafangana, à Dakar, etc., toutes les fois que leur état nécessiterait leur débarquement.

VI. — LUTTE PRÉVENTIVE CONTRE LES PSYCHOSES COLONIALES

L'ALCOOLISME AUX COLONIES

Il nous paraît utile, en terminant, d'appeler d'un mot l'attention sur l'importance de la lutte préventive contre les psychoses coloniales, en particulier contre l'alcoolisme, au point de vue de l'assistance des aliénés aux colonies.

S'attaquer aux causes des maladies, à celles tout au moins sur lesquelles nous pouvons agir, c'est en effet atténuer, dans une mesure plus ou moins sensible, leurs effets morbides. En l'espèce, c'est restreindre le nombre des aliénés, par suite, le bilan de tout ce qu'ils coûtent, moralement et matériellement, à la société.

La lutte préventive contre les psychoses aux colonies se confond en grande partie avec l'hygiène et la prophylaxie générales en ces pays. Il est clair en effet que toutes les mesures qui pourront être prises contre le paludisme, l'insolation, la maladie du sommeil, le béribéri, etc., etc., auront nécessairement leur répercussion sur les troubles psychiques résultant de ces états pathologiques. La prévention des psychoses exotiques est très étroitement liée à la prévention des maladies exotiques.

Une mention spéciale doit être réservée, ici, à l'*alcoolisme*. Il

---

(1) J. Simonin, les Psychoses en temps de guerre et l'Assistance psychiatrique en campagne. (*Bulletin officiel de l'Union fédérative des médecins de réserve et de l'armée territoriale*, janvier 1912.)

ne faut pas se le dissimuler : nos colonies sont toutes, sans exception, envahies peu à peu par l'horrible intoxication. On a vu cette phrase revenir comme un refrain dans chacun des rapports des médecins locaux que nous avons reçus : l'alcoolisme existe dans la population européenne libre et même, chose étrange, dans la population pénale des colonies; l'alcoolisme sévit dans l'armée coloniale; l'alcoolisme se diffuse et s'accroît lamentablement dans la population indigène.

Si la lutte contre cet empoisonnement social s'impose en France, elle s'impose donc de façon non moins urgente aux colonies (1).

Nous nous faisons honneur d'être de ceux qui, depuis de longues années, n'ont cessé de combattre, à cet égard, le bon combat et qui restent navrés de leur impuissance en face de l'inertie insurmontable des pouvoirs publics de notre pays contre un ennemi si dangereux.

Mais, aux colonies, la bataille doit être moins rude et la victoire plus facile, nous semble-t-il ; car ici, plus n'est besoin de parlements, heureusement (2), pour prendre des mesures de protection vis-à-vis de la santé publique. Les décisions des gouvernements locaux doivent suffire, au moins pour une large part. Partout où certains hommes comme M. Augagneur ont passé, ils ont marqué leur trace par des coups plus ou moins rudes portés à l'alcoolisme. Ce que M. Augagneur, après son célèbre arrêté de Lyon, a fait à Madagascar à ce point de vue, peut être fait dans toutes les colonies. On doit même aller plus loin, aussi loin que le permettent les pouvoirs des gouverneurs et ne pas hésiter, s'ils ne suffisent pas, à les étendre. Jamais les colonies ne se montreront trop sévères contre un fléau auprès duquel ceux du paludisme et de la maladie du sommeil ne sont rien et qui les menace de mort, comme la France elle-même, dans un avenir plus ou moins lointain.

Nous voudrions clore cette étude en faisant ressortir tout l'intérêt qu'il y a, dans la lutte préventive contre les psychoses exotiques, à s'occuper non seulement de l'hygiène générale des colonies par rapport à leurs grandes endémies, mais encore de l'hygiène spéciale de leurs habitants.

Pour l'indigène, il faut, avant tout et surtout, faire son éducation, le débarrasser de ses préjugés concernant la folie et des pratiques

---

(1) Voir à ce sujet : Legrain, la Question de l'alcool aux colonies. (*Presse médicale*, 27 février 1909, p. 153.)

(2) Ces lignes étaient écrites avant le triste vote de la Chambre qui vient de repousser par « renvoi à la Commission » et malgré la remarquable intervention de M. Augagneur, la loi sur la limitation du nombre des débits.

fétichistes qui en résultent, de façon à l'amener rapidement à confier ses délirants à nos formations psychiatriques. C'est encore là une des tâches du médecin colonial, dans son rôle d'agent civilisateur par excellence, qu'il remplit déjà si bien. Cette tâche lui sera grandement facilitée par ses moyens de contact grandissants avec la population du pays, par ses tournées de vaccine, par exemple, au cours desquelles il peut, plus et mieux que quiconque, dépister les aliénés indigènes et décider les familles et les chefs de village à substituer à leur libre vagabondage ou à leur enchaînement et à leur encagement, leur traitement dans des locaux hospitaliers appropriés.

Pour l'Européen, civil ou militaire, il importe aussi de faire son éducation coloniale au point de vue de l'hygiène physique et mentale qu'il devra observer dans les pays chauds. Mais il faut plus encore pour lui. Il faut le sélectionner.

C'est un fait reconnu de tous aujourd'hui que les victimes psychiques des colonies sont surtout les prédisposés, les déséquilibrés. Tous ces états psychopathiques, en apparence singuliers, dont on a voulu faire des maladies spéciales et en quelque sorte géographiques : le cafard d'Afrique, la soudanite, la colonite, etc., etc., ne sont autre chose, au fond, que des manifestations, chez les prédisposés, de la tare morbide, actionnée par toutes les influences contingentes du milieu (climat, soleil, paludisme, alcool, etc.).

Cela amène donc à penser qu'il y a un choix à faire, non seulement physique, mais mental, parmi les Européens, civils et militaires, envoyés par le gouvernement aux colonies.

C'est là une sage mesure de prophylaxie, que nous préconisons depuis longtemps déjà, dans l'intérêt des individus eux-mêmes comme dans celui de l'État et au sujet de laquelle nous nous exprimions tout récemment encore de la façon suivante, à propos des fumeurs d'opium :

« Avec la plupart des écrivains médicaux, M. Dupouy insiste sur ce fait que les opiomanes se recrutent surtout chez nous parmi les déséquilibrés, les nerveux, les intellectuels sensitifs, impressionnables, affinés. Cela est hors de doute et mérite d'être souligné. Les individus, pas plus que les peuples, ne sont égaux vis-à-vis des toxiques. Certains passent indifférents, méprisants même, devant les attirances de l'opium, comme devant celles de l'éther, de la morphine ou de l'alcool. Ils n'ont aucun mérite à ne point céder à une tentation qu'ils n'éprouvent point. D'autres succombent infailliblement, moins du fait de l'opium lui-même que du fait de leur appétence morbide pour les toxiques. Ce sont, suivant un mot très juste, bien moins des opiomanes que des *toxicomanes*, maladivement entraînés vers tous les poisons à leur portée et allant successivement de l'un à l'autre quand ils ne s'adonnent pas, à la fois, à plusieurs d'entre eux.

« La conclusion pratique de ce fait, c'est qu'une sélection sévère, psychique plus encore que physique, doit présider au recrutement de nos fonctionnaires coloniaux, civils et militaires. Fournissons une proie moins facile à l'opium, ainsi d'ailleurs qu'à tous les agents névrosants des climats exotiques et nous en restreindrons, par cela même, les effets désastreux, pour les individus et pour le pays.

« Et qu'on ne s'étonne point d'une telle proposition. Un jour viendra où le contrôle de la validité mentale apparaîtra, pour beaucoup de fonctions sociales, comme plus nécessaire encore que le contrôle de la validité corporelle (1). »

Nous n'avons rien à changer à ces observations si parfaitement applicables ici.

---

(1) E. Régis, Préface à l'ouvrage du docteur R. Dupouy : *les Opiomanes* (mangeurs, buveurs et fumeurs d'opium). Étude clinique et médico-littéraire. Ouvrage couronné par la Société médico-psychologique (Prix Esquirol, 1911). Librairie Félix Alcan, 1912.

CONCLUSION

Points principaux à discuter

Dans le but de faciliter la discussion de notre rapport qui, par la force même des choses, dépasse de beaucoup les proportions habituelles, nous croyons devoir indiquer d'un mot ici, en manière de conclusion, les principaux points sur lesquels nous paraît surtout devoir porter le débat.

La première partie, nous l'avons dit, est consacrée à l'exposé général de la question. Elle résume son historique, montre son importance, et établit la nécessité urgente de l'étudier et de la résoudre.

La seconde partie indique en détail, dans chacune de nos colonies, la situation actuelle de l'assistance des aliénés.

La troisième partie, enfin, trace, en ses grandes lignes, le programme à réaliser.

Il est clair, d'après cela, que la partie essentielle du rapport est cette dernière.

Nous accueillerons, certes, avec joie et reconnaissance toutes les communications qui pourront venir rectifier ou compléter notre documentation, soit sur les asiles coloniaux étrangers, soit sur l'état de choses existant dans l'une quelconque de nos possessions d'outre-mer.

Mais nous sollicitons particulièrement de nos collègues, métropolitains, coloniaux, civils ou militaires, tous les avis, toutes les opinions, toutes les remarques ou critiques concernant les éléments fondamentaux de la réforme à accomplir et qui peuvent se formuler ainsi :

1° Formation de psychiatres coloniaux ;

2° Législation sur les aliénés aux colonies ;

3° Établissements spéciaux pour aliénés aux colonies. Système général d'assistance psychiatrique à adopter ;

4° Personnel médical des asiles d'aliénés aux colonies : européen, indigène ;

5° Personnel secondaire ;

6° Transport des aliénés indigènes dans les asiles d'aliénés métropolitains ;

7° Rapatriement des aliénés coloniaux européens ;

8° La folie dans les troupes coloniales. Son assistance ;

9° La folie chez les indigènes. Préjugés et coutumes. Formes morbides ;

10° La folie dans la population pénale des colonies (transportés et relégués) ;

11° La lutte préventive contre la folie aux colonies ;

12° L'alcoolisme aux colonies.

Telle nous paraît, pour faire œuvre vraiment pratique et utile, la matière à discuter. Par son ampleur et son importance, elle est digne de retenir sérieusement l'attention du Congrès. Nous nous réservons de soumettre à nos collègues, en fin de débat, les conclusions et les vœux à adopter et à transmettre, avec toute l'autorité que leur conférera un tel vote, aux administrations intéressées.

TABLE DES FIGURES, CARTES ET PLANS

TABLE DES MATIÈRES

PREMIÈRE PARTIE

EXPOSÉ GÉNÉRAL DE LA QUESTION

DEUXIÈME PARTIE

ÉTAT ACTUEL DE L'ASSISTANCE DES ALIÉNÉS DANS LES COLONIES FRANÇAISES

CHAPITRE PREMIER

AFRIQUE DU NORD. — Algérie. Tunisie. Maroc.

ALGÉRIE

TUNISIE

MAROC

CHAPITRE II

AFRIQUE OCCIDENTALE FRANÇAISE

Sénégal. Haut-Sénégal et Niger. Mauritanie. Guinée. Côte d'Ivoire. Dahomey.

CHAPITRE III

AFRIQUE ÉQUATORIALE FRANÇAISE

Gabon. Moyen-Congo. Oubanghi-Chari-Tchad.

CHAPITRE IV

Madagascar.

CHAPITRE V

INDO-CHINE. — Annam. Cambodge. Cochinchine. Laos. Tonkin.

CHAPITRE VI

COLONIES DU PACIFIQUE

Nouvelle-Calédonie. Iles Wallis. Nouvelles-Hébrides. Tahiti.

NOUVELLE-CALÉDONIE

ILES WALLIS

NOUVELLES-HÉBRIDES

TAHITI

CHAPITRE VII

GROUPE DES ANTILLES. — Martinique. Guadeloupe. Guyane.

MARTINIQUE

GUADELOUPE

GUYANE

CHAPITRE VIII

AUTRES COLONIES

Djibouti (Côte des Somalis). Comores. Mayotte. La Réunion. Inde française. Saint-Pierre et Miquelon.

DJIBOUTI

COMORES. MAYOTTE

LA RÉUNION

INDE FRANÇAISE

SAINT-PIERRE ET MIQUELON

TROISIÈME PARTIE

PROGRAMME A RÉALISER

CONCLUSION

PARIS
TYPOGRAPHIE PLON-NOURRIT ET Cie
8, rue Garancière

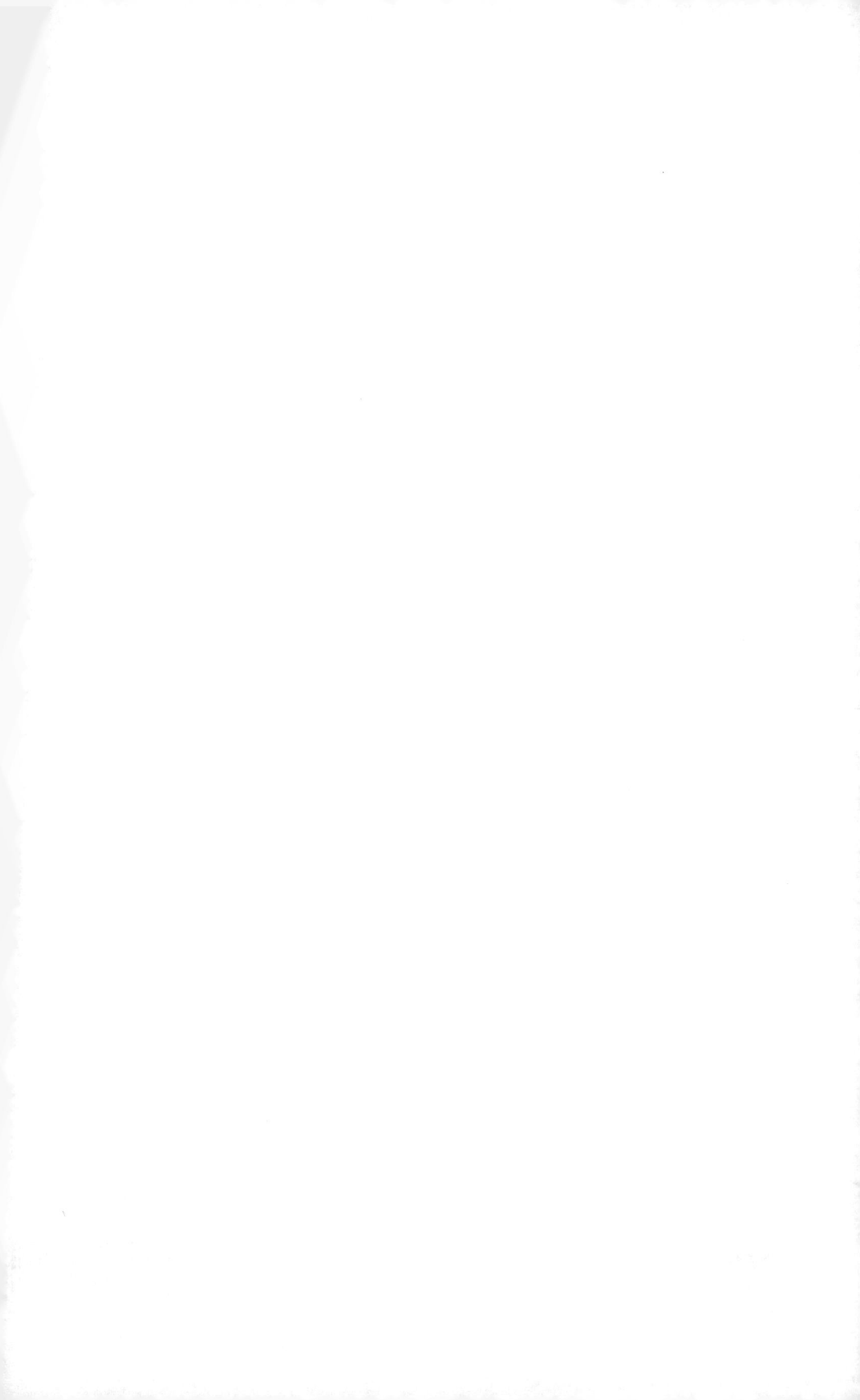

www.ingramcontent.com/pod-product-compliance
Ingram Content Group UK Ltd.
Pitfield, Milton Keynes, MK11 3LW, UK
UKHW020211250726
13967UKWH00003B/1395

9 782012 893504